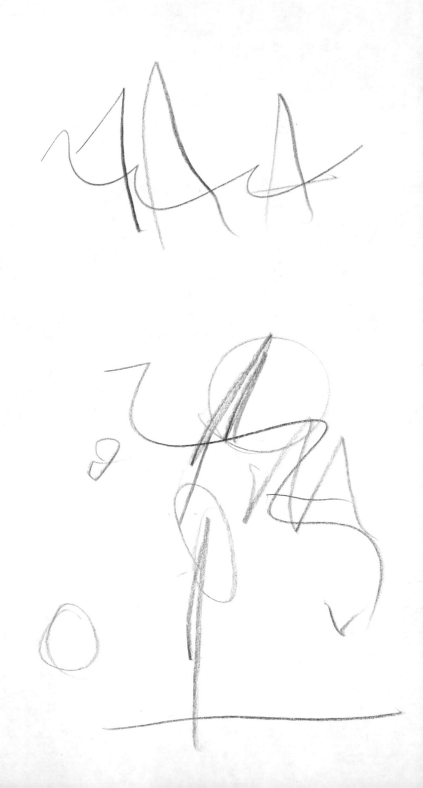

Les
Aliments
qui
Guérissent

Particia Hausman et
Judith Benn Hurley

Les
Aliments
qui
Guérissent

Le Guide le plus complet
sur le pouvoir curatif
des aliments

Publié initialement aux États-Unis chez Rodale Press Inc. sous le titre *The Healing Foods*

Version française publiée chez:
Les Éditions Modus Vivendi
C.P. 213, Dépôt Sainte-Dorothée
Laval (Québec) Canada
H7X 2T4

Dépôt légal: 3e trimestre 1997
Bibliothèque nationale du Québec
Bibliothèque nationale du Canada

ISBN: 2-921556-38-3

AVERTISSEMENT

Ce livre doit être considéré comme un ouvrage de référence et non comme un manuel médical ni un guide d'auto-traitement. Si vous pensez avoir un problème médical, nous vous recommandons de consulter un médecin dans les plus brefs délais. Gardez bien à l'esprit que les besoins nutritionnels varient d'une personne à l'autre selon son âge, son sexe, son état de santé et bien d'autres facteurs. L'information qui est donnée ici vise à vous aider à savoir comment vous alimenter mais ne peut en aucun cas être subtituée au traitement qui vous a éventuellement été prescrit par votre docteur.

A Betsy et Patrick

TABLE DES MATIÈRES

REMERCIEMENTS

Merci à Anita Liss pour l'aide qu'elle nous a apportée dans notre recherche ainsi que pour l'élaboration de menus; merci à Debora Tkac et William Gottlieb pour leur précieux concours; merci à Jane Sherman et Roberta Mulliner pour avoir transformé le manuscrit en livre; merci à Joann Brader pour avoir testé chaque recette; et merci à Betsy Filsinger, qui a pris soin de chaque chose et de tout le reste.

Patricia Hausman
Judith Benn Hurley

INTRODUCTION

Positiver

Nous ne pourrions être plus satisfait de ce que peut nous apporter la diététique de nos jours. Une nouvelle ère a commencé. Nous l'appelons la renaissance – un regain d'intérêt dans le pouvoir curatif de l'alimentation. Et comme vous pourrez le constater, c'est un retour à des messages positifs insistant sur le rôle important joué par ces aliments curatifs qui peuvent nous aider à rester en bonne santé.

Dans les prochaines années, vous entendrez de plus en plus souvent parler de ces aliments et nutriments amis. Par exemple:

- Le poisson qui procure à notre cœur le "bon gras".
- Les aliments à haute teneur en fibres qui contribuent à maintenir un sang de bonne qualité.
- Les sources de calcium et vitamine D qui procurent à nos os ce dont ils ont besoin.
- Les aliments riches en carotène, vitamine C, fibres et sélénium – qui contribuent fortement à la prévention des cancers.

Ces exemples figurent parmi les plus connus. Mais comme vous le découvrirez dans "Les Aliments qui Guérissent", de nombreux autres aliments ont des propriétés bienfaisantes. Mais surtout ne craignez rien: il ne s'agit en rien de régimes ennuyeux. Nous aussi, nous en avons assez des régimes rigides. Ce livre a été conçu de façon à vous donner le choix. Notre mot d'ordre est la flexibilité.

Un exemple parlant

Comment les aliments qui guérissent peuvent vous être profitables? Eh bien, peut-être que votre taux de cholestérol est trop élevé. L'abaisser ferait beaucoup de bien à votre santé. Mais les régimes abaissant le taux de cholestérol sont souvent très stricts en ce qui concerne la viande et les laits entiers et cela peut très bien ne pas vous convenir. Pour autant que nous sachions que réduire sa consommation de viande ainsi que celle d'aliments laitiers riches en gras contribue effectivement à abaisser le taux de cholestérol, nous savons aussi que cette méthode est impopulaire.

"Les Aliments qui Guérissent" vous offrent une stratégie plus positive afin d'abaisser votre taux de cholestérol – elle est basée sur les aliments ayant le pouvoir de faire baisser votre cholestérol. Cela vous donne un choix bien plus important. Cela peut même vous simplifier la vie car un un seul aliment curatif – le son – peut faire une grande différence. Pris dans les proportions indiquées, il peut faire baisser votre taux de cholestérol de façon très importante.

Bien sûr, le son n'est pas suffisant. Probablement aucun aliment ni supplément ne peuvent complètement contrecarrer les mauvaises habitudes. Même si nous savons qu'un aliment tel que le son réduit mais n'élimine pas les risques que comporte une alimentation riche en graisses, nous estimons que ceci est quand même une bonne nouvelle. Et inutile de vous dire que si vous évitez les aliments à problèmes mais que vous consommez les aliments bons dans votre cas, vous serez en bonne santé. D'ailleurs, les bonnes nouvelles ne s'arrêtent pas au son. Il y a d'autres possibilités. D'autres aliments contiennent également la substance que l'on trouve dans le son qui peut abaisser le taux de cholestérol. Donc vous avez de bonnes chances de trouver des aliments que vous aimez parmi ceux que nous proposons dans ce livre.

Les compléments

Les compléments font tout autant partie de notre approche "flexible" que l'alimentation. Par exemple, les personnes consommant beaucoup de viandes et de pommes de terre mangent souvent peu de légumes riches en carotène qui est pourtant important dans la prévention des cancers. La solution, évidemment, est d'envisager de prendre des compléments. Si vos habitudes alimentaires ne contiennent pas un nutriment important, il vaut mieux prendre des compléments plutôt que de ne pas en consommer du tout. Il s'agit simplement d'une meilleure solution que d'essayer de vous faire consommer des aliments que vous n'aimez pas.

Une approche personnalisée

Il existe trop de recommandations, trop de régimes, trop d'aliments à éviter, trop d'autres à consommer tous les jours. Essayer de faire ce qui est bon pour vous vous apparaît souvent comme très confus.

Par exemple, un jour, les diététiciens recommandent l'emmental pour ses pouvoirs bénéfiques sur les os. Le jour suivant, ils disent qu'il est mauvais pour le cholestérol. Il fallait faire le point. Il est fait dans notre livre.

Notre solution est une approche plus personnalisée, adaptée à vos besoins. Avez-vous des problèmes de rhumes? D'angines de poitrine? Nous vous montrerons comment vous prémunir contre ces maladies. Ou peut-être que vous voulez simplement protéger votre intestin ou garder votre cœur en bon état? Nous vous montrerons comment.

Rendre la diététique simple est aussi important pour nous que de nous tenir au courant des dernières recherches. Nous avons rendu ce livre aussi simple que possible sans omettre pour autant les choses importantes.

Utilisez ce livre de la façon qui vous convient le mieux. Vous y trouverez :

• Tous les aliments qui ont été scientifiquement reconnus comme ayant un pouvoir curatif.
• Les conditions pour lesquelles vous pouvez être aidé par l'alimentation.
• Le rôle spécifique que jouent les vitamines et les minéraux pour vous garder en bonne santé.

Les chapitres sont classés par ordre alphabétique pour une lecture facile, commençant par Abricot et finissant par Yaourt.

Dans les chapitres concernant l'alimentation, vous trouverez les qualités nutritionnelles des meilleurs produits, ainsi que des recettes et des informations concernant l'achat, la conservation et des trucs culinaires. Les chapitres concernant les maladies expliquent d'abord les causes et les symptômes et proposent une stratégie pour les combattre et les prévenir. Certains de ces chapitres comportent également des menus types pour 7 jours, tous faibles en calories mais à haute teneur en vitamines.

Enfin, en annexe, vous trouverez une liste complète des aliments les plus riches en vitamines et minéraux.

Nous espérons que vous trouverez dans ces pages une approche plus positive, plus flexible et plus personnalisée et que la diététique ne sera plus pour vous une contrainte mais un plaisir. C'est la meilleure façon que nous avons trouvé pour faire de la diététique quelque chose que vous pourrez pratiquer votre vie entière.

ABRICOTS

Le carotène sans la carotte

40 calories dans 3 moitiés d'abricots (en boîte, au jus)
23 calories dans 3 moitiés d'abricots (en boîte, à l'eau)
83 calories dans 10 moitiés d'abricots (secs)
51 calories dans 3 abricots moyens (frais)

Si vous avez du mal à convaincre les membres de votre famille de manger davantage de légumes, peut-être devriez-vous changer de tactique. Pourquoi ne pas leur proposer des aliments ayant à la fois la valeur nutritive des légumes et le goût sucré des fruits? Nous vous recommandons plus particulièrement l'abricot.

Comme les légumes jaunes ou orangés, les abricots sont une véritable mine de carotène, la forme végétale de la vitamine A. Le carotène a soulevé un raz de marée dans le monde de la nutrition il y a quelques années, quand on a découvert son rôle dans la prévention du cancer. Le Dr Richard Shekelle et ses collègues du Centre Médical Rush-Presbyterian-St.Luke, à Chicago, ont réalisé une étude marquante, destinée à comparer l'incidence des cancers chez des sujets ayant un régime alimentaire riche ou pauvre en carotène. Parmi les 500 hommes prenant beaucoup de carotène, il n'y a eu que 2 cas de cancer du poumon, mais parmi les 500 hommes consommant moins de carotène, il y en a eu 14.

Selon le Dr Peter Greenwald, directeur du département de prévention et de traitement du cancer du National Cancer Institute (l'Institut national du cancer ou NCI), d'autres études montrent aussi l'effet protecteur du carotène, non seulement contre le cancer du poumon, mais aussi contre le cancer de l'estomac, de la vessie, de l'œsophage et de la gorge. C'est pourquoi le NCI subventionne actuellement plus d'une douzaine d'études visant à confirmer le rôle du carotène comme nutriment protecteur.

Vous pouvez satisfaire vos besoins en carotène rien qu'avec des abricots. Trois fruits frais ou dix moitiés d'abricots secs fournissent la moitié de l'apport recommandé. En outre, qu'ils soient en conserve, frais ou secs, ces fruits contiennent peu ou pas de matières grasses, de sel ou de cholestérol, ce qui est bon pour le cœur. Les abricots secs apportent aussi

1

beaucoup de potassium, un élément nécessaire pour avoir un cœur sain. En fait, une poignée facile à manger de dix abricots secs procure autant de potassium qu'une orange ou une banane de taille moyenne.

Le potassium n'est pas le seul élément minéral que contiennent les abricots. Dix moitiés de fruits secs renferment 20 pour cent de l'apport en fer recommandé pour les hommes et les femmes ménopausées et environ 10 pour cent de l'apport recommandé en cuivre. Bien entendu, la plus forte concentration d'éléments minéraux dans les fruits secs a son prix : ils apportent plus de calories que les abricots frais ou les abricots au jus en boîte.

Au marché : L'abricot frais idéal est d'une teinte orange doré. S'il est un peu rouge par endroits, le fruit est sucré. Si les abricots sont cueillis trop tôt, ils peuvent ne jamais arriver à maturité ni au stade de pleine saveur. Un abricot mûr est mou au toucher. Évitez les fruits rabougris. Si vous achetez des abricots en boîte, vérifiez bien l'étiquette et achetez des fruits conservés dans du jus et non dans un sirop épais. Lorsque vous achetez des abricots secs, choisissez de préférence les moins racornis.

Trucs culinaires : Chez vous, traitez les abricots comme les pêches fraîches. Laissez-les à température ambiante jusqu'à ce qu'ils soient bien mûrs, puis mettez-les au réfrigérateur dans un sac en plastique perforé. Transvasez les abricots en boîte dans un récipient qui ferme bien et gardez-les au réfrigérateur. Gardez aussi les abricots secs au réfrigérateur, dans un pot en verre à couvercle.

Si vous voulez faire cuire des abricots secs, faites-les tremper au préalable dans du jus d'orange ou de l'eau jusqu'à ce qu'ils soient tendres. Assaisonnez-les ensuite avec de la cannelle ou les aromates de votre choix. (En général, les aromates les mieux adaptés aux pommes et à la citrouille conviennent aussi aux abricots.)

Le plaisir : Les abricots frais se prêtent bien à la confection des desserts et des plats cuisinés. Vous pouvez par exemple :

• Les réduire en purée avec des framboises et utiliser cette purée pour garnir des tartelettes, des salades de fruits ou du yaourt à la vanille.

• En ajouter dans les confitures, les chutneys ou les conserves de fruits.

• Les couper en deux, les dénoyauter et les laisser mijoter dans du jus jusqu'à ce qu'ils soient tendres. Vous pourrez ensuite les servir chauds, saupoudrés de pain d'épice ou, encore mieux, avec une boule de yaourt glacé.

Si vous avez des abricots desséchés ou abîmés, vous pouvez faire du nectar d'abricot. Pelez et dénoyautez les fruits, puis passez-les au presse-fruits électrique. Réfrigérez ce nectar, que vous pourrez servir comme boisson ou utiliser dans des marinades, des punches ou des sorbets.

Vous pouvez aussi utiliser les abricots en boîte de toutes sortes de façons.

- Mettez-les dans une casserole avec du jus de pomme épicé et laissez le tout mijoter jusqu'à ce que le mélange dégage un parfum agréable.
- Coupez-les en tranches et faites-les frire à la poêle avec du poulet ou utilisez-les dans des farces pour la volaille.
- Coupez-les de manière décorative et utilisez-les pour garnir les gâteaux au lieu de les glacer.
- Ajoutez-en à vos salades et compotes de fruits.
- Disposez-les sur le plateau de fromage.

Enfin, nous aimerions vous donner aussi quelques idées de recettes à base d'abricots secs.

- Faites mijoter un mélange de figues sèches, de pruneaux et d'abricots secs. Cela donne un excellent condiment pour les viandes rôties.
- Coupez des abricots secs en tranches et mélangez-les à des poivrons verts et des oignons émincés que vous ferez frire à la poêle avec du poulet. C'est un plat aussi délicieux que coloré.
- Hachez des abricots secs, puis ajoutez-les à vos pâtes à muffins et à gâteaux pour augmenter leur valeur nutritive et leur donner un nouveau goût un peu acide.
- Le cuir d'abricot, c'est-à-dire de fines lamelles d'abricots secs compressés, est idéal pour un goûter sur-le-pouce.

Que vous utilisiez des abricots frais, secs ou en conserve, retenez ce petit secret culinaire : les abricots sont délicieux avec des amandes. Pour le botaniste, cela n'a rien d'étonnant car ces deux fruits appartiennent à la même famille.

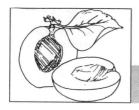

Abricots farcis au fromage blanc

10 abricots frais
120 ml de jus et de pulpe
    d'orange
1 pincée de cannelle
    moulue
2 gouttes d'extrait
    d'amande
2 cc de sirop d'érable
40 g de lait demi-écrémé
    caillé égouté, ou de
    cottage cheese pressé
    dans un tamis
Zeste d'orange pour
    garnir

Prenez un couteau bien aiguisé pour couper les abricots en deux et retirer les noyaux et les queues.

Mélangez le jus d'orange, la cannelle, l'extrait d'amande et le sirop d'érable dans un grand bol. Ajoutez les abricots et remuez jusqu'à ce que les fruits soient bien enrobés, puis laissez mariner à température ambiante pendant 30 minutes.

Préchauffez le gril.

Retirez les abricots du bol et réservez la marinade. Garnissez chacune des moitiés d'abricots avec environ 15 ml du lait caillé et disposez-les sur une plaque à biscuits. Mettez sous le gril pour faire dorer légèrement, soit environ 4 minutes.

Pendant ce temps, versez la marinade dans une petite casserole et faites-la chauffer à feu vif pour la faire épaissir et réduire de moitié.

Disposez les moitiés d'abricots sur de petites assiettes à dessert et arrosez-les avec la marinade. Garnissez de zeste d'orange et servez chaud comme dessert ou au petit déjeuner.

Donne 4 portions

ACCIDENT CÉRÉBROVASCULAIRE

On reconnaît de plus en plus le rôle de l'alimentation

Une attaque cérébrale peut être dramatique. On peut parfois l'éviter.

Une attaque cérébrale survient lorsqu'une partie du cerveau ne reçoit plus de sang et donc d'oxygène. Si la circulation sanguine n'est pas rétablie, des cellules cérébrales meurent, ce qui peut laisser des séquelles permanentes, comme une paralysie ou une perte de la parole ou de la mémoire.

L'une des principales causes des attaques cérébrales est l'hypertension artérielle, ce tueur silencieux dont il est question page 216. Si vous êtes hypertendu, vous courez un grand risque d'attaque cérébrale. Réduisez votre pression artérielle et votre risque diminuera.

En quoi une bonne alimentation peut-elle aider?

Il va sans dire que l'hypertension n'est pas la seule cause des attaques cérébrales. Bien que les attaques cérébrales surviennent habituellement à un âge avancé, certains types peuvent frapper à tout âge. Des antécédents de rhumatisme articulaire aigu médicaux, un anévrysme (une faiblesse localisée d'un vaisseau sanguin), une endocardite ou un trouble du rythme cardiaque majorent le risque indépendamment de l'âge.

Comme la plupart des crises cardiaques, beaucoup d'attaques cérébrales résultent de l'obstruction d'une artère par un caillot. Il n'y a donc rien d'étonnant à ce que les facteurs de risque soient les mêmes pour les crises cardiaques et pour les attaques cérébrales. Cela vaut la peine de les répéter :

- hypertension artérielle
- excès de cholestérol
- surpoids
- tabagisme
- diabète

5

Dans le cas des crises cardiaques, l'hypertension et l'excès de cholestérol ont autant d'importance. Dans le cas des attaques cérébrales, l'hypertension est sans aucun doute le facteur de risque le plus préoccupant.

L'étude cardiologique très connue d'Honolulu, n'est qu'en exemple des nombreuses études ayant démontré l'influence de la pression artérielle. Selon le D^r Yo Takeya et le Dr Jordan S. Popper, qui ont étudié les facteurs de risque d'attaque cérébrale chez des résidents du Japon et d'Hawaï, l'hypertension artérielle est incontestablement le facteur le plus important, suivi de l'âge.

Les approches nutritionnelles qui contribuent à abaisser la pression artérielle sont évidemment les meilleures pour prévenir les attaques cérébrales. Vous trouverez une explication complète des principes de ce type de régime et des exemples de menus appropriés page 216.

Les signes d'examen et les symptômes

Une affection touchant le cerveau se manifeste par divers symptômes. Comme une attaque cérébrale peut survenir très soudainement et comme le pronostic dépend de la rapidité avec laquelle le patient reçoit des soins médicaux, il est intéressant pour vous de connaître les symptômes les plus courants. Ce sont :

- Altération (ou fluctuation) de la conscience
- Maux de tête ou raideur du cou
- Étourdissements, crises d'épilepsie ou convulsions.
- Nausée et vomissements
- Picotements ou troubles visuels
- Perte de la parole ou de la mobilité des membres.

Que se passe-t-il après une attaque cérébrale? Cela dépend de nombreux facteurs. Certaines personnes guérissent, d'autres restent handicapées et certaines n'y survivent pas. Ce sont les risques de séquelles permanentes ou de décès qui rendent la prévention aussi importante.

AFFECTIONS CUTANÉES

Ce que la nutrition peut et ne peut pas

Beaucoup de gens attribuent les problèmes de peau à l'alimentation depuis la découverte de la première vitamine il y a presque 80 ans. Les pionniers en matière de vitamines avaient constaté qu'une carence en vitamine A entraînait un tas de symptômes, dont un épaississement de la peau à des endroits où elle est normalement douce.

Au fil des découvertes ultérieures, on s'est aperçu que d'autres déficiences vitaminiques pouvaient retentir sur la peau. Le scorbut (carence en vitamine C) et la pellagre (carence en vitamine PP) se traduisent aussi par des troubles cutanées. La prise de vitamine C ou PP corrige ces carences, mais aussi leurs manifestations cutanées.

Dans les pays industrialisés, l'alimentation est en général assez riche en vitamines pour éviter ces affections cutanées carentielles. Néanmoins, ce n'est pas une raison pour clore le chapitre sur la nutrition et la peau. Car des mesures diététiques sont proposées pour atténuer certaines affections cutanées sans rapport avec une carence en vitamines ou en éléments minéraux.

Psoriasis

Les huiles de poisson ont conquis notre cœur, mais il se pourrait que leurs bienfaits ne se limitent pas à l'appareil cardio-vasculaire. Selon les études en cours, elles semblent donner des résultats remarquables sur le psoriasis, une maladie cutanée aussi désespérante pour les patients que pour les médecins.

A l'hôpital Royal Hallamshire de Sheffield en Angleterre, le Dr S.B. Bittiner et ses collègues ont traité des patients atteints de psoriasis avec 10 gélules d'huile de poisson (un produit appelé MaxEPA) par jour ou des gélules placebo remplies d'huile d'olive. Les médecins et les patients ignoraient le contenu des gélules. En l'espace de huit semaines, l'huile de poisson a permis de réduire les démangeaisons, la desquamation et la rougeur au niveau des plaques de psoriasis. L'étendue de ces plaques a même diminué.

Évidemment, avant d'être considérés comme acquis, des résultats comme ceux-ci doivent être confirmés. Jusqu'à maintenant, nous avons trouvé deux autres études témoignant des bienfaits du traitement par l'huile de poisson. Trois études ne sont pas suffisantes pour tirer des conclusions définitives, mais il est intéressant de noter qu'aucune d'elles n'est complètement négative.

L'huile de poisson a une autre propriété intéressante. En l'absence d'anomalie préexistante des lipides sanguins, les médecins prescrivent de l'acitrétine dans certains cas de psoriasis sévère. Ce médicament a l'inconvénient d'augmenter parfois les taux de triglycérides et de cholestérol, tout en abaissant le taux de "bon" cholestérol (HDL). Mais des chercheurs, comme le Dr Roslyn Alfin-Slater de l'Université de Californie, ont constaté que la prise parallèle d'huile de poisson permet de minimiser cet effet secondaire. N'est-ce pas une raison suffisante pour convertir tous les médecins à l'huile de poisson?

Acné

Nous savons tous combien les vieilles idées ne meurent pas sans peine; les croyances attribuant l'acné à l'alimentation en sont la preuve. Nous avons une anecdote à ce sujet. Il y a quelques années, nous avons pensé que les adolescents adopteraient plus facilement des habitudes alimentaires saines pour le cœur si celles-ci contribuaient aussi à prévenir l'acné. Nous avons donc cherché dans les livres des preuves de la corrélation entre les aliments gras, comme le chocolat et les frites, et l'acné. Nous n'avons rien trouvé.

Nous avons toutefois appris que les dermatologues étudiaient une autre approche diététique de l'acné: un apport complémentaire de zinc à très fortes doses. Malheureusement, le zinc à haute dose a des effets secondaires digestifs tels que nausées, diarrhée et vomissements. De plus, même s'il apporte parfois une amélioration, son effet sur l'acné n'a rien d'extraordinaire.

Les médicaments à base de rétinoïne ou d'isotrétinoïne (comme Abérel et Roaccutane), vendus sur ordonnance, donnent les résultats les plus spectaculaires sur l'acné. Comme ces deux substances sont voisines de la vitamine A, vous pourriez en déduire que l'alimentation a un effet sur l'acné. Cependant, ces médicaments diffèrent de la vitamine A alimentaire, et le lien entre la nutrition et l'acné est pour le moins ténu.

Maladie de Duhring-Brocq, perlèche et xanthome

A part le psoriasis, d'autres maladies cutanées sont sensibles à l'alimentation. Elles sont beaucoup moins fréquentes, mais si vous en êtes affecté(e), vous devez être informé(e) de leur composante nutritionnelle.

Maladie de Duhring-Brocq. Un grand nombre de patients atteints de cette maladie peu connue voient leur état s'améliorer lorsqu'ils suivent un régime sans gluten. (Pour de plus amples détails, voir la rubrique sur la maladie cœliaque, page 267.)

Perlèche. On peut parfois traiter cette maladie, caractérisée par des craquelures aux coins des lèvres, avec de fortes doses de riboflavine (ou vitamine B2).

Xanthomes. Ces nodules cutanés jaunâtres sont associés à un gros excès de triglycérides dans le sang. Les mesures diététiques préconisées dépendent de la cause sous-jacente de ce trouble; certains patients doivent restreindre toutes les graisses, comme les personnes souffrant de la vésicule biliaire, et d'autres doivent suivre un régime pour abaisser le taux de triglycérides. (Pour de plus amples détails sur les triglycérides et l'alimentation, voir la rubrique sur les triglycérides, page 434.)

Les blessures cutanées peuvent aussi être influencées par la nutrition. Vous trouverez de plus amples informations à ce sujet dans la rubrique sur la cicatrisation des plaies, page 137.

AFFECTIONS DE LA VÉSICULE BILIAIRE

Les aliments bénéfiques pour la bile

La cholécystite et les lithiases biliaires sont parmi les affections les plus courantes de la vésicule bilaire. La cholécystite est une inflammation de la vésicule biliaire. Le terme lithiase est synonyme de calcul.

Les causes exactes des maladies de la vésicule biliaire soulèvent encore des controverses. Les spécialistes pensent que plusieurs facteurs interviennent pour déclencher les troubles. Jusqu'à présent, les facteurs suivants ont été retenus :

L'hérédité : La prédisposition familiale aux affections vésiculaires est évidente.

L'infection : Les infections sont sans aucun doute responsables de certains cas de cholécystite.

La composition de la bile : La vésicule biliaire est le réservoir de la bile, une substance indispensable à la digestion. On considère désormais que les facteurs capables d'augmenter le contenu de la bile en cholestérol ont une grande influence sur la santé de la vésicule biliaire.

C'est là où la nutrition intervient. Comme nous l'expliquerons brièvement, l'alimentation a probablement des effets majeurs sur la composition de la bile.

Les calculs parfois silencieux

Vous n'avez jamais eu de calculs biliaires? Quelle chance! Cependant, ces calculs peuvent passer inaperçus et certaines personnes ont des calculs dans la vésicule biliaire sans le savoir!

En revanche, si les calculs se logent ailleurs, notamment dans le canal cholédoque (qui conduit la bile de la vésicule au tube digestif), les symptômes sont en général très pénibles. Ces calculs peuvent bloquer l'écoulement de la bile, ce qui provoque des douleurs intenses avec des nausées et vomissements, parfois accompagnés de fièvre, jaunisse, ballonnements, éructations et intolérance aux aliments gras et épicés.

Ces symptômes sont pour le moins désagréables, inutile de le dire. Les médecins ne les négligent pas, mais ils cherchent surtout à éviter les complications possibles. L'obstruction du canal cholédoque par des calculs risque en effet d'entraîner une infection ou une rupture de la vésicule. A un stade de plus, d'autres organes et notamment le foie peuvent être gravement atteints.

Qui souffre de calculs biliaires ?

Les calculs biliaires ne sont pas rares dans les pays occidentaux. Aux États-Unis par exemple, près de 10 pour cent des hommes et 20 pour cent des femmes de 50 ans et plus ont des calculs biliaires. Ces pourcentages peuvent paraître élevés, mais ils le sont bien plus dans d'autres parties du monde. Ainsi, 70 pour cent des Indiens Pima âgés de 25 ans et plus ont des calculs biliaires.

De toute évidence, le risque de maladies de la vésicule biliaire augmente avec l'âge. Mais les adultes d'âge moyen et les sujets âgés ne sont pas les seuls touchés. Les autres personnes à risque sont :

- les femmes ayant une surcharge pondérale,
- les Amérindiens du sud-ouest des États-Unis,
- les diabétiques,
- les patients souffrant d'une inflammation du tube digestif.

La géographie joue aussi un rôle. Si l'on compare l'incidence des calculs biliaires dans les différents pays, on constate leur relative fréquence dans les sociétés occidentalisées, mais leur extrême rareté dans les peuplades primitives. Les Japonais ont longtemps été épargnés, mais maintenant, ils sont de plus en plus nombreux à présenter des calculs biliaires.

Puisque l'incidence des calculs biliaires varie au fil du temps (comme dans le cas du Japon) et d'un pays à l'autre, l'hérédité ne peut pas être seule responsable de cette maladie. Le rôle du mode de vie y est évident.

La prévention est-elle possible ?

Si vous êtes diabétique avec des antécédents familiaux de calculs biliaires, et si vous prenez des médicaments favorisant la formation de calculs biliaires, vous risquez d'avoir des problèmes vésiculaires même si vous faites le maximum pour l'éviter.

Comme nous l'avons dit plus tôt, la composition de la bile, un suc digestif, peut prédisposer à la formation de calculs biliaires. Aujourd'hui, les experts sont absolument convaincus que notre alimentation a une influence majeure sur la composition de la bile. Selon le Dr Scott Grundy, de l'Université du Texas, les quantités de calories, de graisses, de choles-térol et de fibres consommées affectent la composition de la bile.

Ces quatre facteurs et d'autres ont été identifiés au moyen d'études destinées à comparer les habitudes alimentaires des personnes atteintes ou indemnes de calculs biliaires. Voici les principaux facteurs suspects de pré-disposer aux calculs.

Excès de calories. Une étude de R.K.R. Scragg, un scientifique austra-lien, a montré que les personnes atteintes de calculs biliaires avant l'âge de 50 ans consommaient plus de calories que les personnes indemnes de cette affection.

Excès de graisses. Dans le cadre de la même étude, le Dr Scragg a observé que plus la consommation de graisses était élevée, plus le risque d'avoir des calculs biliaires était grand. Les graisses polyinsaturées sont peut-être les coupables, mais on ne peut pas l'affirmer car les recherches à ce sujet ont donné des résultats contradictoires. Par conséquent, toutes les graisses demeurent suspectes pour le moment.

Insuffisance de fibres. Le médecin britannique K.W. Keaton, éminent spécialiste des fibres alimentaires, et ses collègues ont montré qu'un faible apport en fibres favorise probablement la formation de calculs biliaires.

Excès de sucre. Les Amérindiens sont extrêmement sujets aux calculs biliaires. Or la première enquête sur la santé et la nutrition menée par le gouvernement fédéral américain (l'étude HANES) a révélé qu'ils consom-ment beaucoup de sucre. Les spécialistes se demandent aujourd'hui si leur appétence pour le sucre explique cette prédisposition aux calculs.

Les chercheurs accordent plus d'importance à deux de ces facteurs prédisposants : la consommation excessive de calories (au point de conduire à une obésité) et de graisses. Beaucoup de spécialistes réservent encore leur jugement à propos de l'excès de sucre et de l'apport insuffi-sant en fibres.

Cette affection se traite

Si vous souffrez déjà de la vésicule biliaire, le remède prioritaire est un bon traitement. Les différents traitements prescrits par les médecins ont tous des taux de réussite très respectables. Si votre médecin suspecte une surcharge pondérale d'y contribuer, il vous recommandera de perdre du poids. Sinon, il pourra vous conseiller un traitement médicamenteux ou chirurgical.

Le traitement chirurgical peut paraître assez radical, mais certains médecins préconisent l'ablation de la vésicule biliaire à titre préventif. Cette chirurgie préventive est par exemple proposée aux diabétiques ayant des calculs biliaires asymptomatiques pour leur éviter des problèmes ulté-rieurs.

Viennent ensuite les mesures diététiques. Il n'existe pas un régime type valable pour toutes les personnes souffrant de la vésicule biliaire, mais tous les régimes proposés ont un point commun : restreindre considérablement les graisses. Pourquoi? Parce que les graisses stimulent la production de bile (en vue de leur digestion) et donc la contraction de la vésicule biliaire, or il faut l'éviter quand cet organe est irrité.

D'autres irritants, comme des aliments épicés, peuvent aussi provoquer des troubles. Bien qu'il faille faire des essais pour déterminer les aliments auxquels vous êtes plus sensible, vous trouverez quelques règles générales dans "Les aliments pour et contre la vésicule". En outre, le "Régime pour une vésicule capricieuse" vous donne des menus composés avec des aliments autorisés.

Aliments pour et contre la vésicule

Les régimes préconisés pour une vésicule biliaire problématique peuvent paraître un peu frustrants de prime abord, car la liste des aliments à éviter est assez longue. Mais en fait, certaines personnes tolèrent plus d'aliments proscrits que d'autres.

Vous trouverez ci-dessous la liste des aliments permis et interdits aux patients atteints d'affections vésiculaires. Naturellement, il s'agit de lignes directrices générales et elles peuvent se révéler trop restrictives pour certaines personnes.

Commençons par les aliments autorisés avant de passer aux aliments interdits.

Type d'aliments	Permis
Boissons	Lait entier : pas plus de 475 ml ; lait écrémé à volonté ; café, succédanés du café, thé ; jus de fruits
Pains	De toutes sortes sauf les pains renfermant des graisses ajoutées
Céréales	Toutes les céréales cuites ou prêtes à l'emploi, sauf peut-être le son ; pâtes (macaronis, nouilles, spaghetti, etc.) riz
Fromages	Fromage blanc maigre seulement
Desserts	Mousses aux fruits, puddings aux fruits, gélatine, sorbets, entremets sucrés au lait et aux céréales (riz au lait, gâteau de semoule, etc.) en utilisant une part de la ration de lait autorisée
Œufs	Trois par semaine
Graisses	Huile végétale ou margarine
Poissons	Tous les poissons maigres
Fruits	Tous les fruits tolérés
Viandes	Grillées, au four, rôties ou à l'étouffée sans matières grasses : bœuf, poulet, agneau, porc et veau maigres.
Assaisonnements	Avec modération : sel, poivre, épices, fines herbes, extraits aromatiques
Soupes	Sans matières grasses
Sucreries	De toutes sortes : bonbons durs, confiture, gelée, marmelade, confiseries
Légumes	Tous les légumes bien tolérés, cuits sans adjonction de matières grasses (beurre, crème, etc.)

Type d'aliments	Interdits
Boissons	Boissons avec de la crème ; boissons gazeuses additionnées de crème, de lait ou de crème glacée
Pains	Galettes, pains sucrés contenant des graisses, pain brioché
Fromage	Tous les fromages au lait entier, durs ou à pâte molle
Desserts	Tous les desserts contenant du chocolat, de la crème, des noix ou des matières grasses : biscuits, gâteaux, beignets, crèmes glacées, pâtisseries, tartes, puddings riches
Œufs	Sur le plat
Graisses	Graisses de cuisson, crème fraîche, vinaigrettes à l'huile
Poisson	Tous les poissons gras
Fruits	Avocats ; les pommes crues, les baies et les melons ne sont pas toujours tolérés
Viandes	Viandes grasses, poulet gras, bacon, corned beef, canard, oie, jambon, poisson en conserve à l'huile, maquereau, porc, saucisses, abats, viandes fumées et épicées si elles sont mal tolérées
Condiments	Parfois mal tolérés : poivre, curry, sauces à la viande, épices fortes et vinaigre
Soupes	Veloutés
Sucreries	Confiseries au chocolat et aux noix
Légumes	Les légumes à saveur prononcée peuvent être mal tolérés : choux de Bruxelles, brocolis, choux, choux-fleurs, concombres, oignons, poivrons, radis, navets ; pois et haricots secs
Divers	Aliments frits, sauces, noix, olives, purée de cacahuète, marinades, cornichons, popcorn, pickles

Régime pour une vésicule capricieuse

Ce régime de sept jours aurait convenu à Jack Sprat, un personnage de contines pour enfants qui ne pouvait pas manger de graisses. S'il avait vécu de nos jours, on lui aurait sûrement diagnostiqué une vésicule très capricieuse!

Comme il est d'habitude essentiel d'éviter les graisses pour calmer une vésicule biliaire trop sensible, nous les avons énormément restreintes dans ce régime. Chaque menu apporte moins de 20 grammes de graisses par jour. Sachant qu'une majorité de personnes consomment 75 à 100 grammes de graisses par jour, vous pourrez mesurer la restriction.

Cependant, certaines personnes souffrant de la vésicule biliaire tolèrent mieux les graisses que d'autres. Il est donc important de déterminer sa tolérance personnelle. Si vous digérez mieux les graisses que Jack Sprat, vous pourrez ajouter un peu de beurre, de margarine, d'huile ou d'autres formes de graisses dans ces menus. Pour évaluer votre tolérance aux graisses, prenez soin d'augmenter votre consommation très progressivement.

Jour 1

Petit déjeuner
    240 g de flocons d'avoine, cuits
    2 tranches de pain aux raisins
    1 cs de gelée
    1 orange
    235 ml de lait écrémé
    Café

Déjeuner
    85 g de blanc de poulet (sans la peau)
    2 tranches de pain ou 2 morceaux de baguette
    quelques feuilles de laitue
    1 tomate
    1 pomme
    235 ml de lait écrémé

Collation
    1 banane
    235 ml de lait écrémé .

Dîner
- 85 g de carrelet à l'étuvée
- 1 pomme de terre au four
- 85 g de haricots verts
- 2 tranches de pain
- 1 cs de gelée
- 235 ml de lait écrémé
- 125 g de framboises fraîches

Jour 2

Petit déjeuner
- 1 œuf brouillé
- 1 pomme
- 2 tranches de pain
- 1 cs de gelée
- 315 ml de lait écrémé

Déjeuner
- 240 g d'huîtres
- salade : quelque feuilles de laitue, 1 tomate et 1 carotte
- 2 tranches de pain
- 1 cs de gelée
- 235 ml de lait écrémé

Dîner
- 85 g de blanc de dinde (sans la peau)
- 85 g de compote d'airelles
- 115 g de choux de Bruxelles
- 1 patate douce au four
- 1 tranche de pain complet
- 235 ml de lait écrémé
- 160 g de melon cantaloup

(suite)

Régime pour une vésicule capricieuse (suite)

Jour 3

Petit déjeuner
    30 g de muesli, nature
    1/2 pamplemousse blanc
    2 tranches de pain aux raisins
    315 ml de lait écrémé
    Café

Déjeuner
    2 tranches de pain complet
    1 cs de gelée ou de confiture
    60 g d'épinards frais
    2 oignons
    9 tranches de concombre
    1 carotte râpée
    4 radis
    poivron vert
    235 ml de lait écrémé

Collation
    1 papaye

Dîner
    75 g de bifteck de rond maigre (dégraissé)
    100 g de riz brun
    45 g de brocolis
    85 g de haricots de Lima
    1 tranche de pain
    1 cc de gelée
    235 ml de lait écrémé
    150 g de salade de fruits frais

Jour 4

Petit déjeuner
    30 g de riz soufflé
    2 nectarines
    2 tranches de pain aux raisins
    315 ml de lait écrémé
    Café

Déjeuner
   2 tranches de pain
   1 cs de gelée
   Salade mixte (55 g de feuilles de laitue, poivron vert, 1 tomate,
   50 g de pousses de soja fraîches, 6 tranches de concombre,
   75 g de pousses de bambou crues, 80 g de pois chiches cuits)
   235 ml de lait écrémé

Collation
   1 banane

Dîner
   85 g de blanc de poulet (sans la peau)
   100 g de riz brun
   95 g de haricots pie
   90 g d'épinards cuits
   125 g de compote de pommes non sucrée
   2 tranches de pain
   235 ml de lait écrémé
   1 tranche de pastèque

Jour 5

Petit déjeuner
   240 g de crème de blé cuite
   1 mandarine
   2 tranches de pain
   1 cs de gelée
   315 ml de lait écrémé
   Café

(suite)

Régime pour une vésicule capricieuse (suite)

Déjeuner

40 g de feuilles de laitue
185 g de fromage blanc allégé (à 10 % de matières grasses)
185 g de cocktail de fruits dans leur jus
90 g de brocolis crus
100 g de chou-fleur cru
2 tranches de pain
1 cs de gelée
235 ml de lait écrémé

Dîner

75 g de bifteck de rond maigre (dégraissé)
150 g de potiron cuit au four
55 g de haricots verts
75 g de châtaignes d'eau
1 tranche de pain
1/2 cs de miel
235 ml de lait écrémé
125 g de framboises fraîches

Jour 6

Petit déjeuner

245 g de semoule de maïs cuite
2 tranches de pain aux raisins
1 cs de marmelade
1 orange en quartiers
235 ml de lait écrémé
Café

Déjeuner

85 g de blanc de poulet ou de dinde (sans la peau)
2 tranches de pain complet
150 g de melon à chair verte
100 g de riz brun
235 ml de lait écrémé

Collation

1 pomme
235 ml de lait écrémé

Dîner

    85 g de filet de sole

    150 g d'aubergines cuites

    salade: 1 branche de céleri et quelques feuilles de laitue

    1 poivron vert

    1 tomate

    2 tranches de pain

    1 cs de miel

    235 ml de lait écrémé

    155 g d'ananas frais en tranches

Jour 7

Petit déjeuner

    30 g de flocons de blé complet

    1/2 pamplemousse rosé

    1 tranche de pain

    1/2 cs de miel

    235 ml de lait écrémé

    Café

Déjeuner

    Sandwich jardinier (1 pita avec quelques feuilles de laitue,
    1 petite carotte râpée, 15 g de pousses de luzerne et 85 g
    de thon au naturel)

    235 ml de lait écrémé

    1 papaye

Collation

    235 ml de lait écrémé

    70 g de raisins secs sans pépins

Dîner

    85 g de blanc de dinde (sans la peau)

    1 pomme de terre au four

    80 g de choux de Bruxelles

    1 carotte

    1 tranche de pain

    1/2 cs de gelée

    235 ml de lait écrémé

    150 g de fraises fraîches

AIL

Du baume au cœur

4 calories par gousse

Si vous aimez l'ail, vous n'avez sans doute pas besoin de vous faire tirer l'oreille pour en manger. Peu de condiments se marient avec autant d'aliments et aucun autre n'a un goût aussi particulier que l'ail. Mais l'ail a plus à offrir que sa saveur.

L'ail est réputé depuis des siècles pour avoir des propriétés curatives spéciales, mais le corps médical a longtemps considéré que cette idée relevait du folklore. Aujourd'hui, les choses ont changé et les dernières découvertes montrent que la réputation ancestrale de l'ail n'était pas pour rien. Voici quelques conclusions d'études récentes.

• En laboratoire, le jus d'ail inhibe la croissance de beaucoup de bactéries et de champignons.

• Plusieurs études, dont celle menée par le Dr Arun Bordia, du Collège Médical Ravindra Nath Tagoree en Inde, montrent que de grandes quantités d'ail (10 à 12 gousses par jour) aident à réduire le taux de "mauvais" cholestérol et à augmenter le taux de "bon" cholestérol dans le sang.

• Le Dr Bordia et d'autres chercheurs ont observé que des quantités d'ail aussi élevées favorisent la dissolution des caillots sanguins potentiellement dangereux.

Apparemment, le constituant actif de l'ail se trouve dans l'huile. Cet ingrédient semble par ailleurs instable ; il reste donc à vérifier si les gélules d'ail vendues dans le commerce produisent les effets observés lors des études faites avec de l'ail frais ou des extraits d'ail fraîchement préparés.

Malheureusement, tout le monde ne tolère pas bien l'ail frais à fortes doses. Des personnes bénévoles qui ont mangé de grandes quantités d'extrait d'ail frais (2 à 5 cuillers à café) ont souvent éprouvé une sensation de gêne ou de brûlure dans la bouche, l'estomac et l'œsophage. D'autre part, l'ail se présente comme un antibiotique remarquable en laboratoire, mais produit-il le même effet lorsqu'on le mange?

Malgré ces questions en suspens, les faits bien établis sur l'ail nous ont convaincus. L'ail ne contient pratiquement pas de sodium et se range parmi les meilleures sources de sélénium, un élément minéral connu des chercheurs en cancérologie pour ses étonnantes propriétés anti-oxydantes.

Adieu la mauvaise haleine

Vous aimez l'ail, mais pas son effet sur votre haleine? Mangez-en autant que vous voulez et mâchez ensuite une branche de persil pour vous rafraîchir l'haleine.

Pour enlever l'odeur d'ail sur les doigts, il suffit de les frotter avec du dentifrice, puis de les rincer.

Au marché : La Californie est le principal producteur d'ail des États-Unis et on y cultive surtout de l'ail dit "de type italien". Ce sont de grosses têtes blanches contenant environ 15 gousses d'un goût discret. L'ail espagnol, plus petit, a une couleur pourprée et un goût plus fort. L'ail tahitien ou "éléphant" a des têtes beaucoup plus grosses que l'ail italien; son goût est assez doux et sa consistance légèrement spongieuse.

Quelle que soit la variété, l'ail doit répondre aux mêmes critères. Les têtes doivent être fermes, entourées d'une gaine sèche semblable à du papier et dépourvues de germes verts.

Trucs culinaires : L'ail se conserve le mieux dans un endroit frais, sec et bien aéré, bref ailleurs que dans le réfrigérateur. Des têtes très fraîches peuvent se garder pendant des mois dans des conditions appropriées même si elles ont été entamées. Les gousses abîmées attirent les insectes.

Pour peler l'ail facilement, plongez les gousses entières dans de l'eau bouillante pendant environ 5 secondes. Si vous ajoutez de l'ail dans des mets crus, écrasez les gousses avec le plat de la lame d'un couteau pour fendre la peau.

Le plaisir : Voici quelques notions sur l'ail à garder à l'esprit lorsque vous cuisinez.

• L'ail ajoute un arôme merveilleux aux aliments sautés, mais il faut éviter de le faire brûler, car il donnerait un goût amer.
• Une cuisson lente à l'humidité, en cocotte par exemple, adoucit la saveur de l'ail.
• Faire rôtir l'ail lui donne un goût de noisette.
• L'ail se marie bien avec de nombreux aliments, en particulier l'aubergine.
• Des gousses d'ail pelées aromatisent agréablement les vinaigres et les huiles aux fines herbes; vous pouvez aussi donner une petite touche aillée à vos salades en frottant le saladier à l'ail avant d'y verser les autres ingrédients.

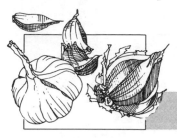

Soupe à l'ail et aux épinards

1 cs d'huile d'olive
1 tête d'ail, pelée et
    séparée en gousses
2 oignons, émincés
3 feuilles de laurier
1 cc de thym sec
2 grains de quatre-épices,
    pilés
700 ml de bouillon de
    poulet ou de bœuf
235 ml de lait
60 g d'épinards frais en
    menus morceaux

Faites chauffer l'huile dans un grand pot à bouillon, sur feu moyen. Ajoutez l'ail, les oignons, les feuilles de laurier, le thym, le quatre-épices et le bouillon, puis portez à ébullition. Réduisez le feu et laissez mijoter jusqu'à ce que l'ail soit tendre (environ 15 minutes).

Enlevez les feuilles de laurier. Prenez une cuillère percée pour transvaser l'ail et les oignons dans un robot culinaire ou un mixeur. Ajoutez un peu de bouillon et broyez l'ail et l'oignon jusqu'à ce que le mélange devienne lisse.

Ajoutez le mélange aillé au bouillon dans le pot et faites chauffer à feu doux en incorporant le lait. Laissez chauffer doucement en remuant jusqu'à ce que la soupe soit chaude. Ajoutez les épinards, remuez un peu et servez. (La soupe chaude blanchira parfaitement les épinards.)

Donne 4 portions

ALLERGIE

C'est le ciel ou l'enfer!

C'est une situation qu'une hôtesse n'oublie jamais.

Le dîner ne pourrait pas mieux se dérouler. Les invités s'entendent à merveille et discutent allègrement sans regarder l'heure. Tout le monde se régale. Il ne reste plus que le dessert à servir.

Vous vous précipitez dans la cuisine pour aller chercher du café, du thé et le gâteau à la banane que vous avez acheté quelques heures plus tôt chez votre pâtissier préféré. Vos invités s'exclament de plaisir lorsque vous le mettez sur la table.

Tout à coup, un invité s'adresse à vous. "Y a-t-il des noix dans ce gâteau?", vous demande-t-il en regardant l'œuvre du pâtissier.

Vous savez que non, mais pour le rassurer, vous coupez une part de gâteau, l'examinez soigneusement et ne voyant pas de noix, vous lui affirmez : "Pas l'ombre d'une noix!".

"C'est ce que vous pensiez", rétorque votre invité trente secondes plus tard. En vous tournant vers lui, vous voyez avec consternation qu'il a le visage couvert de plaques rouges. Vous n'avez pas le temps de céder à la panique qu'il s'écrie : "Apportez-moi vite de l'eau!".

Vous courez lui chercher un verre d'eau pendant qu'il fouille dans ses poches à la recherche d'un comprimé d'antihistaminique. Il l'avale en vitesse, prend une grande respiration et soupire. "Ne vous en faites pas, je vous en prie. Je n'aurais pas dû prendre le risque."

Pourtant, vous étiez certaine de ne pas avoir vu de noix. Vous ne pouvez vous empêcher de penser à votre invité malade, qui vient de s'excuser pour s'étendre le temps que son antihistaminique fasse effet. Deux heures plus tard, lorsqu'il émerge enfin de la chambre d'amis, vous constatez avec soulagement que son éruption de taches rouges s'est atténuée. Il a l'air fatigué, mais il dit avoir beaucoup moins mal au cœur qu'au moment d'aller s'étendre. "Ne vous inquiétez pas, dit-il, ça va aller." Mais cela ne vous empêche pas de rester préoccupée pendant tout le reste de la soirée.

Trouver le coupable

En vous levant le lendemain matin, vous commencez par téléphoner à la pâtisserie pour vous renseigner sur les ingrédients. "Nous ne mettons pas de noix dans notre gâteau à la banane, vous répond l'une des pâtis-sières. Puis, elle s'interrompt un instant et ajoute : "Je dois signaler que nous utilisons un peu de praliné, pour donner meilleur goût."

Vous avez peine à croire qu'une petite quantité de praliné puisse pro-voquer une réaction aussi violente chez une personne allergique aux noix. Comme le souvenir de la soirée précédente ne vous quitte pas, vous télé-phonez à votre invité au travail pour le lui demander.

"Non seulement c'est possible, mais dans mon cas, c'est certain, vous répond-il. Le praliné m'a déjà rendu malade et je suis sûr que cela se reproduira. Cela me rappelle ma crise annuelle à Noël", ajoute-t-il en riant.

"A quoi faites-vous allusion?", lui demandez-vous.

"Autrefois, je faisais toujours une réaction allergique pendant la période de Noël. Il y avait toujours quelqu'un qui mettait de l'extrait d'amande dans les gâteaux, sans se rendre compte que pour moi, l'extrait et l'amande entière reviennent au même. J'en mangeais et, trente secondes après, je réalisais mon erreur mais il était trop tard. J'ai adopté une meilleure méthode depuis. Par exemple, je ne mange jamais de gâteaux aux petites fêtes que nous faisons au bureau. Je crois qu'il vaut mieux décevoir quelqu'un en ne mangeant pas plutôt que gâcher le plaisir de tout le monde par une de mes réactions."

S'agit-il d'une allergie ou d'autre chose?

Certaines personnes croient que toutes les réactions indésirables aux aliments sont d'origine allergique. C'est faux. L'allergie n'est qu'une des nombreuses causes possibles de ces réactions. Pour déterminer s'il s'agit d'une d'allergie, il faut découvrir pourquoi l'organisme est incapable d'as-similer normalement l'aliment problématique.

Lorsqu'un aliment provoque une réaction allergique, le système immu-nitaire sécrète des quantités anormalement élevées d'anticorps appelés les immunoglobulines E (ou IgE). En sécrétant ces anticorps, le système immunitaire réagit comme si l'aliment problématique était un corps étran-ger et indésirable, comme peut l'être un microbe. Si l'on trouve des taux élevés d'IgE dans le sang après une crise, c'est une excellente preuve de l'origine allergique de cette crise.

Bien entendu, il n'est pas toujours possible de faire ce genre d'analyse de sang immédiatement après une réaction allergique. Un allergologue expérimenté peut cependant se baser sur d'autres indices pour savoir s'il y a lieu de soupçonner une allergie alimentaire. Il considère pour cela divers facteurs :

les antécédents familiaux d'allergie. Les individus allergiques présen-tent une caractéristique génétique appelée l'atopie. Une personne sur cinq possède cette caractéristique. Si des membres de votre famille ou vous-même êtes connu comme atopique parce que vous avez déjà fait des allergies (par exemple au pollen, à la poussière ou à des plantes comme l'ambrosie), vous êtes incontestablement prédisposé aux allergies alimentaires.

Le délai de réaction. Souvent, les réactions allergiques se produisent peu après l'ingestion de l'aliment problématique. Une réaction particulièrement rapide est donc suspecte d'être allergique.

La quantité consommée. Il se peut que certains aliments ne vous réussissent que quand vous en consommez d'importantes quantités. Une allergie est improbable dans ce cas. Mais si vous réagissez mal après avoir mangé une quantité infime de l'aliment problématique, ou simplement après avoir l'avoir touché (sans même y goûter), une allergie est vraisemblable.

Nature des symptômes et réaction aux médicaments antihistaminiques. Les symptômes classiques de l'allergie – c'est-à-dire des éruptions de plaques rouges (urticaire), des démangeaisons et des troubles digestifs – se manifestent lorsque les IgE, les anticorps impliqués dans toute réaction allergique, sécrètent une substance appelée l'histamine. Si une réaction à un aliment se traduit par ces symptômes, et si ceux-ci sont atténués par un antihistaminique, il y a de fortes chances pour qu'il s'agisse d'un problème d'allergie.

L'âge de début. Les allergies alimentaires peuvent se déclarer à n'importe quel âge, mais elles commencent habituellement pendant l'enfance ou la petite enfance. Un problème alimentaire qui débute tard dans la vie est moins susceptible d'être attribuable à une allergie.

Les examens allergologiques

Naturellement, lorsque cela est possible, il est préférable de faire des examens directs pour confirmer une suspicion d'allergie alimentaire. Cependant, les choses ne sont pas toujours aussi simples qu'il n'y paraît. La détection des allergies est un sujet très controversé, et pour certains allergologues, la notion de détection a été étendue au point d'aboutir à des tests qui ne fournissent pas vraiment de renseignements utiles.

Selon le Dr Dean D. Metcalfe, attaché à l'Institut National des Maladies Infectieuses et Allergiques des États-Unis, trois types d'examens allergologiques ont fait leurs preuves.

Les tests cutanés. Ces tests consistent à introduire sous la peau un extrait de l'aliment suspecté pour voir s'il provoque une inflammation locale. Il s'agit de tests simples, rapides, peu coûteux et généralement exacts. Toutefois, ils provoquent parfois des réactions très intenses et sont

(suite page 30)

Jouez au détective pour identifier vos allergies

Identifier ses allergies alimentaires est un vrai travail de détective. Cela demande donc des efforts car, comme vous le savez sans doute, il n'existe pas de solutions faciles.

L'une des méthodes qui a le mieux résisté à l'épreuve du temps est connue sous le nom de régime d'exclusion. Vous commencez par éliminer certains aliments suspects de votre alimentation, puis vous les réintroduisez un par un. Si votre système immunitaire ne proteste pas, il y a de bonnes chances pour que vous ne soyez pas allergique à ces aliments.

Lorsque vous suivez un régime d'exclusion, essayez d'éviter d'aller au restaurant, car vous ne savez jamais exactement ce que contiennent les plats que vous y mangez. Méfiez-vous aussi des produits contenant de nombreux ingrédients; par exemple, le pain de maïs et le pain de seigle contiennent aussi de la farine de blé.

Première phase

Au cours de la première phase du régime d'exclusion, vous testez votre tolérance au bœuf, au porc, à la volaille, au lait, au seigle et au maïs. Pendant cette phase, vous ne devez rien manger qui contienne de ces aliments sous quelque forme que ce soit. Utilisez la liste ci-dessous pour déterminer quels sont les aliments auxquels vous avez droit.

Suivez ce régime d'exclusion pendant deux semaines. Si vous ne constatez aucune amélioration, suivez la deuxième phase du régime pendant deux semaines. Si vous n'obtenez toujours pas de résultat, passez à la troisième phase.

Groupe d'aliments	Aliments permis
Boissons	Café (noir), boisson au citron, thé
Céréales	Produits à base de riz
Matières grasses	Huile d'olive
Féculents (pain ou biscuits)	Riz
Fruits	Pamplemousses, citrons, poires
Viande	Agneau
Divers	Sucre de canne, gélatine, sirop d'érable, olives, sel, tapioca
Légumes	Artichauts, betteraves, carottes, laitue, épinards

Si vous constatez une amélioration après avoir suivi ce régime d'exclusion, il est fort probable que vous soyez allergique à l'un des aliments que vous avez éliminés de votre alimentation. Mais lequel? Pour le découvrir, commencez à réintroduire les aliments que vous avez supprimés auparavant, mais réintroduisez-les un par un. Si vos symptômes réapparaissent quand vous reprenez un aliment, cessez de nouveau d'en manger. Si vos symptômes ne récidivent pas, c'est que vous avez découvert l'aliment auquel vous êtes allergique. N'en mangez plus.

Si, après avoir réintroduit un aliment, vous n'éprouvez aucun symptôme d'allergie pendant trois jours, rayez-le de votre liste des suspects et réintroduisez un autre des six aliments exclus.

Deuxième phase

Pendant cette phase, vous vérifiez si vous êtes allergique au bœuf, à l'agneau, au lait et au riz. Évitez ces aliments sous quelque forme que ce soit. Bien que les aliments éliminés ne soient pas les mêmes, cette phase du régime doit se dérouler de la même façon que la première. Utilisez la liste ci-dessous pour déterminer quels sont les aliments auxquels vous avez droit.

Groupe d'aliments	Aliments permis
Céréales	Produits à base de maïs
Matières grasses	Huile de maïs
Féculents (pain ou biscuits)	Maïs, seigle pur (le pain "de seigle" ordinaire contient du blé)
Fruits	Abricots, pêches, ananas, pruneaux
Viande	Bacon, poulet
Divers	Sucre de canne, sirop de maïs, gélatine, sel
Légumes	Asperges, maïs, pois, courgettes, haricots verts, tomates

Troisième phase

Cette troisième et dernière phase du régime d'exclusion vous permet de vérifier si vous êtes allergique à l'agneau, à la volaille, au seigle, au riz, au maïs et au lait. Comme pendant les deux premières phases, vous devez éviter les six aliments ci-dessus sous quelque forme que ce soit. Suivez le régime de la même façon que pendant les deux premières phases, en vous servant de la liste ci-dessous pour déterminer quels sont les aliments autorisés.

Groupe d'aliments	Aliments permis
Boissons	Café (noir), boisson au citron, thé
Céréales	Aucune
Matières grasses	huile d'olive
Féculents (pain ou biscuits)	Haricots de Lima, pommes de terre, fèves de soja
Fruits	Abricots, pamplemousses, citrons, pêches
Viande	Bacon, bœuf
Divers	Sucre de canne, gélatine, sirop d'érable, olives, sel, tapioca
Légumes	Betteraves, haricots de Lima, pommes de terre, patates douces, haricots verts et tomates

contre-indiqués en présence de certaines maladies cutanées, telles que l'eczéma.

Le régime d'exclusion. Ce régime permet de savoir si les symptômes allergiques disparaissent lorsqu'un aliment est supprimé de l'alimentation et s'ils réapparaissent lorsqu'il y est réintroduit. Le régime d'exclusion constitue une bonne solution de rechange quand on ne peut pas faire de tests cutanés. (Pour un exemple d'un tel régime, reportez-vous à la rubrique "Jouez au détective pour identifier vos allergies".) Les régimes d'exclusion fournissent des renseignements utiles à peu de frais, mais ils demandent beaucoup d'efforts et de patience. En outre, si les symptômes surviennent rarement ou s'ils sont graves, d'autres examens sont plus indiqués.

L'être humain contre les moisissures

Si vous n'êtes pas allergique à des aliments particuliers, vous n'êtes pas pour autant à l'abri des problèmes. En effet, certaines personnes sont allergiques non pas à l'aliment lui-même, mais aux moisissures invisibles qui se développent à sa surface. Contrairement aux allergies alimentaires, qui ont souvent des manifestations aigües, les allergies aux moisissures se traduisent par des symptômes moins alarmants (et plus chroniques), tels que des maux de tête et une congestion nasale. Les démangeaisons et les maux d'oreilles sont d'autres symptômes courants de l'allergie aux moisissures.

Si votre médecin confirme que vous êtes allergique aux moisissures, vous devrez relever le défi de les neutraliser. Les moisissures sont persistantes et très envahissantes. Elles se développent là où elles peuvent. En théorie, de nombreux aliments peuvent moisir. Ne pouvant éliminer tous ces aliments, votre but doit être d'éviter les pires. Heureusement, les aliments propices à la prolifération des moisissures sont bien connus. Les voici, ainsi que quelques conseils pour minimiser la moisissure de ces aliments frais.

- Tous les fromages, y compris le fromage blanc et le lait caillé
- La bière et le vin
- La crème fraîche, le lait caillé, le babeurre et les yaourts
- Les tomates en conserve et les produits en conserve à base de tomate comme le ketchup, la harissa et le concentré de tomates, à moins qu'il ne s'agisse de produits maison
- Les champignons et la choucroute
- Le vinaigre et les aliments contenant du vinaigre, comme la mayonnaise et les vinaigrettes, les cornichons, les betteraves ou autres légumes au vinaigre, certains condiments et les olives vertes

Les analyses de sang par les tests RAST ou ELISA. Effectués dans des laboratoires d'analyses médicales, ces tests servent à détecter les anticorps de l'allergie après avoir fait incuber l'aliment suspecté dans un échantillon de sang du patient. Si le sang contient beaucoup de ces anticorps, le patient est bien allergique à l'aliment testé. Ces tests sont sans danger et constituent une bonne alternative lorsque les tests cutanés sont infaisables ou donnent des résultats douteux. En ce qui concerne leur exactitude, ces tests sont satisfaisants, bien qu'ils puissent, comme les autres examens, donner des résultats faussement positifs. En outre, les résultats sont plus longs à obtenir qu'avec les tests cutanés, mais le principal inconvénient des tests RAST et ELISA est leur coût très élevé.

- Les jus en conserve, y compris les produits concentrés surgelés
- Le cidre et les boissons aux racines de plantes faites maison
- Les fruits secs
- Les pains au levain, comme le pain de seigle noir et le pain de seigle, de même que les gâteaux et les pâtisseries confectionnés avec de grandes quantités de levure
- Les viandes et les poissons séchés, marinés ou fumés, comme la charcuterie, notamment le bacon, les chipolatas, les saucisses de Francfort, les saucisses de Strasbourg, le bœuf en gelée et la langue marinée

Pour empêcher la formation de moisissures sur des aliments déjà préparés, suivez les conseils suivants :

- Consommez les aliments en conserve peu après l'ouverture de la boîte.
- Consommez de la viande et du poisson cuisinés au plus tard la veille.
- Évitez les plats préparés avec des restes, comme les boulettes de viande, les hachis, les croquettes, etc.
- Confectionnez vos hamburgers avec de la viande fraîchement hachée.
- S'il vous est impossible de consommer uniquement de la viande fraîchement préparée, achetez de la viande fraîche, faites-la cuire sans attendre et gardez-la congelée jusqu'à ce que vous la mangiez.

Surtout, ne vous laissez pas décourager par votre allergie aux moisissures. Si l'on vous fait des piqûres pour vous désensibiliser, vous pourrez sans doute manger un jour certains des aliments que vous ne tolérez pas actuellement.

Tests controversés

Bien entendu, un test allergologique n'est valable que s'il est bien fait, et même dans ce cas, une réaction faussement positive peut se produire. A défaut d'être parfaits, les tests allergologiques reconnus sont néanmoins de bons examens diagnostiques. Malheureusement, certains tests considérés comme peu fiables sont encore utilisés.

En 1980, le National Center for Health Care Technology (le Centre National de Technologie de la Santé) des Etats-Unis a demandé aux personnes et aux organisations intéressées de lui soumettre leurs appréciations sur les différentes techniques employées pour diagnostiquer les allergies alimentaires. Arrêtons nous un peu sur certaines de ces techniques controversées et ce que l'American Academy of Allergy and Immunology (l'Association Américaine d'Allergologie et d'Immunologie, ou AAAI) en a dit.

Que faut-il penser des tests de cytotoxicité?

Les tests de cytotoxicité (ou de leucotoxicité) sont des tests longs et coûteux qui visent à déterminer l'influence d'un aliment sur les globules blancs. La mort de tout ou partie des globules blancs exposés à l'aliment testé est considérée comme une réaction positive.

Selon l'AAAI, les tests de cytotoxicité "ne se sont jamais révélés efficaces lors d'études contrôlées et leur utilisation ne repose sur aucun fondement scientifique... [De plus,] de nombreux essais contrôlés publiés démontrent que ces tests ne sont pas efficaces pour diagnostiquer les allergies alimentaires". Toujours selon l'AAAI, ces tests donnent souvent des résultats positifs pour des aliments que les patients tolèrent très bien et négatifs pour les aliments qui déclenchent leurs allergies.

Le Dr Philip Lieberman et ses collègues de l'Université du Tennessee ont pris une série d'échantillons sanguins prélevés chez des patients et les ont soumis deux fois à un test de cytotoxicité. Les deux résultats obtenus pour chaque échantillon ont été différents à chaque fois! Le Dr Lieberman a aussi fait un test de cytotoxicité dans le sang de 15 patients ayant une allergie confirmée à certains aliments. Or ce test n'a donné un résultat positif avec les aliments allergisants que dans 4 cas sur 15. Un taux de réussite aussi faible est tout simplement insuffisant.

Un débat provocateur

Comme les tests cutanés, qui ont bonne réputation, deux autres types de tests sont conçus pour vérifier si l'exposition aux aliments problématiques provoque des symptômes allergiques. Cependant, contrairement aux tests cutanés, ces deux "méthodes provocatrices" ont peu d'adeptes.

Pour faire un "test de provocation et de neutralisation", on injecte sous la peau une dose d'allergène suspectée suffisante pour déclencher des symptômes. Lorsque ceux-ci apparaissent, on injecte une dose "neutralisante" du même allergène comme une sorte d'antidote. L'AAAI n'a pu trouver aucune étude rigoureuse permettant de démontrer la validité de ces tests. Elle a en revanche découvert quatre études sérieuses qui prouvent leur inefficacité.

Le "test de provocation sublinguale" vise aussi à provoquer des symptômes allergiques. Pour faire ce test, on place quelques gouttes d'un extrait de l'aliment suspecté sous la langue au lieu de l'injecter sous la peau. L'AAAI n'a pas trouvé de preuves de la valeur de ce test pour le diagnostic des allergies alimentaires.

Les causes les plus courantes

Les spécialistes pensent dorénavant que ce sont les protéines contenues dans les aliments qui peuvent déclencher des réactions allergiques chez les individus hypersensibles. Une foule d'aliments contiennent des protéines et sont en théorie susceptibles d'être allergisants. Mais en pratique, les aliments les plus souvent responsables des allergies sont peu nombreux.

- Le poisson et les crustacés
- Les légumineuses, surtout les cacahuètes
- Les noix (il est à noter que la cacahuète est une légumineuse et non une noix)
- Les tomates
- Le chocolat
- Le lait de vache
- Les agrumes
- Les œufs
- Le blé

Une personne allergique peut aussi être confrontée au problème des moisissures présentes dans les aliments. (Voir "L'être humain contre les moisissures" pour de plus amples informations sur les éléments faisant suspecter une allergie aux moisissures et les remèdes à apporter.)

Les additifs sont parfois les coupables

Les protéines et les moisissures allergisantes ne sont pas toujours la cause des allergies alimentaires. Dans certains cas, elles sont innocentes et ce sont les colorants ou d'autres additifs alimentaires qui sont coupables.

Voici un cas classique d'allergie aux colorants, relaté dans les *Annals of Allergy* (Annales d'Allergologie) par les Drs Robert Desmond et Joseph Trautlein du Centre médical de Hershey, en Pennsylvanie. La victime, un de leurs étudiants en médecine, avait au moins la chance de ne jamais se trouver très loin des secours quand l'allergie frappait.

Le patient, un étudiant de 25 ans, souffrait depuis longtemps [d'allergie et] d'asthme... Le 3 mars 1979, pendant le dîner, il éprouve soudain une vive sensation de gorge serrée et d'essoufflement. Quelques instants plus tard, il n'arrive plus du tout à avaler... [et une urticaire apparaît.] On l'emmène aux urgences, où il est traité [avec succès] et gardé en observation. Pendant cette période d'observation, ses symptômes réapparaissent... Tout ce qu'il a mangé depuis son admission aux urgences, c'est du chou-fleur à la sauce béchamel de préparation industrielle.

Le 12 avril 1979, alors qu'il est de garde au Centre Médical de Hershey, il ressent des étourdissements, de vives démangeaisons du cuir chevelu et une striction dans la gorge. Il est alors admis à l'hôpital et surveillé de près. On lui demande de préciser tout ce qu'il a ingéré depuis son réveil. En fait, les seules choses qu'il ait absorbées sont un verre de jus d'orange et trois bonbons de couleur jaune... On le traite avec plusieurs médicaments, dont la théophylline.

Le deuxième jour de son hospitalisation, le patient commence à présenter des épisodes d'étourdissement et d'essoufflement, accompagnés d'une éruption en plaques. On constate que ces symptômes persistent, et même s'aggravent, après l'administration de théophylline. Ce traitement est donc interrompu et ses symptômes rétrocèdent.

A ce stade, les médecins ont cherché le point commun entre la théophylline, les bonbons et le chou-fleur. Ils ont trouvé que le médicament et les bonbons contenaient tous deux de la tartrazine, un colorant alimentaire jaune. Ils ont supposé que le chou-fleur béchamel en contenait aussi, étant donné la teinte jaune d'or de la sauce.

La plupart des gens qui sont allergiques à ce colorant très courant ne peuvent pas non plus prendre d'aspirine. Dans le cas que nous venons de décrire, l'étudiant en médecine pouvait en prendre, mais son allergie à la tartrazine était évidente. Ce fait a ensuite été confirmé à deux reprises, lorsqu'il a présenté à nouveau les mêmes symptômes après avoir ingéré des produits contenant de la tartrazine.

Heureusement, de plus en plus de fabricants de produits colorés à la tartrazine signalent sa présence sur l'étiquetage avec le code E102. Vous pouvez vérifier vous-même la composition des aliments et des médicaments en vente libre. Si vous devez prendre un médicament délivré uniquement sur ordonnance, demandez toujours à votre médecin ou à votre pharmacien s'il renferme un colorant auquel vous êtes allergique. Très souvent, il existe une autre marque du même médicament qui n'en contient pas.

A comme adrénaline

A comme allergie, antihistaminiques et adrénaline! D'habitude, les antihistaminiques sont les médicaments que l'on utilise en première intention pour traiter les symptômes des allergies, y compris les allergies alimentaires. Il existe des antihistaminiques en vente libre, mais votre médecin peut juger plus indiqué de vous prescrire un produit plus puissant vendu sur ordonnance. L'essentiel est de prendre le médicament qui vous procure le maximum de soulagement et le minimum d'effets secondaires.

Dans les rares cas où la réaction allergique met la vie en danger, le traitement classique est l'adrénaline. C'est d'ailleurs ce que l'on administre dans les services d'urgence aux patients qui se présentent pour une crise d'allergie grave.

Si vous avez déjà fait des crises de ce type, votre médecin peut vous conseiller de toujours avoir de l'adrénaline sur vous, par précaution. Ce médicament, vendu uniquement sur ordonnance, est souvent présenté sous la forme d'une "trousse d'urgence" pour le traitement des chocs allergiques dus aux piqûres d'insectes (frelons, guêpes, abeilles) ou bien aux médicaments ou aux aliments. Cette trousse contient une seringue prête à l'emploi et permet de s'administrer seul (ou de se faire injecter) de l'adrénaline, ce qui fait gagner le temps que prendrait un déplacement chez un médecin ou à hôpital. (Que cette perspective ne vous effraie pas! En cas de réaction allergique, vous n'aurez sans doute aucune difficulté à vous faire une injection.)

Prenez soin de remplacer cette trousse assez souvent pour ne pas avoir un produit périmé sur vous. La date limite d'utilisation est généralement indiquée sur l'emballage.

Toutefois, l'adrénaline n'est pas toujours conseillée pour lutter contre une réaction allergique grave. En effet, elle peut être dangereuse pour les personnes qui souffrent de maladies cardiaques ou prennent certains médicaments. C'est à votre médecin, et non à vous, de décider si l'adrénaline vous convient.

S'il ne s'agit pas d'une allergie

Ce n'est pas parce qu'une réaction à un aliment n'est pas allergique, que vous vous faites des idées. De nombreux autres facteurs peuvent expliquer pourquoi vous éprouvez des symptômes désagréables après la prise d'un ou plusieurs aliments. Prenons l'exemple d'une réaction alimentaire très courante et souvent assimilée à une allergie, bien qu'il s'agisse en réalité de quelque chose de très différent.

(suite page 38)

Apprenez à mieux connaître les familles d'aliments

Si vous êtes allergique à un aliment particulier, vous risquez de l'être aussi à d'autres aliments. Une fois qu'un allergologue a déterminé que vous étiez allergique à tel aliment, il sait que les autres aliments de la même famille botanique sont susceptibles de vous causer des problèmes.

Vous allez peut-être découvrir des parentés que vous ne soupçonniez pas entre l'aliment auquel vous êtes allergique et d'autres. Par exemple, savez-vous que les avocats et la cannelle appartiennent à la même famille? Il en va de même pour le concombre et la pastèque. Vous avez évidemment besoin de connaître les aliments apparentés à celui auquel vous êtes allergique pour pallier à d'éventuels problèmes.

Mais rassurez-vous! Quand on est allergique à un aliment, on ne l'est pas automatiquement à tous les autres aliments de la même famille. Par exemple, on peut être allergique aux cacahuètes et tolérer parfaitement les aliments apparentés aux cacahuètes.

Il est plus fréquent d'être allergique à plusieurs aliments d'une même famille lorsqu'il s'agit de végétaux. Néanmoins, certaines personnes sont allergiques à plusieurs aliments de la même famille animale. Le tableau ci-après fournit la liste des familles d'aliments et de leurs membres. Les aliments d'origine végétale sont présentés en premier et les aliments d'origine animale en second.

Règne végétal

Nom de famille	Membres
Pomme	Pomme, poire, coing
Aster	Artichaut, chicorée, pissenlit, endive, scarole, laitue, graines de tournesol, estragon
Betterave	Betterave, bette poirée, doucette, épinard
Myrtille	Airelle, myrtille, gaulthérie (ou thé du Canada)
Sarrasin	Sarrasin, grande oseille, rhubarbe
Noix de cajou	Noix de cajou, mangue, pistache
Chocolat	Chocolat (cacao), cola
Agrumes	Cédrat, pamplemousse, kumquat, citron, citron vert, orange, mandarine, tangerine

Règne végétal

Nom de famille	*Membres*
Champignons	Champignons, levures
Gingembre	Cardamome, gingembre, curcuma
Groseille	Cassis, groseille
Céréales et graminacées	Tiges de bambou, orge, maïs, millet, avoine, riz, seigle, sorgho, canne à sucre, blé, riz sauvage
Laurier	Avocat, feuilles de laurier, cannelle, sassafras
Mauve	Gombo
Melon (gourde)	Cantaloup, concombre, autres melons, citrouille, courge, pastèque
Menthe	Baume (mélisse), basilic, herbe aux chats, pied-de-loup, marjolaine, menthe, menthe poivrée, romarin, sauge, sariette, menthe verte, thym
Moutarde	Raifort, moutarde, radis, navet, choux divers (brocoli, choux de Bruxelles, chou, chou chinois, chou-fleur, feuilles de choux à rosettes, chou frisé, chou-rave, radis sauvage, rutabaga), cresson
Myrte	Quatre-épice (piment), clou de girofle, goyave
Oignon	Asperge, ciboulette, ail, poireau, oignon, salsepareille
Palmier	Noix de coco, datte
Persil	Angélique, anis, carvi, carotte, céleri-rave, céleri, graines de céleri, coriandre, cumin, aneth, fenouil, persil, panais
Pois	Caroube, haricots (de Lima, blancs, graines de soja, vert, etc.), réglisse, cacahuète, pois (doliques à œil noir, petits pois), tragacanthe

(suite)

Apprenez à mieux connaître les familles d'aliments (suite)

Règne végétal

Nom de famille	Membres
Prune	Amande, abricot, cerise, nectarine, pêche, prune, merise
Pomme de terre	Tous les piments, y compris le cayenne, le piment rouge, le piment fort, le poivre vert, le poivre rouge, et l'aubergine, la pomme de terre, la tomate
Rose	Mûre, baies développées, mûre des haies, fraise, framboise
Noix de Grenoble	Noix du Périgord, noix cendrée, amande de noyer royal, noix de caryer, noix de pécan
Volailles	Toutes les volailles et le gibier à plumes, à savoir le poulet, le canard, l'oie, le pigeon, la pintade, le faisan, la caille, la dinde, etc.
Crustacés	Crabe, homard, crevette
Poissons	Tous les poissons d'eau douce ou d'eau de mer, comme le poisson-chat, le saumon, la sardine, le thon et la truite
Mammifères	Bœuf, agneau, porc, lapin, chevreuil, etc. Les personnes qui tolèrent mal le lait ont tendance à être allergiques au bœuf. Si vous êtes allergique au lait de vache, vous pouvez être allergique au lait d'autres animaux, au lait de chèvre, par exemple.
Mollusques	Ormeau, palourde, huître, moule.

Vous faites peut-être partie de ces nombreuses personnes qui avaient toujours bien toléré le lait et se sont mises, à l'âge de cinquante ans voire plus, à présenter des flatulences et une diarrhée dès qu'elles buvaient du lait. Ces symptômes sont des signes classiques de l'intolérance au lactose, c'est-à-dire l'incapacité de digérer le sucre (le lactose) que contient le lait. La cause de cette intolérance n'est pas une allergie ni une autre sorte de réaction du système immunitaire. Le problème résulte en fait d'une carence en une enzyme (la lactase) indispensable à la bonne digestion du lactose. (Pour de plus amples renseignements sur l'intolérance au lactose, veuillez vous reporter à la page 232.)

Le Dr Metcalfe a donné quelques indications pour aider à distinguer les types de réactions alimentaires les plus courants :

• L'allergie alimentaire est synonyme d'hypersensibilité aux aliments. Dans ce cas, l'organisme libère certains facteurs immunitaires en réponse à l'ingestion d'un aliment ou d'un additif alimentaire qui ne cause pas de troubles chez une personne non allergique.

• Une intolérance alimentaire est une incapacité de consommer des quantités normales d'un aliment pour des raisons tout à fait indépendantes du système immunitaire. L'intolérance au lactose, par exemple, se range dans cette catégorie.

• L'empoisonnement ou l'intoxication alimentaire est une réaction à un constituant alimentaire toxique par nature ou par suite d'une contamination. Tout le monde peut être victime d'une intoxication alimentaire, tandis que les véritables allergies ne peuvent survenir que chez les 20 pour cent de la population ayant une prédisposition génétique à cette affection.

ANANAS

Un don d'Hawaï

41 calories par tranche
52 calories par 100 g

Les ananas sont peut-être plus prisés des gourmets que des nutritionnistes, car ils contiennent moins de vitamines A et C que les autres fruits. Néanmoins, par rapport à la plupart des fruits, et même des aliments, l'ananas est étonnamment riche en manganèse, un élément minéral assez peu connu.

Les nutritionnistes savent que le manganèse joue un rôle essentiel dans la dégradation enzymatique des protéines et des glucides, mais ils ne sont pas encore en mesure de déterminer précisément la dose journalière recommandée. Ils peuvent juste donner cette gamme de doses "sûre et adéquate" : 2,5 à 5 milligrammes par jour. Une tranche d'ananas frais apporte près de 4 mg et cela nous paraît très appréciable. Et le contenu en graisses et en sodium de l'ananas n'a pas à vous tracasser.

Au marché : Inutile de tirer sur les feuilles centrales, fiez-vous à votre nez pour juger la qualité d'un ananas. Un bon ananas a une odeur sucrée à la base et est ferme au toucher. Les feuilles doivent être vertes et le fruit sans taches. Certains commerçants acceptent de peler et préparer les ananas. Vous pouvez toujours demander.

L'ananas en boîte n'a pas le même goût que le frais, mais l'ananas au jus est un bon compromis quand on n'en trouve pas de frais. Vérifiez toujours l'absence d'additifs dans les ingrédients.

Trucs culinaires : Une fois cueilli, l'ananas ne mûrit plus, mais vous pouvez le rendre plus sucré en le laissant une nuit posé à l'envers. Cela permet au sucre contenu à la base de se répartir dans tout le fruit. En tout cas, conservez toujours les ananas entiers à température ambiante pour ne pas atténuer leur saveur.

Dans les aspics, utilisez toujours de l'ananas cuit ou en conserve. L'ananas frais empêche la gélification.

Le plaisir : Un ananas sucré et juteux ajoute une touche d'exotisme en toute circonstance. Voici quelques idées pour vous donner envie d'en manger plus souvent :

• Ajoutez des morceaux d'ananas dans les salades de poulet, les salades de fruits ou les farces pour la volaille ou le porc.

• Pour un petit déjeuner facile à préparer, servez du yaourt à la vanille additionné de morceaux d'ananas sur des céréales.

• Faites mariner des morceaux d'ananas dans du jus d'orange et de l'extrait de rhum pendant environ 30 minutes. Servez avec du yaourt glacé à la vanille dans de jolies coupes.

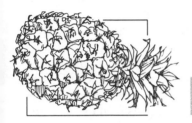

Sorbet à l'ananas et à la menthe

475 ml de purée d'ananas
   mûr
120 ml de jus d'ananas
   non sucré
5 gouttes d'extrait de
   menthe
menthe fraîche pour
   garnir

Mélangez l'ananas, le jus et l'extrait de menthe dans une sorbetière et procédez selon les directives du fabricant. Garnissez de menthe fraîche et servez.

Si vous n'avez pas de sorbetière, mélangez les ingrédients dans un bol moyen et mettez au congélateur pendant environ 4 heures. Ensuite, passez au mixeur ou au robot culinaire avant de servir. Si le sorbet est complètement gelé, passez-le dans un presse-fruits pour améliorer sa consistance.

Donne 4 portions

ANÉMIE

L'ennemi nutritionnel numéro un

Même si vous menez une vie heureuse, l'anémie peut vous empêcher d'en profiter pleinement. Vous vous sentez la plupart du temps fatigué(e) et sans énergie. Vous êtes irritable et avez du mal à vous concentrer. Dès que vous faites un effort, vous vous essoufflez. Vous avez des engourdissements, des fourmillements ou bien froid aux mains et aux pieds. La nourriture vous tente peu et vous semblez particulièrement sujet(te) aux infections.

Après avoir éprouvé ces symptômes pendant quelques semaines, vous vous rendez chez votre médecin. A voir votre pâleur, l'infirmière qui vous reçoit soupçonne déjà une anémie. Le médecin a la même impression et vous prescrit des examens de sang pour déterminer votre taux d'hémoglobine (la protéine transportant le fer dans le sang) et votre hématocrite (le volume occupé par les globules rouges dans le sang). Bien que vous n'en soyez pas conscient(e), ces deux facteurs influencent énormément votre état de santé.

Les résultats des examens confirment la suspicion de votre médecin. Vous êtes anémié(e). Il faut maintenant savoir pourquoi.

L'anémie a diverses causes, d'ordre nutritionnel ou autre. Beaucoup de vitamines et de sels minéraux contribuent à la fabrication du sang et au maintien de son bon équilibre. En théorie, une carence en l'un de ces composés peut être responsable de votre anémie. Mais en pratique, la plupart des anémies d'origine nutritionnelle sont dues à un manque de fer, de vitamine B_{12} ou d'acide folique.

Certaines carences proviennent simplement de l'insuffisance de l'un ou de plusieurs de ces nutriments dans l'alimentation habituelle. Dans d'autres cas, l'apport alimentaire est suffisant, mais une affection sous-jacente empêche l'organisme d'assimiler ou de conserver ces nutriments. Dans les paragraphes suivants, nous verrons quels facteurs diététiques et non diététiques influent sur vos réserves de fer, de vitamine B_{12} et d'acide folique. Commençons par le fer.

L'anémie par carence en fer - la plus répandue dans le monde

Contrairement à de nombreuses autres maladies courantes, l'anémie par carence en fer touche davantage les sujets jeunes que les personnes âgées. Elle frappe surtout les bébés, les enfants, les adolescentes et, bien sûr, les femmes enceintes. Elle n'épargne aucune partie du monde et s'observe dans les pays riches et pauvres. Néanmoins, le problème est plus grave dans les pays en voie de développement, ce qui n'est guère surprenant. Dans certaines régions sous-développées, plus de la moitié des enfants et des femmes en âge de procréer sont atteints d'anémie.

Heureusement, le risque d'anémie diminue chez les femmes à la ménopause, car les pertes de fer dues aux saignements menstruels s'interrompent. Après la ménopause, l'anémie peut être le signe révélateur d'une maladie plus grave entraînant une déperdition sanguine anormale. Dans ce cas, comme pour l'anémie masculine, le premier objectif du médecin est d'éliminer la présence d'une maladie sous-jacente.

Les conséquences de l'anémie

Le mot anémie fait aussitôt penser à fatigue et manque d'énergie. Or, bien que la fatigue soit un symptôme typique de l'anémie, c'est loin d'être le seul. Souvent, une personne anémiée est aussi déprimée et irritable. Mais, direz-vous, qui ne le serait pas après des semaines de fatigue incessante ?

En fait, l'explication n'est pas si simple. La fatigue n'est pas la seule responsable de cette humeur maussade. Selon des recherches récentes, le fer semble avoir une influence sur l'humeur. Dans un article édifiant publié dans le British Medical Journal, le Dr D.P. Addy cite six études ayant montré que, chez des enfants ayant une carence ferrique, un apport complémentaire de fer améliorait l'humeur et la capacité d'apprentissage. Le Dr Addy, pédiatre à Birmingham, en Angleterre, pense que le fer agit directement sur le cerveau. "Pour certains enfants", conclut-il, "le fer est vraiment la clef du bonheur."

Faut-il craindre l'anémie ?

On sait depuis des années que l'anémie touche surtout les jeunes enfants et les femmes non ménopausées. Cependant, on a découvert plus récemment que les athlètes étaient particulièrement exposés au risque d'anémie. En 1982, par exemple, D.B. Clement et R.C. Asmundson ont signalé que parmi les coureurs de fond, près des trois quarts des femmes et le quart des hommes risquaient de présenter une anémie.

Même s'il est difficile d'imaginer que des coureurs plein d'énergie puissent s'anémier, des recherches ultérieures l'ont confirmé. L'exemple qui a le plus touché l'opinion publique est sans doute la carence en fer décelée chez le grand marathonien Alberto Salazar. Cette carence a évidemment réduit ses capacités physiques.

Vous vous demandez peut-être d'ou provient cette carence? Personne ne peut dire avec certitude pourquoi la pratique sportive intensive augmente le risque d'anémie. Nous croyons, cependant, que chez les personnes saines et actives, les carences en fer sont essentiellement dues à une déperdition excessive de fer. Et comment un athlète peut-il perdre beaucoup de fer ? La réponse est évidente : par l'importante quantité de sueur produite durant l'effort.

Les facteurs contribuant à l'anémie

Pour la plupart d'entre nous, bien sûr, un déficit en fer est rarement dû à une transpiration abondante. Pour en trouver l'origine, il faut plutôt s'orienter vers une mauvaise alimentation ou une affection médicale pouvant compromettre l'assimilation du fer. Les causes les plus courantes des carences en fer sont les suivantes :

• Une résorption insuffisante du fer due à une malabsorption (défaut de la résorption intestinale), une opération de l'estomac ou une diarrhée chronique.
• Des pertes de sang excessives dues à un ulcère, des règles abondantes, un cancer ou une autre sorte d'hémorragie interne.
• La grossesse, en particulier pendant les derniers mois, lorsque le bébé demande davantage de fer de la part de sa mère.

Dans certains cas, une maladie rare du métabolisme ou une intervention médicale quelconque peut contribuer à provoquer une carence en fer.

La prévention par le dosage de la ferritine

Grâce aux progrès accomplis dans le domaine des examens biologiques, il est maintenant possible de détecter une carence en fer avant l'apparition de l'anémie. Cette détection précoce est une avancée importante, car elle permet de déceler des troubles nutritionnels avant qu'ils ne deviennent graves. Bien que "carence en fer" ait longtemps été considérée comme synonyme d'anémie, le nouvel examen permet maintenant de les distinguer.

La *carence en fer* précède le stade où le taux d'hémoglobine et l'hématocrite indiquent la présence d'une anémie. Pendant ce stade préanémique, les réserves de fer de l'organisme sont insuffisantes, mais pas encore au point de provoquer des signes d'anémie. Le dosage sanguin de la ferritine permet de savoir si une personne dispose d'un stock de fer suffisant.

L'*anémie par carence en fer* se développe quand les réserves de fer de l'organisme sont épuisées. Les signes de marque de l'anémie sont un faible taux d'hémoglobine et une hématocrite trop basse.

Si le dosage de la ferritine révèle chez vous un faible taux, c'est évidemment un signe d'alerte de troubles imminents. Cela doit vous inciter à corriger le problème pour éviter d'arriver au stade de l'anémie.

C'est là le bon côté de la carence en fer. Elle ne mène pas inévitablement à l'anémie. Mais ce trouble moins grave est en revanche beaucoup plus courant que l'anémie. À l'institut de recherche de Paris où ils travaillent, le Dr P. Galan et ses collègues ont examiné 500 femmes en âge de procréer et ont constaté que seules 6 d'entre elles présentaient une anémie, alors que 77 avaient une carence en fer d'après le résultat du dosage de la ferritine.

L'absorption intestinale du fer

Le Dr Galan et ses collègues ont découvert un autre fait surprenant en étudiant l'effet de l'apport alimentaire en fer sur les résultats des examens sanguins chez ces femmes. En résumé, ils ont constaté l'absence de lien entre l'apport et l'état nutritionnel ; autrement dit, en connaissant la quantité totale de fer ingérée, on ne peut pas prédire le risque de carence en fer.

Ces observations n'innocentent pas pour autant l'alimentation. En effet, ces chercheurs ont démontré que les facteurs affectant l'absorption du fer étaient plus importants que la quantité totale consommée. En d'autres termes les facteurs favorisant l'absorption du fer (les amis du fer) et les facteurs nuisant à l'absorption du fer (les ennemis du fer) sont plus importants que la quantité de fer ingérée. Voyons quels sont ces amis et ces ennemis.

Les facteurs favorisant l'absorption du fer

Parmi les facteurs alimentaires les plus bénéfiques, l'un est d'origine végétale et l'autre de source animale. Par conséquent, que l'on soit végétarien ou non, on peut améliorer efficacement sa capacité d'absorber du fer.

Dans le monde végétal, le meilleur ami du fer est la vitamine C. Dans leur fameux article sur l'absorption du fer, le Dr Elaine Monsen et ses collègues précisent que le fer contenu dans un repas est bien absorbé si le repas comporte aussi 75 milligrammes de vitamine C. (Voir "La solution vitamine C" pour savoir quels aliments apportent au moins 75 mg de vitamine C.)

La solution vitamine C

Cherchez-vous un moyen naturel pour mieux résorber le fer contenu dans votre alimentation ? Vous tirerez le meilleur profit de vos apports en fer en incluant au moins 75 milligrammes de vitamine C dans vos repas. Aux doses indiquées, chacun des aliments suivants apporte la dose minimale de vitamine C nécessaire pour optimiser la résorption du fer. A vous de choisir.

90 g de brocoli
155 g de choux de Bruxelles
1/2 melon cantaloup
100 g de chou-fleur
130 g de feuilles de choux à rosettes
235 ml de jus de tangerine
235 ml de jus de pamplemousse (frais ou concentré reconstitué)
130 g de chou vert (frisé)
235 ml de jus d'orange (frais ou concentré reconstitué)
140 g de morceaux de papaye
235 ml de jus d'ananas
150 g de fraises fraîches
140 g de fraises surgelées

Sinon, ajoutent le Dr Elaine Monsen et ses collègues, il suffit d'une quantité modérée (plus de 85 g) de viande, de poulet ou de poisson dans un repas pour faciliter grandement la résorption du fer. Le fer contenu dans la viande est fixé sur un composant spécial (l'hème). Le fer lié à l'hème a non seulement l'avantage d'être bien absorbé, mais il vous aide aussi à mieux absorber le fer contenu dans les autres aliments. Seule la viande contient du fer sous cette forme liée. Vous avez également la possibilité d'inclure dans vos repas une petite quantité de vitamine C (de 25 à 75 milligrammes) et une très petite quantité de viande (de 30 à 85 g).

Un troisième facteur semble favoriser l'absorption du fer, mais les nutritionnistes préfèrent réserver leur jugement jusqu'à de plus amples informations. Il s'agit de l'acidité. Certaines substances acides présentes dans les agrumes, la choucroute, la bière et d'autres aliments pourraient augmenter l'absorption du fer en le convertissant sous une forme plus facile à absorber pour l'organisme.

En outre, comme vous le verrez dans le paragraphe suivant, la neutralisation des facteurs nuisant à l'absorption du fer ne doit pas être négligée.

Les facteurs nuisant à l'absorption du fer

Si vous vous souciez des facteurs susceptibles de réduire l'absorption du fer, vous serez sans doute intéressé par les travaux de l'International Center for Control of Nutritional Anemia (le Centre International de Lutte contre l'Anémie Nutritionnelle), un organisme affilié au Centre médical de l'Université du Kansas. Des médecins et des scientifiques de ce centre ont conjugué leurs efforts pour découvrir les facteurs aptes à inhiber l'absorption du fer. Voici quelques uns de leurs résultats clés.

• Le thé inhibe considérablement l'absorption du fer dans un repas composé d'un hamburger. L'ingestion d'une tasse de thé avec un tel repas réduit l'absorption du fer de près des deux tiers.

• Le plus grand rival du thé, le café, diminue aussi l'absorption du fer lorsqu'il accompagne un repas, mais dans une moindre proportion. Une tasse de café servie avec un hamburger réduit la quantité de fer absorbée de 40 pour cent. Si le café est consommé au moins une heure avant le repas, il n'inhibe pas l'absorption du fer, mais s'il est pris dans l'heure suivant le repas, il réduit autant l'absorption que pendant le repas.

• La farine de soja contient à la fois des éléments favorisants et inhibiteurs. Son influence positive sur l'absorption du fer compense son effet négatif, mais pas entièrement.

• Des substances présentes dans cinq légumineuses (fèves de soja, haricots noirs, lentilles, pois cassés et haricots mungo) nuisent à l'absorption de la majorité du fer qu'elles contiennent. Selon les nutritionnistes, nous absorbons en moyenne 10 pour cent du fer que nous avalons, mais avec ces légumineuses, le cœfficient d'absorption se réduit à 1 ou 2 pour cent.

• Les produits laitiers et le jaune d'œuf semblent réduire l'absorption du fer libre (non lié à l'hème). On trouve bien sûr du fer libre dans tous les aliments contenant du fer, tandis que le fer lié à l'hème n'est présent que dans la viande.

Par ailleurs, les nutritionnistes pensent depuis longtemps que les oxalates présents dans certains aliments (surtout dans les épinards) réduisent l'absorption du fer. Bien que le fer contenu dans ces aliments soit mal absorbé, l'absorption du fer des autres aliments consommés en même temps paraît être épargnée.

Dernière question, et pas des moindres, celle des céréales entières comme le blé complet ou le riz brun. Les nutritionnistes ont souligné que les fibres et les phytates contenus dans ces céréales pouvaient réduire l'absorption du fer. Nous n'en doutons pas, mais en même temps, un nombre impressionnant d'études ont montré qu'une alimentation riche en son et en autres fibres n'entraînait pas de carence en fer. "Il est possible d'obtenir suffisamment de fer avec des régimes alimentaires mixtes riches en son de blé", affirme Eugene R. Morris, un éminent spécialiste de la diététique du fer au U.S. Department of Agriculture (le Ministère de l'Agriculture des États-Unis, ou USDA). Si vous consommez beaucoup de son, nous vous suggérons de prendre des mélanges d'éléments minéraux, juste par précaution.

Il peut vous paraître assez difficile ou désagréable d'éviter les aliments nuisant à l'absorption du fer. De plus, nous sommes nombreux à pouvoir consommer ces aliments sans épuiser nos réserves en fer. Alors, que

La vitamine B_{12} et les végétariens

Le végétarisme a ses partisans et ses opposants. Heureusement, les partisans ont réussi à faire entendre les nombreux avantages d'un régime végétarien bien équilibré. Ces avantages nous impressionnent beaucoup. Mais nous ne pensons pas pour autant que tous les régimes végétariens soient dénués de risques.

Beaucoup de constituants des produits d'origine animale se trouvent aussi dans les végétaux et une alimentation excluant la viande peut être suffisante. La vitamine B_{12} fait cependant exception : seuls les produits animaux en contiennent. Cela ne pose pas de problèmes pour les végétariens qui mangent des produits laitiers et des œufs. Par contre, les végétariens qui consomment uniquement des aliments végétaux risquent de développer à la longue une carence en vitamine B_{12}. Pour un adulte, il faut en général des années de régime végétarien strict pour en arriver au stade de carence. Mais si minime soit le risque, il nous semble préférable de l'éviter et nous vous conseillons de prendre un complément en vitamine B_{12} si vous êtes végétalien.

Il est en revanche indispensable pour les enfants végétariens d'avoir une source fiable de vitamine B_{12}. Voici l'histoire du petit Edouard, un enfant d'un an pour qui cette nécessité n'était pas satisfaite. Ce cas a été relaté par R.C. Gambon et ses collègues de l'Hôpital des Enfants malades de Berne, en Suisse.

La mère, une femme de trente-cinq ans, avait suivi un régime végétalien strict, excluant donc tout produit animal (viande, lait, œufs), pendant sept ans avant de donner naissance à des jumeaux... qu'elle a nourris exclusivement au sein dès la naissance.

devez-vous faire ? Si vous savez que votre alimentation actuelle vous assure une bonne nutrition en fer, vous n'avez pas grand-chose à gagner en vous préoccupant de ces interactions alimentaires.

En revanche, si vous manquez de fer, faites votre possible pour appliquer ces informations diététiques à votre alimentation. Si vous aimez le thé ou le café, par exemple, tâchez de ne pas en boire dans l'heure précédant la prise d'un repas ou d'un complément en fer. Si vous êtes végétarien, n'utilisez pas les légumineuses comme source de fer. Avant toute chose, essayez de tempérer les influences négatives en incluant au moins un ami du fer dans votre alimentation ou vos compléments diététiques.

Les deux bébés se sont développés normalement pendant leurs premiers mois de vie. Ils ont souri à l'âge de six semaines et essayé d'attraper les jouets à trois mois. La croissance et le développement psychomoteur des jumeaux sont restés comparables jusqu'à l'âge de huit mois, puis le petit Edouard s'est mis à vomir fréquemment après les repas. Sa mère a ensuite observé un changement progressif de son comportement. Il a cessé de sourire et d'être sociable. Il est devenu beaucoup moins actif et ses mouvements spontanés se sont ralentis. Peu de temps après, il n'a plus pu s'asseoir ni se retourner et, malgré des repas fréquents (sept par jour), il a perdu du poids. Son temps de sommeil s'est allongé. Enfin, il a cessé de babiller et a sombré dans un état léthargique. À l'âge de onze mois, l'enfant a été adressé à l'hôpital pour des examens. Aucun des deux jumeaux n'avait reçu de complément en vitamine B_{12}.

Les médecins ont rapidement diagnostiqué une carence en vitamine B_{12}. Ils ont donc administré un complément en cette vitamine au petit Edouard, et au bout d'une semaine, il allait déjà beaucoup mieux. Deux semaines plus tard, l'enfant a pu sortir de l'hôpital, tout en continuant bien sûr à prendre de la vitamine B_{12}. Heureusement, il ne présentait pas de signes de lésions irréversibles du cerveau ou du système nerveux. Les médecins ont appris plus tard que la grand-mère des enfants avait fait manger de petites quantités de viande au jumeau d'Edouard, ce qui explique pourquoi un seul des jumeaux avait été victime d'une carence en vitamine B_{12}.

Pourquoi faire courir un tel risque à un bébé ?

La solution des compléments

S'il vous est impossible de prévenir une carence en fer par une alimentation adéquate, les compléments médicamenteux constituent une bonne alternative. Et si vous présentez déjà une anémie par carence en fer, un complément en fer est généralement le seul traitement possible, car même si elle contient énormément d'aliments riches en fer, l'alimentation ne suffit pas à reconstituer les réserves et à combler les besoins immédiats en fer. De plus, vous souhaitez sans doute vous remettre sur pied le plus vite possible, or seul un complément en fer le permet.

Les compléments médicamenteux sont donc une solution efficace, simple et peu coûteuse. Seulement, ils ont parfois des effets secondaires. Aux fortes doses utilisées pour traiter l'anémie, les préparations de fer peuvent causer des nausées et des troubles digestifs. Si c'est votre cas, prenez votre médicament pendant les repas ou voyez avec votre médecin s'il y a lieu de réduire les doses.

Les préparations de fer peuvent aussi entraîner une constipation. Là-aussi, le risque d'effet secondaire augmente avec la dose. Nous vous recommandons de consommer du son ou d'autres aliments riches en fibres. Si vous craignez que les fibres interfèrent avec l'absorption du fer, parlez-en à votre médecin. De simples examens de sang permettront de déterminer si votre taux de fer augmente, diminue ou demeure stable lorsque vous ajoutez des fibres à votre régime alimentaire. Selon toute vraisemblance, la dose de fer apportée par le traitement compensera largement la baisse d'absorption du fer induite par les fibres.

Les autres formes d'anémie

Les anémies par carence nutritionnelle sont le plus souvent dues à un apport insuffisant en fer, mais il y a beaucoup d'autres causes. Les vitamines, et en particulier deux vitamines du groupe B, la vitamine B_{12} et l'acide folique, sont aussi nécessaires pour prévenir l'anémie.

Au microscope, le sang carencé en vitamine B_{12} et en acide folique a un aspect très différent du sang déficient en fer. En cas de carence en fer, les globules rouges sont anormalement petits. En cas d'insuffisance en vitamine B_{12} et en acide folique, les globules sont trop gros et de forme irrégulière. En termes techniques, il s'agit d'une anémie mégaloblastique carentielle. Cette anémie se traduit par différents symptômes, notamment une fatigue, une inflammation de la langue, une pâleur, une perte de poids, des fourmillements, des douleurs dorsales, des troubles digestifs, une irritabilité et une dépression.

Les causes les plus fréquentes de l'anémie mégaloblastique sont l'alcool, l'alcool et encore l'alcool! Comme vous pouvez l'imaginer, les grands buveurs ont tendance à avoir une alimentation pauvre en vitamines, et c'est déjà un facteur prédisposant à l'anémie. Mais il y en a un autre : l'alcool semble favoriser l'élimination des vitamines B, ce qui majore le besoin en ces vitamines, or l'apport est rarement suffisant pour y subvenir. Les Drs David Savage et John Lindenbaum ont mesuré l'ampleur du problème en examinant des alcooliques admis à l'Hôpital de Harlem, à New York ; ils ont ainsi constaté que parmi eux, un sur trois présentait des signes cliniques de carence en vitamines B.

Bien entendu, les carences en vitamine B_{12} ou en acide folique ne sont pas toutes attribuables à l'alcoolisme. Elles peuvent survenir chez des personnes tout à fait abstinentes, car même sans jamais boire d'alcool, un apport insuffisant en vitamines B risque de conduire à une anémie mégaloblastique.

En réalité, les personnes les plus exposées à un manque de vitamine B_{12} par carence nutritionnelle sont les végétaliens, puisque les produits animaux sont la seule source avérée de vitamine B_{12}. Un régime végétalien épuise lentement les réserves de vitamines B_{12} et peut provoquer de graves problèmes de santé au bout de plusieurs années. En revanche, les personnes qui mangent des aliments d'origine animale et les végétaliens qui prennent un complément en vitamine B_{12} n'en craignent rien en général, car l'organisme conserve bien cette vitamine. Malheureusement, il n'en va pas de même pour l'acide folique.

L'acide folique

L'acide folique est l'un des nutriments les plus menacés par les habitudes alimentaires du monde moderne. Les fruits et les légumes frais ont beau être de bonnes sources d'acide folique, notre tendance à consommer de moins en moins de produits frais nous expose à une carence d'apport. De plus, la cuisson des aliments fait perdre l'acide folique. Les carences sévères en acide folique sont rares, mais les diététiciens estiment que les carences légères ou limites sont relativement fréquentes, en particulier chez les personnes âgées. Voici pourquoi :

• Comme les personnes âgées ont souvent des problèmes dentaires, elles peuvent préférer les aliments bien cuits (plus faciles à mâcher). Or, une cuisson excessive appauvrit l'acide folique dans les aliments.

• La prise de traitements médicamenteux est plus fréquente à un âge avancé, or certains médicaments interfèrent avec l'absorption de l'acide folique.

• La capacité d'absorption de l'acide folique alimentaire peut diminuer au fil du vieillissement. Des études ont révélé la présence de faibles taux d'acide folique chez des personnes âgées ayant pourtant une alimentation suffisamment riche en ce nutriment.

• L'organisme ne peut pas faire de réserves d'acide folique pour plus de deux à quatre mois. Le risque de carence est donc plus grand que pour les substances stockables en plus grandes quantités.

Si le diagnostic est assez précoce, une augmentation de l'apport en acide folique permet d'annuler les effets de la carence sur le cerveau et le système nerveux. S'il vous est difficile de consommer davantage de fruits et de légumes frais, vous pouvez prendre des produits polyvitaminés renfermant de l'acide folique ou bien des aliments enrichis contenant 100 pour cent de l'apport quotidien recommandé. Bien que l'acide folique soit peu toxique à fortes doses, les nutritionnistes déconseillent d'en prendre de grandes quantités, sauf dans les cas sévères. Il existe un risque minime, mais à éviter : la prise de doses élevées peut masquer la présence d'une carence en vitamine B_{12}.

Vous avez le droit de savoir où vous en êtes. Consultez votre médecin si vous désirez connaître votre taux sanguin d'acide folique. Si vous prenez régulièrement des médicaments anticonvulsivants (comme du Di-Hydan), des anticancéreux, des contraceptifs oraux, de la cortisone, des somnifères ou des sulfamides, votre médecin vous a peut-être déjà prescrit cet examen pour surveiller l'effet de votre traitement sur cette importante vitamine B.

Un régime d'une semaine pour favoriser l'absorption du fer

Autrefois, on pensait que pour prévenir ou traiter une carence en fer, la seule solution logique était de consommer davantage d'aliments riches en fer. Mais aujourd'hui, d'autres éléments sont pris en considération. Nous savons maintenant qu'en incluant un aliment contenant de la vitamine C ou une petite quantité de viande dans chaque repas, tout en limitant sa consommation de café et de thé avec les repas, on favorise le maintien de réserves suffisantes de fer.

C'est parce que l'organisme exige moins de fer quand son absorption est facilitée par d'autres aliments. Par conséquent, le régime optimal est plutôt composé d'aliments amis du fer plutôt que d'aliments riches en fer.

Nous avons réuni quatre recommandations dans ce régime d'une semaine très riche en aliments amis du fer. Si votre alimentation est très différente de nos menus, vous pouvez prendre des comprimés de polyvitamines associées à du fer à titre préventif.

1er jour

Petit déjeuner
> 30 g de céréales Special K®
> 1 orange
> 2 tranches de pain aux raisins
> 120 ml de lait écrémé

Déjeuner
> 85 g de blanc de poulet (sans la peau)
> 2 morceaux de baguette
> 160 g de melon (gros melon à chair verte)
> 235 ml de lait écrémé

Goûter
> 1 pomme
> 30 g de fromage gruyère

Dîner
> 240 g d'huîtres
> 150 g d'aubergines cuites
> 4 branches de céleri cru
> 1 poivron vert cru
> 1 tomate fraîche
> 155 g de tranches d'ananas frais et 125 g de yaourt allégé à la vanille

(suite)

Un régime d'une semaine pour favoriser l'absorption du fer (suite)

2ᵉ jour

Petit déjeuner
   30 g de céréales (Fruits'n Fibres)
   1 orange
   1 tranche de pain
   5 g de margarine
   235 ml de lait écrémé

Déjeuner
   45 g d'épinards frais
   6 tranches de concombre (avec la peau)
   1 tomate fraîche
   85 g de pétoncles (coquilles Saint-Jacques) à l'étuvée
   35 g de raisins secs
   35 g de graines de citrouille
   235 ml de lait écrémé

Goûter
   1 pomme
   30 g de fromage conté

Dîner
   110 g de blanc de poulet (sans la peau)
   1 foie de poulet bouilli
   80 g de petits pois
   100 g de riz brun (complet)
   235 ml de jus d'ananas

3ᵉ jour

Petit déjeuner
   2 biscuits Weetabix®
   1/2 pamplemousse blanc
   1 morceau de baguette
   1 cc de gelée ou confiture
   235 ml de lait écrémé

Déjeuner
   60 g de thon au naturel en conserve
   7,5 ml de mayonnaise allégée
   80 g de petits pois en conserve

30 g de laitue
1 tomate fraîche
15 ml de vinaigrette allégée
235 ml de lait écrémé

Goûter

1 orange fraîche en quartiers

Dîner

70 g de bifteck de surlonge (dégraissé)
80 g de compote de pommes non sucrée
170 g de haricots de Lima
7 g de margarine
235 ml de lait écrémé
30 g de noix de Périgord

4ᵉ jour

Petit déjeuner

30 g de céréales Special K®
1 pomme
2 tranches de pain
1 cs de gelée ou marmalade
235 ml de lait écrémé

Déjeuner

85 g de bifteck (dans le rond) haché et 1 tranche de fromage
maigre
80 g de salade verte
2 cs de vinaigrette allégée
2 tranches de pain
235 ml de jus de tomate

Goûter

150 g de fraises fraîches et 125 g de yaourt allégé à la vanille

Dîner

110 g de viande de caille (sans la peau)
1 petit pain au blé complet
115 g de choux de Bruxelles
15 g de margarine
235 ml de lait écrémé
160 g de melon cantaloup   *(suite)*

Un régime d'une semaine pour favoriser l'absorption du fer (suite)

5ᵉ jour

Petit déjeuner
> 30 g de céréales Corn Flakes
> 1 mandarine ou clémentine fraîche
> 1 tranche de pain aux raisins
> 235 ml de lait écrémé

Déjeuner
> 60 g d'épinards frais
> 50 g de chapelure
> 9 tranches de concombre (avec la peau)
> 1 pomme
> 90 g de brocoli cru
> 50 g de chou-fleur cru
> 2 cs de vinaigrette allégée
> 250 g de yaourt allégé

Goûter
> 5 dattes

Dîner
> 2 foies de poulet bouillis
> 1/2 oignon
> 100 g de riz brun (complet)
> 90 g de haricots cocos
> 235 ml de lait écrémé
> 7 g de margarine
> 1 tranche de pastèque

6ᵉ jour

Petit déjeuner
> 235 ml de lait fouetté aux fraises (175 ml de lait écrémé et
> 5 fraises surgelées)
> 30 g de céréales Rice Krispies®
> 120 ml de lait

Déjeuner
> 60 g d'épinards frais
> 60 g de haricots verts

90 g de haricots blancs
2 morceaux de tofu (fromage de soja)
6 tranches de concombres (avec la peau)
1 branche de céleri cru
1 petite carotte râpée
30 g de fromage râpé
2 cs de vinaigrette allégée

Goûter

30 g d'un mélange de noix (amandes, noisettes, noix de cajou, noix de Périgord) et de raisins secs

Dîner

85 g de côtelette de veau
100 g de pommes de terre en purée
80 g de petits pois
15 g de margarine
175 ml de jus d'orange
125 g de framboises fraîches et 125 g de yaourt allégé glacé

7e jour

Petit déjeuner

245 g de crème de blé
1 mandarine
1 morceau de baguette
7,5 ml de gelée ou confiture

Déjeuner

2 tomates farcies avec une boîte de palourdes
125 g de fromage blanc à 10% matière grasse
15 ml de mayonnaise allégée
175 ml de jus d'orange

Goûter

7-10 abricots entiers secs

Dîner

85 g de foie de veau
85 g haricots de Lima ou flageolets
1 petite pomme de terre bouillie
15 g de margarine
235 ml de lait écrémé
150 g de fraises fraîches

L'ANGINE DE POITRINE

Comment réparer un cœur brisé

(Voir aussi *Cholestérol ; Triglycérides*)

La douleur de l'angine de poitrine (parfois appelée simplement douleur thoracique) est connue depuis l'aube de l'humanité. William Harvey, un pionnier dans l'histoire de la médecine moderne, la décrivait comme une "oppression dans la poitrine". Il y a deux mille ans, le philosophe romain Sénèque (Lucius Annaeus Seneca) écrivait que les crises soudaines de douleur sont "très courtes, comme des orages". La douleur est si intense, ajoutait-il, qu'"avoir toute autre maladie, ce n'est que souffrir, mais avoir celle-ci, c'est mourir."

Enfin, pas tout à fait! La médecine a énormément progressé dans le domaine de l'angine de poitrine. La somme de connaissances acquises sur les causes et le traitement de cette affection ont permis d'apporter des remèdes dont Sénèque n'aurait osé rêver. En fait, une bonne partie de ces nouvelles données datent seulement de quelques dizaines d'années. Et il est temps maintenant de les mettre en pratique!

Comme toute personne concernée vous le dira, la douleur débute habituellement dans la région du cœur et de l'estomac, puis elle peut s'étendre par exemple au cou, à la mâchoire, au dos, à l'abdomen et aux bras. La crise douloureuse est le plus souvent déclenchée par le tabac, un repas, l'effort physique, l'anxiété ou l'exposition au froid, et elle est en général calmée par le repos. Comme ces facteurs déclenchants sont connus pour augmenter les besoins du cœur en oxygène, les médecins soupçonnaient depuis longtemps que l'angine de poitrine était l'appel au secours d'un cœur surmené.

L'angine de poitrine n'est plus un mystère

Autre fait curieux au sujet de l'angine de poitrine, cette maladie a tendance à apparaître à l'âge mûr. Les activités qui ne demandaient aucun effort pendant la jeunesse deviennent pénibles pour le cœur à un âge plus avancé. Que se passe-t-il entre temps? C'est là un mystère que les médecins ont voulu élucider. A présent, on peut dire que l'angine de poitrine n'a presque plus de secrets. En effet, les recherches ont montré à diverses reprises que cette affection était liée au durcissement des artères, la cause sous-jacente de la majorité des crises cardiaques. Des milliers d'études ont permis de confirmer ce lien, mais nous ne citerons ici que certaines des plus récentes.

• Le Dr Marianne Hagman et ses collègues de l'Université de Gothenburg, en Suède, ont comparé des patients souffrant d'angine de poitrine à près de 6 000 hommes indemnes de douleurs thoraciques. Cette comparaison a montré l'existence d'une relation entre l'angine de poitrine et un excès de cholestérol dans le sang, l'hypertension artérielle, le tabagisme, l'obésité, le diabète et le manque d'exercice physique - autrement dit les facteurs connus pour accroître le risque de crise cardiaque.

• Le Dr O. Kusa et son équipe de chercheurs, de l'Institut des Maladies Cardio-vasculaires de Bratislava, en Tchécoslovaquie, ont constaté que la sévérité de l'angine de poitrine était corrélée au rapport entre les taux de deux corps gras (ou lipides) sanguins : le cholestérol lié aux HDL (lipoprotéines de haute densité) et le cholestérol total. Plus l'angine de poitrine de leurs patients s'aggravait, plus ce rapport lipidique se déséquilibrait. Au même moment, d'autres chercheurs découvraient que ce déséquilibre entre les deux formes de cholestérol était le meilleur prédicteur de la survenue d'une crise cardiaque. Ceci confirmait une nouvelle fois que l'angine de poitrine et les crises cardiaques sont le résultat du même processus pathologique.

• Le Dr Shlomo Eisenberg et ses collègues de l'Université Hadassag, à Jérusalem ont prouvé le lien entre l'angine de poitrine et le durcissement des artères à l'aide d'un examen radiologique de pointe : l'angiographie. Ces radios ont montré que les deux tiers des patients atteints d'angine de poitrine présentaient un durcissement des artères cardiaques assez prononcé pour menacer leur cœur.

• Le Dr Leif Lapidus et ses collègues, également attachés à l'Université de Gothenburg, ont cherché à déterminer si les facteurs de risque d'angine de poitrine différaient entre les hommes et les femmes. Ils ont découvert que les femmes souffrant d'angine de poitrine avaient tendance à avoir des taux sanguins élevés de triglycérides, un autre lipide suspecté depuis longtemps de favoriser le durcissement des artères.

Toutefois, les problèmes artériels ne sont pas la seule cause de l'angine de poitrine. Cette affection touche parfois des personnes ayant des artères saines. Chez ces personnes, le problème peut être provoqué par une hyperactivité de la glande thyroïde, une anémie sévère, une syphilis ou bien une maladie du cœur lui-même et non de ses artères. Mais toutes ces causes rendent compte d'une minorité des millions de cas d'angine de poitrine recensés.

Les crises d'angine de poitrine sont à la fois douloureuses et angoissantes. Elles ont pourtant un bon côté puisque la douleur thoracique constitue souvent un signal d'alarme. Elle nous avertit de la présence d'un trouble sous-jacent et peut nous permettre ainsi d'éviter la survenue d'un accident plus grave : la crise cardiaque.

Il va sans dire que les personnes atteintes d'angine de poitrine doivent prendre soin de se reposer suffisamment et d'éviter les stress autant que possible. Dans certains cas, les médecins prescrivent des traitements médicamenteux ou une intervention chirurgicale. Si l'angine de poitrine paraît attribuable à un durcissement des artères, l'approche diététique est au premier plan. (Pour des conseils utiles à ce sujet, veuillez vous reporter aux chapitres sur le cholestérol, page 116, et les triglycérides, page 434.)

APPENDICITE

Une autre victoire des légumes

Il n'y a que les enfants pour se soucier aussi peu de la valeur nutritive des aliments et il n'est pas difficile de comprendre pourquoi. Pour les enfants, l'expérience de la maladie se limite souvent à des rhumes et à d'autres infections bénignes. Ils ne pensent pas aux maladies chroniques que les adultes redoutent le plus, celles où l'alimentation est le plus susceptible de jouer un rôle. Cependant, on pense aujourd'hui que l'alimentation intervient dans au moins une maladie affectant beaucoup plus les enfants et les jeunes adultes que les personnes plus âgées : l'appendicite.

Le rôle des facteurs nutritionnels dans l'appendicite est un sujet controversé depuis des dizaines d'années. Cette idée remonte à la Seconde Guerre mondiale, lorsque des médecins britanniques très observateurs comme le Dr John Black remarquèrent que leurs nombreux patients souffrant d'appendicite étaient presque exclusivement des soldats japonais nourris avec des rations britanniques au lieu de leur alimentation habituelle. Le Dr Black et le chirurgien avec qui il travaillait ont donc attribué cette "épidémie" d'appendicites au brusque changement d'alimentation.

Dans d'autres populations, on a au contraire observé une diminution des cas d'appendicite pendant la guerre. Selon Alexander R. P. Walker, de l'Institut Sud-africain de Recherche Médicale, la fréquence de l'appendicite dans les îles Anglo-Normandes et en Suisse a baissé en période de guerre. Pourtant, la guerre avait aussi contraint les habitants de ces régions à modifier leur alimentation.

Les fibres

Parmi toutes les explications diététiques proposées pour l'appendicite, un faible apport en fibres retient le maximum d'attention. Les fibres paraissent avoir un effet protecteur pour les raisons suivantes :

• L'appendicite a tendance à être plus fréquente dans les pays où l'alimentation est pauvre en fibres.

• Pendant la guerre, au moment où la fréquence de l'appendicite a chuté, les habitants de Suisse et des îles Anglo-Normandes mangeaient plus de fibres (et moins de matières grasses) qu'à l'ordinaire.

• Selon des enquêtes effectuées dans des villes africaines par le Dr Denis Burkitt, l'appendicite est dix fois plus fréquente chez les Blancs que chez les Noirs. En Afrique, bien entendu, les Blancs ont généralement une alimentation de type occidental.

• Certaines études montrent que les enfants sujets à l'appendicite consomment moins de fibres. Le Dr Jean Brender et ses associés, de l'Ecole de Santé Publique de l'Université de Washington, ont signalé en 1985 que le risque d'appendicite était divisé par deux chez les enfants recevant une alimentation très riche en fibres.

Vive les légumes !

Malgré l'enthousiasme suscité par la théorie des fibres, l'étude la plus poussée que nous ayons trouvée révèle l'absence de lien entre l'appendicite et les fibres ou les aliments à base de céréales entières. Le Dr D.J.P. Barker et ses collègues de l'Université de Southampton ont étudié le régime alimentaire typique de près de 50 000 anglais et gallois ayant présenté une appendicite. D'après cette étude, une consommation abondante de légumes verts et de tomates - et non de fibres ou de céréales entières - protège de la maladie.

Le Dr Barker et ses associés sont convaincus de l'effet protecteur de ces aliments. Ils supposent que ces légumes agissent sur les bactéries présentes dans l'appendice et le protègent ainsi de l'infection. Ces découvertes nous plaisent pour une raison pratique. En effet, il n'y a pas besoin d'explications pour les appliquer; personne n'a besoin de l'aide d'un diététicien pour trouver des légumes verts ou des tomates.

Des opinions fondées et divergentes

Même s'il ne néglige pas ces données sur l'effet protecteur des légumes, le Dr Barker considère que l'alimentation joue un rôle secondaire dans l'appendicite. Ses collaborateurs ont examiné de nombreux autres facteurs et ils ont constaté qu'une hygiène déficiente, due par exemple à la surpopulation ou au manque d'eau chaude, jouait un rôle plus important au Royaume-Uni. Selon le Dr Barker, les conditions sanitaires et la contamination microbienne sont les deux facteurs prédominants.

Dans la presse médicale britannique, le débat sur la nutrition contre l'infection est à son comble. Et il ne sera pas facile d'y mettre un terme. Comme les appendicites sont habituellement traitées par une appendicectomie, il est impossible de savoir si un changement d'alimentation après la première crise aurait pu prévenir une récidive. Le débat a donc des chances de se poursuivre pendant un moment.

Si nous devions prédire l'issue de ce débat, nous aurions tendance à parier que la nutrition et l'infection jouent toutes deux un rôle. Mais quelle que soit l'issue réelle, vous avez raison, vous parents, si vous incitez vos enfants à manger leurs légumes.

ARTICHAUTS

Les avantages s'additionnent

53 calories par artichaut moyen

Les artichauts renferment toutes sortes de bonnes choses en petites quantités. Et toutes ces petites choses s'additionnent pour faire un aliment complet. Parmi les nutriments présents en quantités modestes mais significatives dans les artichauts, il y a le calcium, le fer, le phosphore, l'acide nicotinique et la vitamine C. En outre, les artichauts constituent de bonnes sources de deux éléments minéraux : le magnésium et le potassium.

Les artichauts ne contiennent pas de matières grasses, mais ils sont plus riches en sodium que la plupart des fruits et des légumes. Si vous suivez un régime hyposodé ou sans sel, notez bien ceci : un artichaut moyen cuit contient 80 milligrammes de sodium. C'est bien sûr très peu par comparaison au contenu en sodium de nombreux plats préparés.

Au marché : Ce n'est pas difficile de choisir un artichaut de qualité. Un bon artichaut a un aspect uniforme, une couleur vert olive et des feuilles bien fermées. Les artichauts ronds se prêtent le mieux à la cuisson à la vapeur. Cependant, l'aspect extérieur de l'artichaut n'est pas le seul critère. Même si l'extérieur est abîmé et plutôt vert bronze, l'artichaut est bon à manger si les feuilles sont bien fermées et si l'intérieur est vert et semble frais.

Un artichaut n'est plus frais quand les feuilles commencent à s'ouvrir ou à ramollir. Si vous avez des doutes, tenez l'artichaut près d'une de vos oreilles et pressez-le. Si vous entendrez un crissement, il est encore bon.

Trucs culinaires. Les artichauts frais et entiers se gardent au réfrigérateur pendant environ une semaine. Rangez-les dans des sacs en plastique bien fermés, pour retenir l'humidité. Les fonds d'artichaut se congèlent bien.

Vous pouvez empêcher les artichauts de se décolorer pendant la préparation en prenant deux précautions simples. Premièrement, coupez-les avec un couteau ou des ciseaux en acier inoxydable et non avec un couteau en acier au carbone. Deuxièmement, ajoutez du jus de citron à l'eau de cuisson.

Les artichauts se cuisent de préférence à la vapeur. Selon leur grosseur, le temps de cuisson peut varier entre 30 et 60 minutes. Lorsqu'un arti-

63

chaut est cuit, les feuilles se détachent dès qu'on tire dessus. Trempez les feuilles dans une vinaigrette ou votre sauce préférée. Pour en extraire la partie charnue, serrez la partie inférieure de la feuille entre vos dents et tirez.

Le plaisir : Pour une occasion spéciale, farcissez des artichauts entiers cuits à l'étuvée avec un mélange au crabe et faites-les cuire au four jusqu'à cœur. Vous pouvez aussi essayer les suggestions suivantes :

• Achetez des artichauts tout petits, coupez-les en deux et faites-les griller.

• Faites mariner des cœurs d'artichaut dans une vinaigrette aux fines herbes et servez-les sur des feuilles de laitue.

• Retirez la partie charnue des feuilles avec une cuillère, réduisez-la en purée à l'aide d'un robot ménager ou d'un batteur électrique et incorporez cette purée dans des soupes ou des sauces.

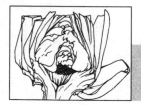

Fonds d'artichauts aux crevettes et à la vinaigrette à l'échalote

450 grammes de grosses crevettes (environ 24)
Jus et pulpe d'un citron vert
1 cc de vinaigre balsamique
2 cc d'huile d'olive
2 échalotes émincées
1 cs de thym frais ou 1 cc de thym sec
8 fonds d'artichauts, coupés en quartiers
6 grosses feuilles de blette à carde, en petits morceaux
2 ciboules, en petits morceaux

Pelez et déveinez les crevettes, puis étuvez-les dans une casserole contenant 2 à 3 cm d'eau bouillante, jusqu'à ce qu'elles soient repliées et cuites à cœur (environ 5 minutes).

Mettez le jus et la pulpe de citron vert, le vinaigre, l'huile, les échalotes et le thym dans un petit bol et mélangez au fouet.

Assaisonnez les fonds d'artichaut avec la vinaigrette dans un grand plat de service. Ajoutez les crevettes, la blette à carde et les ciboules, et mélangez bien. Servez frais ou à température ambiante.

Donne 4 portions

ASPERGES

Un aliment protecteur tout-en-un

24 calories par 100 g (asperges cuites)

Si vous aimez les asperges, vous n'avez pas besoin d'alibi pour en manger. Les asperges sont non seulement un délice de gourmet, mais aussi l'un des aliments les plus salutaires. En fait, il est rare de trouver un aliment aussi nutritif si pauvre en calories.

Peu de gens en savent aussi long sur la prévention du cancer que le Dr Bruce N. Ames, biochimiste à l'Université de Californie. Il a mis au point un test simple et peu coûteux, effectué sur des bactéries (et non des animaux), pour déterminer si une substance chimique est cancérigène. Dans un article publié dans le magazine Science il y a quelques années, le Dr Ames a cité trois nutriments capables de nous aider à lutter contre les agents cancérigènes. Ces trois nutriments incluent bien sûr deux vitamines, le carotène (plus précisement, la provitamine A) et la vitamine C, et un élément minéral, le sélénium. Les asperges sont très riches en ces trois substances !

Si vous n'êtes pas encore conquis par les asperges, songez à ses bienfaits pour le cœur. Comme elles sont dépourvues de graisses, de cholestérol et de sodium, et renferment de modestes quantités de fibres abaissant le taux de cholestérol, les asperges sont idéales pour composer des menus bons pour le cœur. Mangez des asperges avec d'autres légumes et des légumineuses, conseille le Dr W. Virgil Brown, spécialiste du cœur à la Faculté de Médecine du Mont Sinaï, à New York, c'est le type d'alimentation "avec lequel on observe régulièrement une incidence réduite de maladies cardio-vasculaires". Et tous ces bienfaits vous viennent d'un légume délicieux !

Au marché : Voici quelques conseils pour choisir les meilleures asperges.

• Les extrémités doivent être bien pointues et d'une couleur pourprée. Si elles commencent à s'ouvrir ou si elles sont molles, les asperges ne sont plus très fraîches.

• Les tiges des asperges doivent être lisses et fermes.

• Les asperges très odorantes sont trop vieilles.

• Comme le sable est difficile à enlever des pointes, prenez soin de choisir des asperges non sableuses.

• Le diamètre de l'asperge n'influence nullement sa saveur.

Trucs culinaires : Réfrigérez les asperges dès que vous les rapportez à la maison ; enveloppez-les dans un sac en papier ou en plastique sans les serrer. Pour avoir des asperges fraîches toute l'année, faites-les blanchir immédiatement après les avoir achetées, puis enveloppez-les bien serrées dans du papier d'aluminium et mettez-les dans un récipient hermétique. Vous pourrez les conserver au congélateur pendant 12 mois.

Pour préparer les asperges, cassez la base de la tige blanche au lieu de la couper ; cette partie est habituellement dure à manger et sans goût. Utilisez un couteau bien aiguisé pour couper le bout des pointes et enlever le sable qui peut rester. Cuisez les asperges à l'étuvée, en commençant par les plus grosses. Les plus petites n'ont pas besoin d'autant de cuisson. En outre, comme la pointe cuit plus rapidement que la tige, il est préférable d'utiliser une casserole profonde qui garde les pointes hors de l'eau. Les tiges doivent devenir souples mais non molles.

Le plaisir : Assaisonnez les asperges cuites avec :

- Un peu de sauce de soja, d'ail et de gingembre.
- Du citron, de l'estragon et de l'huile d'olive.
- Les pâtes de votre choix.

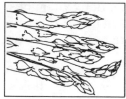

Vermicelles aux asperges et au poulet

225 g d'escalope de poulet bien aplatie
1,5 cc de moutarde
100 g de vermicelles
450 g d'asperges fraîches (environ 26 tiges), les bouts enlevés et coupées en morceaux de 2,5 cm
Jus et pulpe d'un citron
2 cc d'huile de noisette ou d'huile d'olive
1 pincée de muscade fraîchement râpée
2 cs de parmesan fraîchement râpé

Préchauffez le gril.

Etalez 1 cc de moutarde sur le poulet, puis mettez-le au gril et faites-le cuire 4 à 5 minutes de chaque côté.

Entre temps, faites cuire les vermicelles dans de l'eau bouillante pendant 4 minutes, puis ajoutez les asperges et laissez cuire 4 minutes de plus. Égouttez.

Lorsque le poulet a refroidi, détachez la chair en petits morceaux avec les doigts.

Mélangez le jus et la pulpe du citron, l'huile, 0,5 cc de moutarde et la muscade dans un petit bol.

Mélangez le poulet, les vermicelles, les asperges et la vinaigrette dans un grand bol de service. Saupoudrez de parmesan et servez tiède.

Donne 4 portions

AVOINE ET SON D'AVOINE

Des aliments nourrissants
et bons pour le cœur

Son d'avoine : 110 calories par 30 g
Flocons d'avoine (cru) : 110 calories par 30 g

C'est toujours la même histoire! Un aliment "passe de mode" et on le suppose exclu des régimes contemporains. Puis quelqu'un démontre que cet aliment soi-disant démodé a des bienfaits pour la santé parfaitement adaptés aux temps modernes. C'est le cas de l'avoine.

L'avoine entière ou en flocons doit sa célébrité retrouvée au Dr James W. Anderson, professeur à la Faculté de Médecine de l'Université du Kentucky. Le régime riche en fibres mis au point par le Dr Anderson pour les diabétiques a non seulement réduit le besoin en insuline de ses patients, mais aussi leur taux sanguin de cholestérol. Il a donc décidé d'évaluer l'effet des fibres contenues dans l'avoine sur le cholestérol sanguin.

Comme la concentration de fibres est plus élevée dans le son que dans l'avoine entière, le Dr Anderson a choisi d'évaluer un régime procurant 100 grammes de son d'avoine par jour (environ 235 ml de son d'avoine sec) sous forme d'une bouillie chaude au petit déjeuner et de cinq galettes au son d'avoine par jour. Avec ce régime, les taux de cholestérol ont baissé d'environ 20 pour cent, un résultat on ne peut plus appréciable. En prime, les patients ont perdu environ un kilo et demi à la faveur de ce régime au son d'avoine.

Le Dr John Eisenberg, attaché à l'Université de Pennsylvanie, a examiné le côté pratique de la découverte du Dr Anderson sur le son. Comme il l'a écrit dans le Journal of the American Medical Association, le son est souvent plus économique que les médicaments pour abaisser le cholestérol.

Le son d'avoine

Au marché : Le son d'avoine se vend en boîtes ou en sacs de plastique. La grosseur des flocons varie légèrement d'un type à l'autre, mais cela n'influence pas ou peu leur saveur ou leur temps de cuisson. Les signes de qualité sont une couleur uniforme, une légère odeur de noisettes et l'absence de moisissures.

Trucs culinaires : Pour préserver la fraîcheur du son d'avoine, conservez-le au réfrigérateur dans un récipient fermé. Si vous l'utilisez uniquement pour le petit déjeuner et la cuisine, mettez une gousse de vanille dans le récipient pour le parfumer.

Pour un petit déjeuner rapide pour une personne, mélangez 235 ml d'eau et 40 g de son d'avoine dans un plat de verre de 22 cm de diamètre. Couvrez de film de plastique perforé et faites cuire au four à micro-ondes, à intensité maximale, pendant une à deux minutes.

Le plaisir : Le son d'avoine est un aliment agréable et polyvalent et vous pouvez le consommer d'innombrables façons. Mangez-en au petit déjeuner, dans des muffins faits maison, dans du pain levé ou cuit avec des fruits frais ou secs. (Il se marie particulièrement bien avec les pêches, les pommes et les baies.)

Avoine entière : ordinaire (à l'ancienne) ou à cuisson rapide

Au marché : La seule différence entre l'avoine ordinaire et à cuisson rapide est la taille des flocons. Les flocons d'avoine ordinaires sont entiers, tandis que ceux à cuisson rapide sont concassés pour qu'ils cuisent plus vite. Mais les deux types de flocons ont des propriétés comparables. (L'avoine instantanée peut toutefois être additionnée de sel et les personnes au régime hyposodé doivent en tenir compte.)

L'avoine ordinaire est un peu plus longue à cuire et donne une consistance plus granuleuse aux plats. L'avoine instantanée donne cependant les mêmes résultats en cuisine. Le choix entre les deux dépend juste de votre consistance préférée.

Trucs culinaires : Mettez les flocons d'avoine au réfrigérateur, dans un récipient hermétique. Ils peuvent se conserver pendant un an.

Le mode de cuisson des flocons d'avoine pour le petit déjeuner dépend de la consistance que vous souhaitez. Si vous voulez une consistance plus granuleuse, plongez les flocons dans du liquide (eau ou jus) bouillant. Pour une consistance plus crémeuse, mettez-les à cuire dans du liquide à température ambiante. Utilisez une casserole à fond épais et laissez cuire les flocons lentement, à feu constant, pour qu'ils ne collent pas au fond.

Le plaisir : Beaucoup de personnes aiment commencer la journée avec une bouillie d'avoine, mais voici quelques idées pour les servir au déjeuner ou au dîner.

• Ajoutez-en dans vos potages pour leur donner une consistance plus crémeuse sans ajouter de graisses.

• Remplacez une partie de la viande par des flocons d'avoine dans vos boulettes et pains de viande.

• Utilisez des flocons d'avoine pour faire des pâtes à tarte, du pain rapide ou des biscuits.

• Réduisez des flocons d'avoine en poudre à l'aide d'un robot culinaire ou un mixeur. Cette farine d'avoine peut servir à faire des pâtisseries ou à paner un poulet avant de le faire sauter.

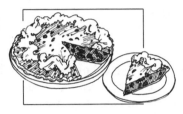

Pâte à tarte à l'avoine

85 g de flocons d'avoine
  à cuisson rapide
60 g de son d'avoine
2 blancs d'œuf
15 g de beurre doux ou
  de margarine, fondu

Préchauffez le four à 170 °C.

Mélangez les flocons et le son d'avoine dans un bol moyen.

Dans un autre bol moyen, montez légèrement les blancs d'œufs en neige avec un robot manuel (environ 25 secondes).

Versez le beurre fondu sur l'avoine et incorporez-le bien. Ajoutez les blancs d'œufs et continuez à bien mélanger.

Graissez légèrement un plat à tarte de 22 cm de diamètre. Versez le mélange à l'avoine dans le plat à tarte et utilisez une feuille de papier paraffiné pour bien foncer le plat.

Faites cuire jusqu'à ce que la pâte soit légèrement dorée, ferme et sèche au toucher (environ 15 minutes). Remplissez de mousse aux fruits ou de flan vanillé. Faites prendre au réfrigérateur. Vous pouvez aussi précuire la pâte pendant environ 7 minutes, la garnir d'un mélange à quiche aux légumes et faire cuire cette quiche pendant 20 minutes.

Donne 1 tarte de 22 cm

BAIES

Les baies sont bonnes pour la santé!

Mûres : 51 calories par 100 grammes
Myrtilles : 55 calories par 100 grammes
Framboises : 49 calories par 100 grammes
Fraises : 40 calories par 100 grammes

Surveillez-vous votre poids? Si oui, les baies sont excellentes pour vous! Idéales comme dessert peu calorique, elles ont aussi l'avantage de contenir des fibres qui semblent réduire l'assimilation des calories absorbées.

Selon les travaux de deux chercheurs britanniques, les Drs D.A.T. Southgate et J.V.G.A. Durnin, les fibres présentes dans les fruits, les légumes et le pain aux céréales entières réduisent l'absorption des calories contenues dans les aliments. L'absorption est diminuée suffisamment pour favoriser la perte de poids, mais pas assez pour nuire à la nutrition.

Si vous recherchez surtout des fibres insolubles, les framboises et les mûres sont parfaites. Malgré leur différence de goût avec les céréales, ces fruits contiennent autant de fibres que les meilleures céréales.

De plus, selon certains spécialistes comme le Dr Herbert Langford, les baies nous aideraient à réguler notre pression artérielle. Les recherches menées par le Dr Langford, professeur à l'Université du Mississipi, suggèrent que l'hypertension artérielle n'est pas seulement due à une consommation excessive de sodium, mais aussi à des habitudes alimentaires telles que l'apport en potassium (le collaborateur du sodium) est insuffisant pour maintenir un bon équilibre entre ces deux éléments minéraux. Comme les baies contiennent une bonne quantité de potassium, mais presque pas de sodium, elles peuvent contribuer à rééquilibrer les taux de potassium et de sodium, et donc la pression artérielle. En outre, compte tenu de leur faible teneur en graisses, vous pouvez vraiment en manger à votre gré!

Les myrtilles et les mûres

Au marché : Choisissez des fruits d'une belle couleur. Les mûres doivent être noir comme du jais et les myrtilles, bleu mat. Toutes les baies doivent être fermes; si elles sont molles et humides, elles ne se garderont pas longtemps.

Trucs culinaires : Réfrigérez les baies le plus vite possible, sans les laver ni les couvrir. Nous préférons les mettre dans un récipient en plastique pour qu'elles ne s'écrasent pas. (Sortez les fruits écrasés du récipient et utilisez-les sans tarder.) Même si elles sont très fraîches et manipulées avec soin, les myrtilles et les mûres ne se conservent pas plus de deux ou trois jours au réfrigérateur.

Le plaisir : Les baies équeutées sont délicieuses natures. Mais voici d'autres suggestions :

• Au lieu de jeter les baies trop mûres, faites-les cuire dans un peu de jus pour faire un coulis.
• Utilisez des baies pour faire des tartes, des confitures, des gelées, des puddings, des sirops, des glaces ou pour manger avec les crêpes ou les yaourts.
• Ajoutez des myrtilles dans vos pâtes à crêpes.
• Variez vos desserts à la myrtille en les parfumant à l'orange, à la cannelle ou à la vanille.

Les framboises

Au marché : Les framboises rouges sont les plus vendues parce qu'elles sont plus faciles à cultiver et à transporter. Mais vous trouverez quelquefois des framboises noires et, encore plus rarement, des framboises jaunes ou blanches. Indépendamment de leur couleur, choisissez des framboises bien charnues, non moisies, sèches et fraîches au toucher. Les queues doivent être vert vif et non tachées.

Trucs culinaires : Si pour vous, la vraie beauté est intérieure, faites une exception pour les framboises. Car les meilleures framboises sont toujours les plus belles. Par conséquent, choisissez-les pour leur beauté, en sachant qu'il y aura toujours quelques framboises écrasées dans le paquet. Les framboises écrasées sont bonnes, mais ne tardez pas à les manger car elles ne se gardent pas longtemps.

Conservez les framboises sans les laver, dans un récipient peu profond non couvert, au réfrigérateur. Vous pouvez les garder quelques jours si vous pouvez résister à la tentation de les manger. Évitez de conserver les framboises dans un récipient en métal, où leur beau rouge pourrait virer au bleu.

Comme les framboises sont très fragiles, lavez-les toujours délicatement. Enlevez les petits bouts de feuille et les queues à la main.

Vinaigre aux framboises maison

Même la personne la moins douée en cuisine peut réussir un vinaigre aux framboises à épater le plus fin gourmet. Il suffit de mettre environ 125 g de framboises dans un bocal de verre. Ensuite, faites chauffer, et non bouillir, environ 350 ml de vinaigre blanc doux. Versez-le sur les framboises, mettez le couvercle et laissez reposer à température ambiante pendant toute la nuit. Le lendemain matin, filtrez-le et mettez-le au réfrigérateur.

Vous adorerez la saveur aigre-douce du vinaigre aux framboises dans vos sauces à salades et vos marinades. Vous pouvez même vous en servir pour déglacer des sauces de rôtis.

Le plaisir : Avez-vous vraiment besoin de suggestions pour utiliser les framboises ? Cela nous étonnerait, mais voici quelques idées, au cas où.

• Utilisez des framboises entières dans des crêpes, des desserts ou des omelettes, ou encore pour garnir du yaourt glacé, des gâteaux ou des puddings.

• Faites-en une purée. Si vous ne la trouvez pas assez sucrée, ajoutez-y du miel. Incorporez-y ensuite un peu de yaourt nature et servez-vous de cette sauce pour garnir un dessert.

• Ajoutez un dé de purée de framboises dans de l'eau pétillante ou du jus d'orange. Servez frais, garni d'une tranche de citron vert.

• Égayez vos salades vertes ou vos salades de poulet avec une poignée de framboises et, comble du raffinement, assaisonnez-les avec une sauce à base de vinaigre aux framboises maison.

Les fraises

Au marché : Les fraises parfaitement mûres sont rouge vif, fermes, brillantes et ont une petite corolle verte à la base. Elles doivent être sèches au toucher et sans traces de moisissure. Si vous avez le choix entre différentes variétés, les fraises Gariguettes et des bois sont parmi les plus goûteuses.

Comme Dame Nature nous empêche de profiter des fraises fraîches toute l'année, nous devons nous contenter des fraises surgelées hors saison. Bien que les amateurs de fraises puissent nous désapprouver, nous trouvons les fraises surgelées excellentes pour les purées, les sauces et les desserts glacés. Achetez-les sans sucre de façon à pouvoir les sucrer à votre goût.

Trucs culinaires : Les fraises sont faciles à conserver à la maison. Mettez-les sans les laver dans un sac en papier ouvert, au réfrigérateur. Elles se garderont quelques jours. Si vos fraises ne sont pas mûres, placez-les sur le dessus du réfrigérateur et couvrez-les avec une feuille de plastique sans les serrer. Laissez-les reposer pendant une nuit ou le temps qu'elles mûrissent. Pour préparer les fraises, lavez-les avant de les équeuter. Vous préserverez ainsi leur saveur.

Le plaisir : De bonnes fraises n'ont pas besoin d'être agrémentées. Mais elles s'harmonisent si bien avec d'autres saveurs que le puriste le plus fervent aura du mal à résister aux suggestions suivantes.

• Tartinez des toasts à la cannelle de fromage blanc et garnissez-les de tranches de fraises.
• Composez une salade avec des petites fraises entières, des morceaux d'avocat, des quartiers d'orange et des noix de Grenoble. Assaisonnez avec une vinaigrette nature et servez frais.
• Faites une purée de fraises, sucrez-la si besoin avec un peu de concentré de jus d'orange et réfrigérez-la. Cette purée peut se manger avec différents desserts, du yaourt à la vanille, un gâteau au citron ou des crêpes.

On peut faire des tas de délicieux desserts aux fraises sans ajouter beaucoup de matières grasses ou de sucre raffiné. Voici quelques recettes réalisables avec 475 ml de fraises. Ajoutez l'un des ingrédients aux fruits :

• 1 cs de vinaigre aux framboises ou aux myrtilles.
• 60 g de yaourt allégé à la vanille.
• 2 cs de noix de coco non sucrée grillée.
• 1/2 cc de gingembre émincé et 1/2 cc de cannelle pulvérisée.
• 1 cs de jus d'orange et 1/2 cc de zeste d'orange

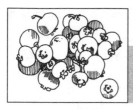

Cocktail de myrtilles garni de crème aux fruits de la passion

300 g de myrtilles fraîches
ou surgelées
4 fruits de la passion bien
mûrs
1/2 cc de zeste d'orange
2 cs de yaourt maigre
nature

Si les myrtilles sont fraîches, rincez-les et enlevez les queues. Mettez-les ensuite dans une grande passoire pour les égoutter et les sécher.

Coupez l'extrémité supérieure des fruits de la passion, retirez la pulpe avec une cuillère à café et recueillez-la dans un bol. Ensuite, tamisez la pulpe pour supprimer les pépins, en la recueillant dans le même bol. Ajoutez-y le yaourt et le zeste d'orange.

Pour servir, placez les myrtilles dans des verres à pied et versez dessus la crème aux fruits de la passion.

Remarque : A la place des fruits de la passion, vous pouvez utiliser une purée de kiwis (trois kiwis pelés passés au moulin à légumes ou au mixeur).

Donne 4 portions

Fraises fraîches au vinaigre balsamique

300 g de fraises fraîches
1 cs de vinaigre
balsamique

Rincez les fraises et équeutez-les à la main ou avec un couteau pointu. Mettez-les dans un grand bol et versez le vinaigre dessus. Mélangez bien et servez à température ambiante ou légèrement réfrigéré, dans des verres à pied ou des coupes à dessert.

Donne 4 portions

Tarte aux framboises

Pâte
30 g de beurre
2 cs de sirop d'érable
1/2 banane moyenne très
　　mûre écrasée
1 œuf battu
1/2 cc d'extrait d'amande
70 g de farine
45 g de flocons d'avoine
1/2 cc de levure
　　chimique
Garniture
250 g de yaourt allégé
　　nature
1 cs de concentré de jus
　　d'orange surgelé
250 g de framboises
　　fraîches

Préchauffez le four à 190°C.

Pâte à tarte : Travaillez le beurre en crème avec le sirop d'érable dans un bol à mélanger. Ajoutez la banane en purée, l'œuf et l'extrait d'amande. Mélangez la farine, les flocons d'avoine et la levure dans un bol moyen. Ajouter les ingrédients secs aux ingrédients humides et mélangez bien.

Prenez un plat à tarte de 22,5 cm de diamètre à fond amovible, graissez-le (avec de l'huile végétale en atomiseur) et foncez-le avec la pâte après vous être légèrement humecté les mains. Faites cuire la pâte jusqu'à ce qu'elle commence à dorer et devienne sèche au toucher (environ 20 minutes). Laissez refroidir sur une grille.

Garniture de la tarte : Mélangez le yaourt et le concentré de jus d'orange dans un bol moyen. Répartissez ce mélange de manière uniforme sur la pâte et garnissez de framboises. Servez à température ambiante ou légèrement réfrigéré.

Donne 4 portions

BANANES

Une mine de potassium

100 calories par banane moyenne

Si vous avez besoin de potassium, mettez des bananes au menu ! Ce fruit très apprécié est l'une des sources les plus connues de cet élément minéral convoité. D'ailleurs, certains médecins recommandent de manger une banane par jour.

Pourquoi ? Au départ, les médecins conseillaient les bananes pour prévenir le manque de potassium que peuvent induire certaines catégories de médicaments diurétiques (comme les diurétiques thiazidiques et d'autres) : Aldactazine, Brinaldix, Chronexan, Fludex, Hygroton, Lasilix et Tenstaten pour citer quelques noms de spécialités. (Les diurétiques peuvent être utilisés pour le traitement de l'hypertension artérielle.)

Récemment, on a découvert un autre bienfait des bananes. Il semble en effet que le potassium lui-même joue un rôle dans la régulation de la pression artérielle. Dans le cadre d'une étude classique, des chercheurs ont comparé la pression artérielle moyenne des habitants de deux villages japonais et ont constaté une grosse différence, malgré une consommation de sel à peu près identique dans les deux villages. Perplexes au début, les chercheurs ont par la suite découvert que les villageois dont la pression artérielle était la plus normale avaient aussi des taux plus élevés de potassium.

Et comme nous parlons du cœur, nous mentionnerons un autre avantage des bananes : deux petites bananes renferment autant de fibres qu'une tranche de pain complet. Mais contrairement au pain, les bananes contiennent une quantité appréciable de fibres solubles. Comme l'ont montré les études novatrices du Dr Ancel Keys et de ses collègues de l'Université du Minnesota, les régimes alimentaires riches en fruits, en légumes et en légumineuses contribuent à abaisser le cholestérol sanguin, les fibres solubles étant responsables de ce phénomène.

Enfin, voici un dernier avantage des bananes pour la santé du cœur : ces fruits ne contiennent presque pas de sodium. Et si vous vous préoccupez des vitamines, sachez qu'elles sont une source modeste de vitamine C.

Au marché : Lorsque vous achetez des bananes, choisissez de préférence des fruits jaunes, sans meurtrissures - avec ou sans taches brunes.

Trucs culinaires : Conservez les bananes à température ambiante jusqu'à ce qu'elles soient mûres. Lorsqu'elles sont prêtes à manger, mettez-les au réfrigérateur pour interrompre leur mûrissement. La peau noircira, mais la chair restera fraîche.

Le plaisir : Il va sans dire qu'une banane mûre est excellente à manger telle quelle, juste après avoir été pelée. Elle peut aussi être utilisée en tranches, dans des salades de fruits ou de poulet. Si vous mettez des bananes dans une salade, nous vous suggérons d'y ajouter quelques cacahuètes. Voici d'autres bonnes idées :

• Pour un goûter nutritif, pelez des bananes mûres, enveloppez-les dans du plastique et congelez-les. Mangez-les comme friandises glacées ou faites-en une purée avec un peu de lait écrémé pour confectionner un dessert glacé à faible teneur en graisses.

• Faites sauter des tranches de banane dans du jus d'orange aromatisé d'une pincée de cannelle ou de muscade.

• Faites cuire au four des morceaux de bananes préalablement trempés dans du miel et du jus de citron; laissez-les cuire jusqu'à ce qu'ils soient tendres.

• Écrasez-les et ajoutez-les à vos pâtes à muffins et à gâteaux.

Pour que vos préparations contenant des bananes fraîches soient toujours appétissantes, ajoutez-y quelques gouttes de citron pour empêcher les bananes de brunir.

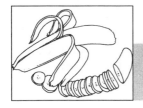

Bananes fraîches au citron vert et aux mandarines

Jus et pulpe d'un citron vert
2 gouttes d'extrait de vanille
1 pincée de cannelle moulue
2 mandarines, épépinées en quartiers
4 bananes coupées en fines rondelles
1 cs de noix de coco râpée, non sucrée

Dans un petit bol, mélangez le jus et la pulpe de citron vert, la vanille et la cannelle. (Utilisez de préférence une fourchette ou un petit fouet pour éviter que la cannelle ne fasse des grumeaux).

Dans un grand bol, mélangez les mandarines, les bananes et la noix de coco. Versez le jus de citron vert sur les fruits et mélangez bien. Servez à température ambiante ou légèrement refroidi, comme dessert ou au petit déjeuner.

BANANES DES ANTILLES

De fausses bananes

115 calories par 100 g (cuit)

En voyant des bananes des Antilles pour la première fois, la plupart des gens les trouvent un peu étranges. Malgré leur ressemblance, les bananes des Antilles diffèrent des autres bananes d'un point de vue culinaire et nutritionnel.

Les bananes des Antilles sont aussi pauvres que les autres bananes en sodium et en graisses, mais elles renferment davantage de vitamine A et de potassium. Nous voudrions insister sur un autre avantage des bananes des Antilles : leur contenu en fibres. Elles ont la réputation de faire grossir, mais sans adjonction de graisses, elles sont compatibles avec un régime amaigrissant.

Le Dr D.A.T. Southgate, un scientifique britannique, est l'un des spécialistes les plus réputés de l'effet des fibres sur l'absorption des calories alimentaires. Le Dr Southgate a proposé de quantifier la teneur en fibres des aliments en déterminant combien il faut en manger pour obtenir une quantité donnée de fibres. L'idée est d'identifier les aliments qui apportent le plus de fibres et le moins de calories possible. Comme le montre le tableau "Le plein de fibres pour un minimum de calories", les bananes des Antilles font partie des aliments qui fournissent un gramme de fibres avec très peu de calories.

Au marché : Les bananes des Antilles sont des fruits allongés verts à noirs. Dans les supermarchés, on les trouve habituellement au rayon des produits exotiques. Contrairement aux autres bananes, celles-ci ne sont pas sucrées. Choisissez des bananes des Antilles vertes si vous voulez les frire, et noires (plus mûres) si vous voulez les cuire à la vapeur ou en faire une purée.

Trucs culinaires : Les bananes des Antilles sont trop riches en amidon pour être mangées crues et doivent toujours être cuites. Conservez-les à température ambiante. Avant de les cuire, enlevez la peau et les longues fibres, si besoin avec un économe aiguisé. Ensuite, faites-les cuire (à l'eau, au four, à la vapeur) ou frire.

Le plaisir : Avec un peu d'expérience, vous arriverez facilement à intégrer les bananes des Antilles dans votre alimentation. Voici quelques suggestions pour commencer :

• Faites cuire des tranches de banane des Antilles à la vapeur pendant environ 10 minutes. Ensuite, faites-les revenir à l'huile d'olive avec de l'ail. Servez pour accompagner le porc ou la volaille.

• Ecrasez des bananes des Antilles cuites à l'étuvée, ajoutez une noix de beurre doux et du parmesan fraîchement râpé. Servez chaud avec du poisson grillé.

• Remplacez les pommes de terre par des bananes des Antilles dans vos recettes préférées. Elles ont une consistance semblable et se marient avec les mêmes assaisonnements.

"Le plein de fibres pour le minimum de calories"

Ce tableau, établi par un éminent spécialiste des fibres, le Dr D.A.T. Southgate, indique combien il faut manger de certains aliments pour obtenir un gramme de fibres et l'apport calorique correspondant.

Aliment	Calories par gramme de fibres	Quantité fournissant 1 gramme de fibres
Chou, bouilli	3	15 g
Orange	18	1/4 d'une petite orange
Banane des Antilles, bouillie	19	15 g
Pomme	23	1/3 d'une petite pomme
Pain de céréales entières	25	3/5 de tranche
Pomme de terre, bouillie	79	1/2 pomme de terre
Pain blanc	87	1 1/4 tranche

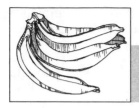

Mousseline de bananes des Antilles à la mode des Caraïbes

4 bananes des Antilles
   bien fermes
180 ml de lait
1 œuf
2 cs de ciboulette ciselée
12 piments jalapeno,
   évidés, épépinés
   et émincés
2 tomates émincées

Préchauffez le four à 205 °C.

Pelez et coupez les bananes des Antilles avec un économe aiguisé. Faites-les cuire à la vapeur jusqu'à ce qu'elles soient tendres (environ 10 minutes).

Mettez les bananes dans un mixeur ou un robot culinaire et ajoutez le lait, l'œuf, la ciboulette et le piment. Mixez par à-coups jusqu'à l'obtention d'une bouillie. (Si vous mixez trop, le mélange deviendra gommeux.)

Huilez légèrement un plat à tarte de 22 cm. Versez le mélange dans ce plat et tassez-le bien à la main. Faites chauffer au four pendant environ 10 minutes. Coupez en parts, garnissez de tomates et servez chaud.

*Donne 8 portions comme légume d'accompagnement
ou 4 portions comme plat principal.*

BŒUF, MAIGRE

Vivre avec son temps

185 à 225 calories pour 100 grammes (cuit)

Il faut avouer que le bœuf a eu mauvaise presse. Les dangers du bœuf et des autres viandes rouges riches en graisses sont indéniables, mais nous reconnaissons que le bœuf maigre a des qualités. Nous sommes particulièrement impressionnés par la façon dont de petites quantités de bœuf maigre peuvent faire ressortir ce qu'il y a de meilleur dans les aliments qui les accompagnent.

Comment le bœuf fait-il ressortir les bienfaits des autres aliments? Pour connaître les faits, reportons-nous à la bible des diététiciens : le Recommended Dietary Allowances (le manuel des Apports Nutritifs Recommandés ou RDA). Mis à jour tous les quatre à six ans, ce guide classique d'évaluation de l'alimentation est publié aux États-Unis par le National Research Council (Conseil National de Recherche), un organisme proche de la National Academy of Sciences (Académie Nationale des Sciences).

Selon les auteurs du manuel des RDA, le bœuf en petites quantités peut augmenter la valeur nutritionnelle de l'alimentation pour les raisons suivantes :

• Il apporte le facteur favorisant la résorption du fer libre (non lié à l'hème), cette forme de fer plus difficile à assimiler que l'on trouve dans les aliments et les préparations médicamenteuses de fer. Dans le manuel des RDA, ce facteur est considéré comme l'un des trois éléments les plus déterminants de la résorption du fer.

• Il fournit de la vitamine B_{12}. Une petite dose de cette vitamine suffit à prévenir les lésions nerveuses graves qui peuvent se produire quand on ne mange pas de viande pendant des années (seuls les produits d'animaux contient cette importante vitamine). Toutefois, souligne le comité des RDA, "il n'est pas nécessaire de consommer de la vitamine B12 tous les jours", car l'organisme la "recycle" constamment. Par conséquent, même de petites quantités de viande peuvent assurer une réserve suffisante de vitamine B_{12} pour un bon moment.

• Il accroît la valeur nutritive des céréales en favorisant l'assimilation de leurs protéines - ce qui est utile quand le régime alimentaire contient peu de protéines . Lorsque l'alimentation renferme des protéines de bonne qualité, comme celles contenues dans la viande et les produits laitiers, précisent les membres du comité, le bœuf réduit le besoin total en protéines.

• Il procure du zinc sous une forme facilement résorbable. Même s'ils apportent de grandes quantités de zinc, les régimes sans viande conduisent parfois à des carences car le zinc présent dans les aliments végétaux est plus difficile à résorber. Comme le disent les scientifiques, les régimes comportant des protéines animales "contiennent habituellement des doses suffisantes d'oligo-éléments importants", comme le zinc, le fer et certaines vitamines.

Bien entendu, ne pas manger de viande n'aboutit pas nécessairement à des carences nutritionnelles. Nous défendons même depuis longtemps les régimes végétariens. Nous voulons juste souligner que les problèmes de santé des mangeurs de viande proviennent surtout d'une consommation excessive de mauvaises sortes de viande.

Le problème des rations

Comment les amateurs de viande peuvent-ils manger du bœuf tout en suivant les recommandations pour être en bonne santé? En consommant des quantités raisonnables de morceaux maigres. Mais que représente une ration "raisonnable" de bœuf? Il faut au minimum quelques bouchées dans un plat aux légumes pour en tirer des avantages nutritionnels. A l'opposé, une ration d'environ 110 grammes nous paraît être une limite raisonnable.

Si vous vous demandez, comme la plupart des gens, à quoi correspond une ration de 110 grammes, voici quelques indications pour les morceaux de bœuf maigres de consommation courante.

• Rosbif maigre : trois tranches de 10 cm sur 5 cm, d'un peu plus d'un demi-centimètre d'épaisseur.

• Rond haché : un steak reconstitué de 7,5 cm de diamètre et d'un peu moins de 2 cm d'épaisseur.

• Rond en bifteck : une tranche de 10 cm sur 7,5 cm, d'un peu plus d'un centimètre d'épaisseur.

• Flanchet en bifteck : une tranche de 10 cm sur 5 cm, d'un peu moins de 2 centimètres d'épaisseur.

Vous pouvez aussi considérer qu'une tranche de viande de 110 grammes est un peu plus grande que la paume de la main. C'est un repère assez imprécis mais commode.

Pour choisir les morceaux les plus maigres, il suffit de les regarder. Si une pièce de viande contient beaucoup de gras visible dedans et autour, elle est probablement grasse. D'autre part, le label de qualité de la viande et sa teneur en matières grasses sont parfois mentionnées sur l'étiquetage. (Pour de plus amples détails, reportez-vous à la rubrique "Classification des viandes".)

Bien entendu, la qualité de la viande renseigne surtout sur sa saveur et sa tendreté. Mais il est aussi important de choisir et préparer les viandes pour le plaisir du palais. Comme les lignes directrices ne sont pas les mêmes pour les rosbifs et les biftecks maigres, nous avons distingué trois types de bœuf maigre. Dans les trois paragraphes suivants, vous trouverez des conseils pour choisir, conserver et préparer ces trois types de viande.

Classification des viandes

La catégorie dans laquelle est classée la viande renseigne sur sa saveur et sa teneur en matières grasses. Par exemple :

Extra. La viande de cette catégorie provient d'un jeune animal adulte. Elle est donc savoureuse, juteuse et tendre. Le bœuf de premier choix présente généralement beaucoup de marbrures, c'est-à-dire de petits amas de graisse dans les fibres musculaires. Il s'agit donc d'une viande plutôt riche en graisses. Bien que vous puissiez trouver de la viande de premier choix dans les supermarchés, les restaurants en achètent la majeure partie.

Qualité supérieure. C'est la catégorie de bœuf la plus courante dans les supermarchés. Ce bœuf a moins de marbrures et est donc moins gras que le bœuf extra. Il est néanmoins tendre et juteux. Si vous vous souciez du goût et de la valeur nutritive, le bœuf de qualité supérieure est sans doute le meilleur pour vous.

Première qualité. Le bœuf de cette qualité est moins tendre que le bœuf extra ou supérieur, mais il a l'avantage d'être moins riche en graisses. En le préparant selon les méthodes recommandées pour les viandes maigres, il peut être aussi savoureux et économique que nutritif.

Qualité standard. Le bœuf de qualité standard provient d'un jeune animal adulte, mais il contient peu de graisse. Peu savoureux et peu juteux, le bœuf standard se vend rarement dans les supermarchés.

Qualité commerciale. Le bœuf de cette qualité n'est ni tendre ni maigre. Il est vendu à l'industrie alimentaire en vue d'une utilisation commerciale.

Rosbifs maigres

Au marché : Les rosbifs dans le jarret, le rond (ou gîte à la noix) et le rumsteck sont habituellement les plus maigres; l'entrecôte, le paleron et le faux-filet sont plus gras. Choisissez de préférence de la viande ferme, à texture fine, d'un rouge franc.

Trucs culinaires : Enveloppez le bœuf frais dans du papier de boucherie et rangez-le dans la partie la plus froide du réfrigérateur. Il se garde deux ou trois jours. Pour le garder plus longtemps, mettez-le au congélateur, enveloppé dans du papier d'aluminium ou un sac de congélation. La viande se garde un an si elle est bien congelée; les viandes maigres se conservent plus longtemps que les viandes plus grasses. Le bœuf avarié dégage une forte odeur, est gluant au touché ou prend une couleur gris verdâtre.

Le rond est maigre et particulièrement savoureux, mais ce morceau donne en général des rosbifs plus durs que les parties plus grasses du bœuf. Par conséquent, il vaut mieux ne pas cuire le rond à sec. Vous pouvez par exemple le faire braisé, bouilli, en ragoût, en steak haché ou l'utiliser dans des hachis. Le temps de cuisson dépend de deux facteurs : la taille du morceau et vos préférences.

Le plaisir : Pour obtenir les meilleurs résultats, faites cuire vos rosbifs maigres dans un sac pour cuisson au four. Ainsi, ils conserveront leur humidité et seront plus tendres. Vous pouvez faire bouillir un rosbif maigre à la façon de la Nouvelle-Angleterre et le servir avec des pommes de terre, du chou et des oignons, ou bien le piquer à l'ail et le faire braiser ou mijoter avec des oignons et des tomates.

Bifteck de flanchet

Au marché : Comme les rosbifs maigres, les biftecks de flanchet doivent avoir une texture fine et ferme et être d'un beau rouge vif. Les morceaux d'un rouge plus pâle proviennent souvent d'animaux plus jeunes et sont donc plus tendres. Si la viande est rouge foncé, elle provient en général d'un animal plus vieux. Conservez les biftecks de flanchet comme les rosbifs maigres et vérifiez leur fraîcheur de la même façon.

Trucs culinaires : Pour rendre la viande plus tendre avant de la faire griller, faites-la mariner dans le mélange de votre choix. Une marinade à base de sauce de soja, d'ail, de gingembre et de tomates est toujours délicieuse. Bien qu'on recommande généralement une cuisson humide pour la viande maigre, faites griller vos biftecks de flanchet environ 7 minutes de chaque côté si vous les aimez saignants. (Cette viande durcit lorsqu'elle est trop cuite.) Pour un meilleur résultat, coupez le bifteck de flanchet en tranches minces, dans le sens contraire du grain.

Rond haché

Au marché : Pour du steak haché, choisissez du rond de préférence à un morceau plus gras. Dans certains supermarchés, il n'y a pas de rond haché préemballé, mais on vous le préparera sur commande. Bien entendu, vous pouvez toujours acheter un morceau entier et le hacher vous-même. Vous pourrez ainsi le conserver plus longtemps, car la viande hachée s'avarie plus vite.

Trucs culinaires : Enveloppez la viande hachée dans du papier de boucherie et conservez-la dans la partie la plus froide du réfrigérateur. Comme le hachage dénature les fibres, la viande hachée se garde moins bien qu'une pièce de viande entière. Consommez-la rapidement.

Le plaisir : Le rond haché est idéal pour faire des hamburgers sans excès de calories. Formez des biftecks, faites-les cuire dans une poêle anti-adhésive, puis ajoutez le pain et les garnitures. On peut aussi cuire le rond haché au four à micro-ondes ou au gril, ou bien le faire revenir à la poêle et l'incorporer dans des soupes, des ragoûts ou des chilis con carne, ou encore le mixer avec une céréale, par exemple du riz, pour confectionner des pains de viande ou des boulettes.

Des tranches de tomate épaisses et des oignons sucrés accompagnent bien la viande hachée.

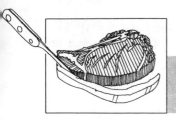

Salade d'aloyau à la vinaigrette relevée

450 g d'aloyau d'un peu
plus d'un centimètre
d'épaisseur
1/2 cc de moutarde de
Dijon
3 gousses d'ail, émincées
Poivre noir fraîchement
moulu
1 poivron jaune, coupé
en morceaux
1 poivron rouge, coupé
en morceaux
2 branches de céleri,
coupées en morceaux
3 cs de persil frais ciselé
1 cs de jus d'orange
1 cs de jus de citron
1 cc de vinaigre balsa-
mique
2 cc d'huile d'arachide
Quelques gouttes de
sauce piquante, à
votre goût

Aromatisez la viande avec la moutarde de Dijon, le tiers de l'ail et le poivre, puis laissez-la mariner à température ambiante pendant 30 minutes, si possible.

Vinaigrette : mélangez le reste de l'ail, les poivrons, le céleri, le persil, le jus, le vinaigre, l'huile et la sauce piquante dans un bol de taille moyenne.

Préchauffez le gril.

Faites cuire le bœuf au gril, environ 3 à 5 minutes de chaque côté pour une cuisson à point.

Placez la viande sur un plat de service et laissez-la reposer pendant environ 5 minutes. Ensuite, coupez-la en tranches fines. Versez la vinaigrette et servez chaud.

Donne 4 portions

Boulettes de viande à la sauce au bleu

450 g de bœuf haché
   maigre
1 œuf, battu
1 gousse d'ail, émincée
4 cs de poireaux émincés
4 cs de persil frais ciselé
2 cs de chapelure
60 ml de lait
35 g de fromage bleu
   émietté

Placez le bœuf, l'œuf, l'ail, le poireau, le persil et la chapelure dans un bol à mélanger. Malaxez avec les mains pour bien mélanger les ingrédients.

Mouillez vos mains et façonnez environ 40 petites boulettes.

Faites chauffer une grande poêle anti-adhésive sur feu moyen et ajoutez-y autant de boulettes que possible sans trop les serrer (une vingtaine si la poêle est assez grande). Faites-les sauter en remuant jusqu'à ce qu'elles soient bien cuites et légèrement dorées (environ 10 minutes).

Entre temps, mélangez le lait et le fromage bleu dans un grand bol.

Lorsque les premières boulettes sont cuites, retirez-les de la poêle et enlevez l'excès de graisse avec du papier absorbant. Mettez-les ensuite dans le bol contenant le mélange au fromage. La chaleur des boulettes fera fondre le fromage et donnera une sauce délicieuse.

Faites cuire le reste des boulettes et ajoutez-les à la sauce. Servez chaud avec du riz ou des pâtes aux fines herbes.

Donne 4 portions

BOULGOUR

Le blé du Moyen Orient

Environ 100 calories par 100 grammes (boulgour cuit)

Bien qu'il ne soit pas connu de tous, le boulgour est simplement du blé dur précuit à demi, séché puis concassé. C'est un autre aliment pourvu de bonnes choses, comme des protéines, de la vitamine PP et du fer, et dénué de mauvaises choses, comme des graisses ou du sel. En fait, le boulgour est idéal dans toutes sortes de régimes alimentaires, qu'ils soient destinés à préserver la santé du cœur ou à favoriser la digestion, la lutte contre le diabète ou la perte de poids.

Au marché : Le boulgour se vend en grains de trois calibres : gros, moyen et fin. Les gros grains conviennent mieux pour les farces et les grains plus fins pour les salades. Quel que soit le calibre des grains, le boulgour doit avoir une odeur fraîche et noisetée.

Trucs culinaires : Gardez le boulgour dans un bocal de verre bien fermé, au réfrigérateur. Il se conserve pendant environ huit mois.

Pour la cuisson, verser de l'eau bouillante sur le boulgour jusqu'à le couvrir. Laissez reposer pendant 20 minutes environ ou jusqu'à ce que les grains sont ramollis. Eliminez le liquide restant.

Le plaisir : Vous pouvez utiliser le boulgour de toutes sortes de façons, par exemple :

- Ajoutez-en aux salades froides.
- Ajoutez-en dans la pâte à pain avant de la pétrir.
- Ajoutez-en dans la pâte à crêpes et à gaufres.
- Utilisez-le à la place du riz dans les pilafs.

Auriez-vous eu l'idée de manger du boulgour au petit déjeuner? S'il vous reste du boulgour cuit de la veille, il peut vous servir à faire un petit déjeuner rapide. Mettez-en une portion dans un bol pour four à micro-ondes. Couvrez le bol d'une feuille en plastique et faites chauffer le boulgour au four à micro-ondes. Garnissez-le de yaourt à la vanille et régalez-vous!

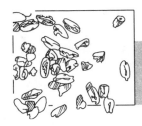

Farce aux pommes et au boulgour

2 cc d'huile d'olive
2 échalotes émincées
160 g de compote de
  pommes
120 ml de lait
1/2 cc de thym
1 pincée de muscade
  fraîchement râpée
275 g de boulgour cuit

Mettez l'huile dans une poêle anti-adhésive et faites-la chauffer à feu moyen. Ajoutez l'échalote et faites-la sauter jusqu'à ce qu'elle ramollisse (environ 4 minutes).

Ajoutez la compote de pommes et le lait et laissez mijoter, en remuant fréquemment, jusqu'à ce que le mélange épaississe et réduise de moitié (environ 5 minutes). Retirez la poêle du feu et ajoutez le thym, la muscade et le boulgour.

Utilisez pour farcir un poulet à rôtir, quatre blancs de poulet désossés, quatre filets de poisson ou quatre cailles.

Donne 4 portions

BROCOLI

Le roi de la famille des choux

27 calories par 100 grammes (cru)
29 calories par 100 ml (cuit)

A notre avis, le brocoli est bon pour la santé à trois égards.

Le brocoli est le légume anticancéreux numéro un! Le Dr Saxon Graham et ses collègues de l'Université de l'état de New York, à Buffalo, ont étudié les habitudes alimentaires et les risques de cancer de plus de 1 000 hommes. Ils ont constaté un moindre risque de cancer du côlon parmi les hommes consommant des brocolis. Cette observation a été confirmée par des travaux plus récents.

Comment le brocoli contribue-t-il à prévenir le cancer?

• Premièrement, il fait partie des légumes anticancéreux de la famille des choux.

• Deuxièmement, il est riche en carotène, un nutriment auquel on attribue un effet préventif du cancer.

• Troisièmement, 150 g de brocoli cuit procurent deux fois et demie l'apport quotidien recommandé en vitamine C.

• Quatrièmement, le brocoli est l'une des meilleures sources végétales de calcium, un autre nutriment qui semble doté de propriétés préventives du cancer.

• Cinquièmement, ce légume ne contient presque pas de graisses, un point intéressant pour les personnes préoccupées par les cancers du sein, du côlon, de la prostate et d'autres organes.

Le brocoli est excellent pour le cœur. Comme il ne contient presque pas de graisses et qu'il contient une certaine quantité de fibres solubles, le brocoli favorise la réduction du taux sanguin de cholestérol. Il est aussi favorable pour la pression artérielle, car il est riche en potassium et pauvre en sodium.

En outre, le brocoli est bon pour les os. Comme nous l'avons mentionné plus haut, le brocoli est l'un des rares légumes à contenir du calcium : 200 g en apportent environ 140 milligrammes. De plus, ce calcium n'est pas associé à de grandes quantités de protéines, qui sont maintenant suspectées de favoriser la déperdition du calcium de l'organisme.

Au marché : Choisissez des brocolis dont les boutons de fleurs sont petits et compacts et la tige bien ferme. La couleur est aussi un bon indice : la tige doit être vert foncé et la tête ne doit pas avoir jauni. La couleur mauve des boutons de certaines variétés est un signe de fraîcheur. N'achetez pas un brocoli ramolli, dont les fleurs commencent à s'ouvrir ou à jaunir.

Trucs culinaires : Enveloppez le brocoli dans du plastique perforé et rangez-le au réfrigérateur dès que possible. Il se gardera environ trois jours. Si vous voulez le garder plus longtemps, faites-le blanchir jusqu'à ce qu'il devienne d'un vert brillant. Vous pourrez alors le conserver au réfrigérateur pendant environ cinq jours.

Pour le préparer, vous pouvez séparer les grappes de boutons de fleurs de leurs tiges. Comme les tiges demandent une cuisson plus longue, commencez à les faire cuire avant les boutons si vous voulez que tout soit prêt en même temps. Pelez les tiges les plus dures pour pouvoir les faire cuire avec les feuilles et les boutons.

Le plaisir : Le brocoli est délicieux même s'il est préparé simplement. Cuisez-le à la vapeur jusqu'à ce qu'il soit tendre (environ 7 minutes). Vous pouvez aussi :

– le cuire au four à micro-ondes, le pocher, le frire ou le faire revenir à la poêle.

– en ajouter à des potages, des ragoûts, du riz frit ou des plats de pâtes.

– l'aromatiser simplement avec des épices relevées, comme du thym frais ou du poivre fraîchement moulu – un délice hypocalorique !

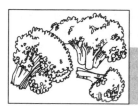

Soupe aux brocolis, pommes de terre et au cheddar

1 cs d'huile d'olive
340 g de brocoli, en
  morceaux
1 grosse pomme de terre,
  en dés
1 poireau, émincé
2 échalotes émincées
475 ml de bouillon de
  poulet
1 cc de thym sec
1 cc d'origan sec
1/2 cc de curry en poudre
2 cc de moutarde de Dijon
235 ml de lait
40 g de cheddar râpé

Faites chauffer l'huile dans une casserole à fond épais. Ajoutez le brocoli, la pomme de terre, le poireau, les échalotes et faites sauter le tout, en remuant fréquemment, sur feu moyen, pendant environ 5 minutes.

Ajoutez 235 ml de bouillon, puis le thym, l'origan et le curry. Couvrez et laissez mijoter jusqu'à ce que les légumes soient bien tendres (environ 30 minutes). Remuez de temps en temps.

Laissez refroidir ce mélange, puis passez-le au moulin à légumes ou au mixeur avec la moutarde de façon à obtenir une purée lisse. (Ne mixez pas trop pour éviter que la pomme de terre devienne visqueuse.)

Versez la purée dans la casserole et ajoutez-y le reste du bouillon, le lait et le fromage. Faites chauffer lentement en remuant pour bien mélanger tous les ingrédients. Lorsque le fromage est presque fondu, le potage est prêt. Servez bien chaud.

Donne environ 1 litre

CANCER

De bonnes nouvelles en perspective

Les spécialistes du cancer n'ont jamais été aussi optimistes. Il y a quelques dizaines d'années, ils ont déclaré la guerre au cancer et leurs efforts commencent enfin à porter leurs fruits. Mais qui aurait prédit que des nutriments présents dans les fruits, les légumes, les céréales et d'autres aliments se révéleraient être nos meilleures armes préventives?

Les données sur la prévention du cancer par la nutrition sont impressionnantes et elles le deviennent davantage à mesure que la recherche s'intensifie. En fait, la Société Américaine du Cancer, l'Académie Nationale des Sciences et le National Cancer Institute (l'Institut National du Cancer ou NCI) des Etats-Unis ont tous publié des recommandations nutritionnelles pour prévenir le cancer. L'NCI a beaucoup investi dans ce domaine. Aujourd'hui, cet institut de recherche fédéral mène plus d'une douzaine d'études en vue de préciser le rôle de nutriments-clés dans la prévention du cancer.

Bien sûr, les stratégies diététiques semblent prometteuses pour certaines formes de cancer, mais pas pour toutes. Voyons d'abord quels cancers sont les plus sensibles à l'effet préventif de l'alimentation.

Le lien avec le mode de vie

Une chose est certaine : Le mode de vie a plus d'influence que l'hérédité sur nos chances d'éviter certains cancers courants. Comment peut-on en être aussi sûr? Au cours des 30 dernières années, des chercheurs ont constaté des variations parfois énormes de l'incidence de certains cancers lorsque les gens migraient d'un endroit à un autre. Dans ce cas, le facteur déterminant est bien le monde environnant et non le patrimoine génétique. D'après les dizaines d'études désormais achevées, il existe une relation évidente entre l'environnement (y compris l'alimentation) et aux moins dix formes de cancer. Par exemple :

• Lors d'études novatrices portant sur des Japonais ayant quitté leur terre natale pour s'installer aux États-Unis, le Dr William Haenszel, de le NCI, a observé que chez ces personnes, le risque de cancer de l'estomac, pourtant élevé au Japon, avait beaucoup diminué suite à leur émigration. Par contre, en vivant aux États-Unis, ils étaient devenus plus vulnérables aux cancers du sein, du côlon, de l'utérus, de la prostate et de l'ovaire, des cancers peu fréquents chez leurs amis et familles restés au Japon.

• Plus tard, un groupe de chercheurs du NCI, dirigé par le Dr Joseph Fraumeni, a démontré que les résidents de Floride étaient moins exposés au risque de cancer du côlon que les habitants du nord des Etats-Unis. Pour beaucoup, les habitants de Floride sont retraités et ont vécu la majeure partie de leur vie dans le nord-est des États-Unis. Pour une raison ou une autre, le fait de migrer au sud à un âge assez avancé a réduit leur risque de cancer colique.

• Plus récemment, un nutritionniste australien, A.J. McMichael, a observé que les immigrés européens vivant en Australie avaient moins de cancer du pancréas ou de l'estomac que les européens restés dans leur pays d'origine.

Le message est clair : Si l'endroit où nous vivons a une si forte influence sur notre santé, des éléments de notre environnement doit jouer un rôle clé. Or, de nombreux arguments montrent que ces éléments sont souvent des facteurs nutritionnels. Si vous souhaitez connaître les preuves du rôle protecteur de l'alimentation, poursuivez votre lecture.

D'autres preuves issues de recherches plus approfondies

Les variations d'incidence des cancers chez les migrants a attisé la curiosité des chercheurs. L'étape suivante consistait à étudier les habitudes alimentaires des personnes indemnes de cancer et de celles atteintes par cette maladie. Les résultats de ces études ont été aussi probants que ceux des études sur les migrants.

• Selon les données recueillies par le Dr Richard Shekelle et ses collègues, les fumeurs habitués à consommer beaucoup de fruits et légumes riches en carotène ont un risque de cancer du poumon sept fois plus faible que les fumeurs mangeant peu de ces aliments (et donc peu de carotène).

• Le Dr Haenszel, du NCI, a interrogé des personnes atteintes du cancer du côlon et des personnes indemnes de cette maladie. D'après cette enquête, les personnes indemnes consommaient davantage de chou.

• Des chercheurs de l'Institut du Roswell Park Memorial à Buffalo, dans l'état de New York, ont confirmé que les personnes indemnes de cancer du poumon consomment plus de vitamine A que les personnes atteintes de cette maladie. En poursuivant leurs recherches, ils ont trouvé une corrélation entre un apport plus élevé en vitamine A et une meilleure protection contre le cancer de l'œsophage, de la vessie et du larynx.

En résumé, d'autres recherches révèlent un lien entre des facteurs nutritionnels bénéfiques et la réduction du risque de cancer de la peau et du revêtement (muqueuse) de la bouche ou d'autres organes. Les cancers de la peau et des muqueuses sont regroupés sous le nom de carcinomes (ou épithéliomas). En revanche, les cancers qui prennent naissance dans le tissu conjonctif (sarcomes), les cellules du sang (leucémies) ou le système lymphatique (lymphomes) semblent être favorisés par des facteurs très différents, comme des virus, des radiations ou des produits chimiques toxiques, pour n'en citer que quelques uns.

L'opinion d'un expert

Voyons maintenant ce que pense le Dr Peter Greenwald, directeur du département de prévention et de traitement du cancer de le NCI. Impressionné par toutes ces données, il s'est exprimé récemment sur plusieurs des nutriments actuellement en vedette.

Selon le Dr Greenwald, le facteur carotène-vitamine A peut à lui seul contribuer à réduire l'incidence de certains cancers de 30 à 50 pour cent, et environ vingt études attestent ce rôle préventif du carotène, de la vitamine A ou des deux.

Il parle aussi des bienfaits potentiels des vitamines C et E. Comme le carotène, ces deux vitamines ont des propriétés anti-oxydantes qui paraissent éviter la formation de substances cancérigènes. Le Dr Greenwald cite des études ayant révélé une énorme proportion de cancers de l'œsophage chez des habitants du nord de l'Iran et de Chine consommant peu de fruits et légumes riches en vitamine C.

Même si les recherches sur la vitamine E et le cancer sont beaucoup moins nombreuses, le Dr Greenwald note qu'un apport complémentaire en vitamines E et C aide à réduire la formation substances inductrices de mutations des gènes (ou mutagènes) dans le tube digestif. Comme bon nombre de ses collègues scientifiques, il pense que la suppression des substances mutagènes peut limiter le développement des cancers.

Il est impossible de clore une discussion sur la nutrition sans mentionner le sélénium. Comme les vitamines A, C et E, cet élément minéral possède des propriétés anti-oxydantes. Pour le Dr Greenwald, l'effet anti-cancéreux du sélénium mérite des études sérieuses, pour une raison essentielle : lors d'une étude vétérinaire, l'enrichissement de l'eau de boisson en sélénium a protégé les animaux étudiés des produits chimiques cancérigènes.

Le Dr Greenwald souligne cependant les effets bénéfiques d'autres vitamines et éléments minéraux. Il est notamment convaincu des bienfaits d'une réduction des graisses et d'une augmentation des fibres dans l'ali-

mentation. Tous les spécialistes du cancer conseillent de limiter la consommation des graisses de toutes sortes, mais la question des fibres est plus
complexe. En fait, seules les fibres insolubles, qui abondent dans les

Comment prendre des compléments en toute sécurité

Les précautions diététiques préconisées pour prévenir le cancer
vous semblent-elles trop compliquées? Avez-vous un rythme de vie
trop trépidant pour vous permettre de programmer soigneusement vos
repas? Les aliments recommandés que vous aimez le mieux sont-ils
trop chers?

Si vous répondez oui à l'une de ces questions, les compléments
diététiques sont peut-être une bonne solution pour vous. Après tout, les
compléments sont une alternative simple choisie par de nombreux
consommateurs. Et dans certains cas, le complément diététique est
moins cher que les aliments contenant le nutriment en question.

A notre avis, prendre des compléments est l'une des choses les plus
simples à faire pour protéger sa santé. Néanmoins, en abuser dans l'intention de se surprotéger risque au contraire d'entraîner des problèmes.
Pour tirer le meilleur profit des compléments, il faut donc les prendre
avec prudence et bon sens, ce qui n'est si difficile. Il vous suffit d'avoir
quelques notions de base sur les doses sans danger et les symptômes
de surdosage. Si les signes d'une consommation excessive sont reconnus assez tôt, on peut en général compter sur un rétablissement rapide
et complet.

Voici les six nutriments que nous considérons comme les plus
utiles pour prévenir le cancer, ainsi que des conseils pour les prendre
en toute sécurité. Ces conseils valent pour une personne adulte en
bonne santé.

Le carotène. Cette forme végétale de la vitamine A n'est pas
toxique. Une consommation importante de carotène peut entraîner un
jaunissement de la peau. Ce symptôme est inoffensif et disparaît quand
on réduit l'apport. Ne confondez pas le carotène non toxique avec la
vitamine A synthétique ou la vitamine A présente dans les huiles de
poisson ; celles-ci peuvent provoquer des maux de tête, des problèmes
cutanés, une fatigue et divers autres symptômes à des doses supérieures à 25 000 unités internationales par jour. Pendant la grossesse,
une femme doit en prendre seulement par prescription de son médecin.

La vitamine C. C'est l'une des vitamines les plus inoffensives. En
prenant plus d'un gramme par jour de vitamine C, certaines personnes

céréales complètes, les haricots secs et certains fruits et légumes, sont présumées avoir un effet protecteur. (Pour plus de détails sur les fibres, voir la rubrique "Constipation", page 142.)

éprouvent une diarrhée ou des maux d'estomac. Des doses journalières supérieures à 1,5 gramme peuvent réduire la résorption d'autres nutriments, mais avec les doses comprises entre 250 mg et 1 gramme, les problèmes sont extrêmement rares.

La vitamine E. La plupart des gens tolèrent très bien la vitamine E, surtout si la dose quotidienne ne dépasse pas 400 unités internationales. Les plus fortes doses induisent parfois des troubles digestifs, mais c'est rare.

Le sélénium. Cet élément minéral peut être toxique à fortes doses, mais ses risques ont été exagérés. On n'a jamais constaté de problèmes avec des doses très élevées (350 à 500 microgrammes par jour), mais des doses de 100 à 200 microgrammes par jour paraissent raisonnables pour un complément nutritionnel. A partir de 1.000 microgrammes, il peut apparaître des symptômes de surdosage dont les plus courants sont des cheveux secs, des ongles cassants et une haleine sentant l'ail. Si vous présentez ces symptômes, cessez immédiatement de prendre un complément en sélénium jusqu'à leur disparition. Si vous voulez ensuite en reprendre, commencez avec une dose inférieure à la précédente et veillez aux signes de surdosage.

Le calcium. Pour arriver à un surdosage en calcium, il faut en prendre beaucoup plus que la dose recommandée pour préserver la santé osseuse (1 000 à 1 500 milligrammes par jour). Selon nous, il est sage de s'en tenir à cette dose sûre pour prévenir le cancer. Certaines formes de calcium peuvent provoquer des troubles intestinaux et une constipation. Si tel est votre cas, prenez votre complément pendant les repas ou choisissez une autre forme de calcium. Ne prenez pas de complément de calcium sans consulter votre médecin si vous avez une maladie cardiaque ou rénale, un cancer, un taux sanguin élevé de calcium ou une maladie chronique comme la sarcoïdose.

La vitamine D. Comme la marge entre la dose nocive et la dose quotidienne recommandée de vitamine D est assez étroite, elle est souvent considérée comme la plus toxique des vitamines. Cependant, la dose de 400 unités internationales par jour - celle contenue dans les comprimés de polyvitamines - n'a pas d'effets indésirables connus. Comme la vitamine D favorise la résorption du calcium, vous devez néanmoins consulter votre médecin avant d'en prendre si vous présentez l'une des affections imposant la prudence envers le calcium (voir le paragraphe précédent).

En 1985, le NCI a divulgué ses informations et a formulé les recommandations suivantes pour réduire le risque de cancer :

• Doublez votre apport en fibres de manière à en manger 25 à 35 grammes par jour.

• Réduisez votre consommation de graisses à 30 pour cent de votre apport calorique total.

• Consommez davantage de légumes crucifères : choux de Bruxelles, choux, brocolis, choux-fleurs, rutabagas et navets.

• Mangez des aliments riches en vitamines A et C.

• Evitez l'exposition aux aflatoxines, des composés hautement cancérigènes présents dans les moisissures qui se forment sur les noix, les grains et les graines conservés dans de mauvaises conditions.

• Si vous buvez de l'alcool, modérez votre consommation (pas plus de deux verres par jour), surtout si vous fumez.

• Autant que possible, faites cuire la viande au four classique ou à micro-ondes ou au gril au lieu de la griller au barbecue ou de la frire à haute températures. Vous réduirez ainsi la formation de substances potentiellement nocives.

Le calcium

La valeur des fibres, des aliments pauvres en graisses et des nutriments anti-oxydants pour la prévention du cancer est déjà impressionnante, mais ce n'est pas tout. En effet, des chercheurs ont récemment constaté un lien entre deux autres nutriments et la réduction du risque de cancer.

Ces deux nutriments sont le calcium et la vitamine D. Les deux sont connus depuis longtemps pour leur rôle dans la formation osseuse, mais ils semblent aussi aider à prévenir le cancer. Lors d'une étude novatrice publiée en 1985, le Dr Shekelle et ses collègues ont décelé une corrélation indéniable entre un apport élevé en calcium et la diminution du risque de cancer du côlon.

Ces résultats ont débouché sur de nouvelles données concernant le calcium, mais aussi la vitamine D. Nous avons évoqué plus haut une énigme encore non résolue : pourquoi les New-Yorkais vivant leur retraite en Floride sont-ils exposés à un moindre risque de cancer du côlon que ceux qui restent dans le nord des Etats-Unis. Ces nouvelles données apportent une ébauche de réponse. Les résidents de Floride produisent davantage de vitamine D (cette vitamine est synthétisée quand l'organisme est exposé au soleil) car ils vivent beaucoup plus à l'extérieur que les septentrionaux. La vitamine D favorise la résorption du calcium qui, en retour, stimule nos défenses anticancéreuses.

Nous sommes persuadés qu'un jour, le calcium sera jugé aussi important pour la prévention du cancer que pour la santé osseuse.

La prévention est au menu

Ce régime de sept jours comporte les nutriments-clés pour prévenir le cancer avec un apport en graisses limité.

Jour 1

Petit déjeuner
>   30 grammes de Weetabix®
>   1 orange
>   250 g de yaourt nature allégé
>   235 ml de lait écrémé
>   Café

Déjeuner
>   85 grammes de thon au naturel
>   1 cs de mayonnaise allégée
>   Salade (quelques feuilles de laitue, 5 radis, 2 branches de céleri
>   et 2 cs de vinaigrette sans huile)
>   Thé glacé

Collation
>   235 ml de lait écrémé
>   2 tranches de pain d'épice

Dîner
>   110 grammes de bifteck de flanchet
>   1 pomme de terre au four
>   120 g de petits pois
>   135 g de salade de fruits

Jour 2

Petit déjeuner
>   30 g de flocons de blé
>   235 ml de lait écrémé
>   1/2 pamplemousse rose
>   1 tranche de pain à la cannelle
>   60 g de compote de pommes
>   Café

(suite)

La prévention est au menu (suite)

Déjeuner
>   Salade (quelques feuilles de laitue, 30 g d'épinards, 1/2 tomate
>   fraîche, 8 tranches de concombre, 2 branches de céleri et
>   1 cs de vinaigrette allégée)
>   1 pomme
>   3 Wasa® pain spécial croustillant
>   250 g de fromage blanc à 10% ou 0% de matière grasse
>   120 ml de jus d'orange

Collation
>   250 g de yaourt à la vanille allégé
>   40 g de myrtilles

Dîner
>   85 grammes de blanc de dinde
>   2 tranches de pain
>   85 g de haricots verts
>   1 épi de maïs
>   5 g de margarine

Jour 3

Petit déjeuner
>   2 galettes de riz
>   250 g de yaourt à la vanille maigre
>   85 g de germe de blé grillé
>   75 g de fraises fraîches
>   5 g de margarine
>   120 ml de lait écrémé
>   Café

Déjeuner
>   Sandwich à la dinde (85 grammes de blanc de dinde,
>   2 tranches de pain de blé complet, 2 cs de yaourt nature
>   allégé, 1/2 poivron vert, 1 carotte)
>   Thé glacé

Collation
>   1 banane

Dîner
110 grammes de sole pochée
1/2 courge et 70 g de compote de pommes
12 asperges
1 tranche de pain aux céréales entières avec de la confiture
235 ml de lait écrémé

Jour 4

Petit déjeuner
30 grammes de crème de blé
235 ml de lait écrémé
185 g de pêches dans leur jus
250 g de fromage blanc à 0% ou 10% de matière grasse
Café

Déjeuner
85 grammes de thon au naturel avec 1 cs de mayonnaise
    allégée
2 Wasa® aux fibres
40 g de salade verte assaisonnée avec une vinaigrette sans huile
235 ml de jus de pomme

Collation
100 g de sorbet
75 g de fraises

Dîner
85 grammes de rôti de bœuf maigre
2 tranches de pain aux céréales entières
1 cc de ketchup
1 cc de moutarde préparée
1 cc d'oignon
90 g de céleri coupé en dés
1 carotte
1 épi de maïs
235 ml de lait écrémé   *(suite)*

La prévention est au menu (suite)

Jour 5

Petit déjeuner
>   180 g de flocons d'avoine, cuits
>   1/2 pamplemousse rose
>   250 g de yaourt aux fruits allégé
>   235 ml de lait écrémé
>   Café

Déjeuner
>   Pain grec (pita) fourré (quelques feuilles de laitue, 3 tranches de
>   blanc de dinde, 2cs d'oignon émincé, 3 radis, 1 branche de
>   céleri émincé, 1/2 poivron vert et 1 cs de vinaigrette allégée)
>   1 banane
>   Thé glacé

Collation
>   1 pomme au four
>   120 ml de lait écrémé
>   Thé

Dîner
>   110 grammes de coquilles Saint-Jacques à l'étuvée
>   Légumes variés (150 g de riz brun, 2 carottes, 65 g de brocolis
>   et 4 cs de sauce au gingembre)
>   1 tranche de pain aux céréales entières
>   5 g de margarine

Jour 6

Petit déjeuner
>   30 g de flocons de blé complet, nature
>   235 ml de lait écrémé
>   1 tranche de pain aux céréales entières grillée
>   1 cs de confiture
>   1 orange
>   Café

Déjeuner
>   Salade de pâtes au poulet (30 g de blanc de poulet sans la peau,
>   150 g de pâtes cuites froides, 1 1/2 cs de mayonnaise allégée,
>   1/2 poivron vert, 1/2 poivron rouge, 2 cs d'oignon émincé)
>   1 papaye

Thé glacé

Collation

250 g de yaourt au citron allégé

Dîner

85 grammes de bifteck d'aloyau maigre, dégraissé
1 patate douce au four
65 g de brocolis
5 g de margarine
75 g de salade de fruits avec 100 g de sorbet

Jour 7

Petit déjeuner

1 bagel (ou 2 tranches de pain) avec 60 g de compote de
pommes
235 ml de boisson au yaourt allégé
Café

Déjeuner

Salade (quelques feuilles de laitue, 40 g d'épinards, 1 carotte,
1 branche de céleri, 1/2 poivron vert et 1 cs de vinaigrette
italienne allégée)
1 tranche de pain aux céréales complètes
5 g de margarine
250 g de fromage blanc allégé
235 ml de jus d'orange

Collation

1/2 melon cantaloup garni de 75 g de fraises fraîches

Dîner

6 huîtres
80 g de haricots verts
Un bol de soupe à l'oignon
1 tranche de pain aux céréales complètes
5 g de margarine
1 pomme de terre au four
75 g de chou-fleur
65 g de yaourt allégé

CAROTTES

Les lapins ont raison!

44 calories par 100 grammes (râpées, crues)
30 calories par 100 g (en rondelles, cuites)

Les carottes sont l'une des sources de carotène les plus goûteuses, économiques et faciles à trouver. Or le carotène, la forme végétale de la vitamine A, a un intérêt potentiel pour la prévention du cancer.

D'ailleurs, le National Cancer Institute des États-Unis subventionne actuellement une douzaine d'études sur la prévention des tumeurs malignes par le carotène. Ces études font suite à des recherches ayant démontré un lien entre les aliments riches en carotène et la diminution du risque de cancer. Après avoir passé en revue des dizaines d'études, le Dr Richard Peto, un cancérologue de réputation internationale, et ses collègues ont dressé une liste des cancers susceptibles d'être prévenus par la consommation de grandes quantités de carotène. Cette liste comprend les cancers du poumon, de l'œsophage, de l'estomac, de l'intestin, de la bouche, de la gorge, de la vessie et de la prostate.

Actuellement, les Recommended Dietary Allowances (apports nutritionnels recommandés ou RDA) ne tiennent pas compte de la prévention du cancer. En fait, l'apport recommandé en carotène n'est pas spécifié et le seul RDA pertinent disponible est celui de la vitamine A totale : 5 000 unités internationales par jour, sous forme de carotène d'origine végétale ou de vitamine A préformée d'origine animale ou synthétique.

Les choses devraient bientôt changer, nous n'en doutons pas. Mais en attendant, nous préférons suivre la "recommandation Watson". Le Dr Ronald Ross Watson est chercheur en cancérologie à l'Université de l'Arizona. Dans un article publié dans le Journal of the American Dietetic Association, le Dr Watson et sa collègue, Tina Leonard, évaluent l'apport en carotène souhaitable pour prévenir le cancer à 12 500 unités internationales, soit 2,5 fois les RDA. Si cette quantité vous paraît exagérée, songez au contenu en carotène d'une seule ration de carottes. Cent dix grammes de carottes râpées fournissent 31 000 unités internationales de carotène. Comme les carottes deviennent plus denses en cuisant, les carottes cuites contiennent un peu plus de vitamine A : 38 000 unités internationales par 155 grammes. De plus, le carotène contenu dans les carottes cuites est mieux absorbé que celui des carottes crues.

Les carottes ont aussi d'autres qualités. En effet, les carottes, crues ou cuites, renferment une bonne dose de potassium, pour ainsi dire pas de graisses et beaucoup de fibres solubles. De plus, les carottes crues fournissent un peu de vitamine C.

Au marché : Pour plus de saveur, choisissez des carottes lisses, petites à moyennes et bien pointues. (Les jeunes carottes - d'environ 5 cm - sont presque toujours tendres, mais parfois fades.) Les carottes doivent être rouge orangé et fermes au toucher. Si elles sont molles, germées ou si le bout est abîmé, elles ne sont plus de la première fraîcheur. En revanche, la présence des feuilles est un signe de fraîcheur.

Trucs culinaires : Avant de ranger les carottes, enlevez les feuilles. Conservez-les au réfrigérateur dans du plastique; si elles sont fraîches, elles se garderont deux à trois semaines. Les feuilles de carottes sont plus fragiles et se conservent environ cinq jours. Pour éviter qu'elles prennent un goût amer, rangez les carottes loin des pommes.

Avant de servir les carottes, lavez-les et grattez-les (ou épluchez-les avec un économe) si la peau semble dure et défraîchie.

Peut-être préférez-vous les carottes cuites. Pour accélérer la cuisson, coupez les carottes en rondelles et faites-les cuire à la vapeur pendant 10 minutes. Pour les rendre plus goûteuses, coupez-les en diagonale; ceci augmente la surface exposée et donc la saveur. Les carottes crues sont excellentes en salade ou comme amuse-gueule.

Le plaisir : Les carottes se marient bien avec toutes sortes d'aliments sains. Voici quelques suggestions :

• Ajoutez-en dans les pâtes, les marinades de légumes ou les sautés de légumes.

• Mélangez-les avec un ou plusieurs des ingrédients suivants : panais, oranges, raisins secs, poulet, pommes de terre, brocolis ou agneau.

• Assaisonnez-les à l'estragon, à l'aneth, à la cannelle, à la muscade ou aux quatre-épices pour varier.

• Gardez les feuilles de carotte; hachez-les et ajoutez-les aux salades ou aux soupes. Elles ont bon goût et sont très nutritives.

• Utilisez-les comme édulcorant. Ajoutez des rondelles de carottes dans les soupes, les ragoûts et les sauces tomate. Elles donnent un goût sucré naturel sans apporter de sucre raffiné.

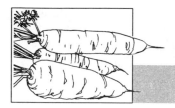

Carottes en morceaux marinées

450 g de carottes coupées
  en tranches diagonales
1 cs d'huile d'olive
2 cs de vinaigre de cidre
1 cc de moutarde de
  Dijon
une pincée de moutarde
  sèche
1 cs de menthe ciselée
1 cs d'aneth frais ciselé
  ou 1 cc d'aneth sec
1 cc de câpres, égouttées
  et émincées

Faites cuire les carottes à la vapeur jusqu'à ce qu'elles soient tendres (environ 7 à 10 minutes).

Entre temps, battez l'huile, le vinaigre et les moutardes dans un petit bol. Ajoutez la menthe, l'aneth et les câpres.

Mélangez les carottes et la vinaigrette dans un saladier. Couvrez et réfrigérez pendant au moins une heure ou toute la nuit. Servez froid.

Donne 4 portions

CÉRÉALES CHAUDES

Une attirance pour le blé chaud

Crème de blé : 55 calories par 100 grammes (cuite)
Flocons de blé complet : 65 calories par 100 g (cuits)

Dans certains pays, un petit déjeuner chaud ne se conçoit pas sans œufs au bacon. Il existe pourtant des petits déjeuners chauds plus faciles à préparer qui n'apportent pas autant de graisses et de cholestérol, comme les flocons de blé.

Les céréales chaudes sont une excellente façon de commencer la journée si vous surveillez votre consommation de sel. En effet, elles ne contiennent presque pas de sodium - ni de graisses - sauf si vous en ajoutez dans la préparation. Elles renferment aussi des protéines et des vitamines B.

Quelles sont les différences entre la crème de blé et les céréales de blé complet? Les flocons de blé complet contiennent les trois parties du grain: le son, le germe et l'endosperme. La crème de blé contient le germe mais pas le son ; elle est donc moins riches en potassium, en zinc et en fibres. La crème de blé est d'une consistance plus légère et est souvent additionnée de fer, ce qui la rend plus riche en cet élément que les flocons de blé complet.

Crème de blé

Trucs culinaires : Conservez la crème de blé dans un récipient hermétique, dans un endroit sec et frais.

Le plaisir : Vous pouvez réduire le temps de cuisson en préparant la crème de blé dans une poêle anti-adhésive d'une vingtaine de centimètres de diamètre au lieu d'une casserole normale. Servez-la avec des pommes ou des poires fraîches ou bien des morceaux de fruits secs comme des abricots ou des ananas. Pour épaissir les soupes sans y ajouter de graisses ou de sel, incorporez 2 cs de crème de blé dans une soupe pour quatre personnes. Laissez cuire à petit bouillon pendant 5 minutes en remuant souvent.

Flocons de blé entier

Au marché : Vérifiez d'abord la pureté des ingrédients, puis le temps de cuisson indiqué sur l'emballage car il varie selon la marque. Plusieurs préparations de flocons de blé contiennent d'autres grains, comme de l'orge. Elles ont très bon goût.

Trucs culinaires : Conservez les flocons dans leur emballage fermé, dans un endroit sec et frais. Après l'ouverture du paquet, gardez les flocons au réfrigérateur dans un bocal de verre à couvercle hermétique. Certaines personnes découpent le mode d'emploi sur le paquet et le conservent dans le bocal.

Le plaisir : Si un petit déjeuner composé de flocons de blé chauds, crémeux, arrosés de sirop d'érable, avec quelques noix et des morceaux de pommes, vous met l'eau à la bouche, essayez ces suggestions.

• Au lieu de les cuire à l'eau, faites cuire les flocons de blé entier dans du nectar d'abricot.

• Gardez un bocal de flocons de blé entier à portée de main pour en ajouter une poignée à vos pâtes à pain, à muffins, à crêpes et à gaufres.

• Servez-vous de flocons de blé entier pour épaissir les soupes et les ragoûts sans y ajouter de graisses.

• Souvenez-vous que beaucoup d'aromates utilisés en pâtisserie s'harmonisent parfaitement avec les flocons de blé complet. Essayez la vanille, la cannelle, la noix de muscade, quatre épices, la muscade, le gingembre et les amandes.

CÉRÉALES PRÊTES A MANGER

Et meilleures que jamais

(Voir aussi *Son, Blé*)
All-Bran® : 81 calories par 30 g
Weetabix® : 103 calories par 30 g
Fruit 'n Fibre® : 105 calories par 30 g
Multi-Cheerios® : 110 calories par 30 g
Corn Flakes® : 111 calories par 30 g
Rice Krispies® : 111 calories par 30 g

On ne peut regarder la télévision très longtemps sans s'entendre rappeler que le son et les flocons de céréales entières prêts à manger apportent des fibres bienfaisantes pour la santé. Ils contiennent pourtant bien plus que des fibres. C'est pourquoi nous aimerions vous entretenir d'un autre constituant bénéfique des céréales : les éléments minéraux.

Les céréales renferment déjà certains éléments minéraux, mais les fabricants en rajoutent pour augmenter leur valeur nutritionnelle. De ce fait, ces céréales en boîte sont souvent plus nutritives que le son non transformé. Voici quelques exemples :

• Les céréales All-Bran® sont particulièrement riches en fer, en zinc, en cuivre et en manganèse.

• Les céréales telles que Special K®, Fruit 'n Fibre®, et Weetabix® contiennent la plus forte dose de fer. (Elles sont évidemment enrichies en fer.)

Alors, pourquoi les publicistes n'insistent-t-ils pas autant sur la teneur des céréales en éléments minéraux que sur leur teneur en fibres? Sans doute parce que les nutritionnistes craignent que les fibres des céréales se lient aux éléments minéraux et réduisent leur absorption.

Pourtant, jamais personne n'a constaté de carence en éléments minéraux suite au remplacement des céréales raffinées par du son ou des céréales complètes dans une alimentation variée. Voici de quoi vous rassurer :

• Le Dr James W. Anderson de la Faculté de Médecine de l'Université du Kentucky recommande à ses patients diabétiques un régime contenant 50 g de fibres par jour (soit plus de deux fois la consommation moyenne). Certains de ses patients suivent ce régime riche en fibres depuis des années et n'ont jamais présenté de signes de malnutrition en éléments minéraux. Par précaution, le Dr Anderson leur prescrit un complément polyminéral - ce qui nous paraît beaucoup plus sensé qu'éviter ces aliments par crainte de leur effet sur la résorption des éléments minéraux.

Teneur en fibres des flocons de céréales

Mangez-vous des céréales au petit déjeuner pour leur teneur élevée en fibres?

Si oui, ce tableau vous aidera à choisir vos céréales prêtes à manger dans les magasins. Pour plus de commodité, elles sont présentées par ordre de teneur en fibres décroissante. La dose de fibres indiquée vaut pour 30 g de céréales.

Céréale	Fibres (g)
All-Bran®	8,4
100% Bran®	8
Bjorg Pétales de blé complet®	5
Son d'avoine, sec	7
Blé soufflé	5
Avoine, ordinaire, sèche	4
Gruau de maïs, sec	3
Gruau d'avoine, instantané, sec	3
Flocons d'avoine	3
Weetabix®	3
Fruit 'n Fibre®	2,5
Alpen Muesli®	2,3
Crème de blé	1
Farina, sèche	1
Corn Flakes	0,9
Rice Krispies®	0,6

SOURCE : Teneurs en fibres basées sur les valeurs compilées par le Dr James W. Anderson, Wen-Ju Chin et Beverly Sielig, HCF Research Foundation, Inc., Lexington, KY 40502 ou des étiquettes de céréales.

• Une chercheuse suédoise, Brittmarie Sandstrom, a prescrit à des patients âgés une quantité de son égale à celle contenue dans une portion de céréales All-Bran®. Or le son n'a pas réduit les concentrations sanguines de calcium, de magnésium, de zinc ou de fer de ces patients.

• Une autre étude des effets des fibres de son chez des patients âgés - utilisant des biscottes de blé ou de seigle entier - a aussi montré qu'un apport élevé de fibres ne nuisait pas à la résorption de quatre éléments minéraux : le fer, le calcium, le phosphore et le potassium.

D'après ces données, augmenter l'apport en fibres dans une alimentation variée nous semble plutôt bénéfique que nocif. Bien entendu, une alimentation composée presque exclusivement de céréales complètes peut avoir des effets néfastes. Les habitants des pays où les céréales entières constituent l'essentiel de l'alimentation sont d'ailleurs exposés à un risque certain de malnutrition minérale.

Au marché : Le choix des céréales prêtes à manger ne nécessite aucune connaissance particulière. Pour vous assurer de leur fraîcheur, vérifiez la date limite de consommation sur l'emballage. Si vous avez le nez fin, sentez l'emballage; il doit sentir le frais et la noisette, mais pas le moisi.

Trucs culinaires : Gardez les paquets de céréales bien fermés, surtout quand le temps est humide. C'est une bonne idée de les transvaser dans un récipient hermétique. Conservez-les dans un endroit sec et bien aéré.

Le plaisir : Comme leur nom l'indique, les céréales prêtes à manger se consomment sans préparation et demandent au plus un peu de lait ou de fruits. Des cuisiniers créatifs ont néanmoins trouvé beaucoup d'autres façons de les utiliser et de rehausser leur saveur.

• Ajoutez du son - écrasé ou entier - aux pâtes à muffins, à crêpes ou à gaufres. Si vous aimez une pâte légère, laissez-la reposer quelques minutes avant de la faire cuire.

• Écrasez du son entier avec un rouleau à pâtisserie, un robot ménager ou un mixeur. Utilisez-le à la place de la chapelure ou des noix concassées pour les escalopes panées ou les ragoûts en cocotte, pour remplacer un tiers de la farine dans une recette, ou pour étoffer les pains de viande et les autres plats à base de viande hachée.

• Saupoudrez du son sur les desserts glacés, les céréales chaudes ou les yaourts.

• Prenez des flocons de céréales entières, telles que les flocons de blé, comme goûter à la maison ou pendant vos randonnées (c'est très nutritif).

• Faites griller les flocons de céréales croustillants au four, puis écrasez-les au rouleau à pâtisserie. Saupoudrez-les sur les légumes, les ragoûts ou les aliments sautés pour remplacer les noix, beaucoup plus riches en calories.

• Utilisez les céréales plus fermes, des flocons de blé par exemple, pour agrémenter la soupe. Ajoutez-les juste avant de servir.

• Faites des pâtes à tarte très nutritives en pilant des flocons de céréales entières légèrement sucrés au fond du plat à tarte.

• Parsemez des miettes de céréales sur la glace à la vanille (juste avant de servir) ou sur les salades de fruits.

Même en étant très pressé, vous aurez toujours le temps d'agrémenter votre bol de céréales matinal avec des fruits frais ou secs. Par exemple, les céréales à base de maïs comme les Corn Flakes sont délicieuses avec des noix de pécan en petits morceaux et des pêches fraîches.

Teneur en sodium des céréales

Les fabricants ajoutent différents éléments minéraux bénéfiques dans leurs céréales pour les rendre meilleures pour la santé (et peut-être aussi pour mieux les vendre!). Mais certains y ajoutent aussi un élément minéral moins bénéfique pour rehausser le goût : le sodium.

En général, les céréales prêtes à manger contiennent entre 100 et 350 mg de sodium par 30 g. C'est une dose modérée, convenable pour la plupart des gens, mais pas pour tous. Si vous devez suivre un régime hyposodé strict, choisissez une céréale sans sel.

A part le sodium ajouté, vous n'avez pas à vous préoccuper de la teneur en graisses des céréales. En fait, un nombre croissant de gens mangent des céréales au petit déjeuner parce que celles-ci contiennent peu de matières grasses. Les valeurs indiquées valent pour une portion de 30 g.

Céréale	Sodium (mg)
Alpen Muesli®	60
Weetabix®	90
Pétales de blé complet	210
Fruit 'n Fibre®	210
Special K®	240
All-Bran®	270
Corn Flakes	330

Du son plus goûteux

Parmi les céréales pour le petit déjeuner, All-Bran® contient le plus de fibres. Mais regardons les choses en face : le son nature n'est pas l'ingrédient préféré des cordons-bleus. Ou, comme l'exprimait un fabricant sur un emballage de céréales : "La plupart des gens aimeraient inclure davantage de fibres dans leur alimentation, mais pas si c'est pour manger des flocons de son qui ressemblent à un mélange de brindilles et de gravier."

Eh bien, il existe maintenant des flocons de son au goût plus agréable. Même si vous détestiez le son, vous trouverez sûrement de quoi satisfaire votre goût parmi les nouvelles présentations. Si vous recherchez les bienfaits des céréales complètes ou du son, vous pouvez choisir parmi les céréales prêtes à manger suivantes :

- All-Bran®
- Flocons de blé complet
- Son de blé
- Germe de blé

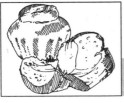

Muffins au son et à la mélasse

127 g de All-Bran®
120 ml de jus de pomme
45 g de raisins secs
125 g de farine
1 1/2 cc de bicarbonate de soude
1 œuf battu
250 g de yaourt au citron
4 cs de mélasse
60 ml d'huile de carthame ou de tournesol

Préchauffez le four à 205 °C.

Mélangez les céréales, le jus de pomme et les raisins dans un bol moyen. Laissez reposer environ 10 minutes.

Tamisez la farine et le bicarbonate de soude dans un autre bol.

Mélangez l'œuf, le yaourt, la mélasse et l'huile dans un troisième bol.

Huilez un moule à muffins à 12 alvéoles.

Lorsque les céréales sont prêtes, incorporez-y les ingrédients secs, puis les ingrédients liquides. Utilisez une grande spatule de caoutchouc pour mélanger le tout (donnez environ 20 coups de spatule vigoureux). Mettez la pâte dans le moule à muffins, en remplissant les alvéoles aux trois-quarts. Faites-les cuire au four pendant environ 20 minutes. Laissez refroidir sur une grille avant de servir.

Donne une douzaine de muffins

CERISES

La réponse aux fringales

Cerises à chair acidulée : 45 calories par 100 g (avec les noyaux)
Cerises à chair douce : 63 calories par 100 g (avec les noyaux)

Si vous êtes au régime, pensez aux cerises.

Vous ne considériez peut-être pas les cerises comme un aliment de régime, mais nous oui, et nous avons de bonnes raisons pour cela. Premièrement, les cerises fraîches conviennent aux personnes au régime qui aiment les choses sucrées. Deuxièmement, elles aident à modifier le comportement alimentaire pour suivre la règle d'or des nutritionnistes : manger lentement.

En avalant une friandise pour calmer une fringale, vous pouvez engloutir 300 calories en un rien de temps. Vous n'arriveriez pas à absorber 300 calories aussi vite en mangeant des cerises! De plus, selon les recherches menées par le Dr Henry Jordan, spécialiste de l'obésité, les aliments faciles à ingurgiter semblent faire grossir davantage, car l'organisme n'a pas le temps d'éprouver une sensation de satiété.

Les cerises ont d'autres avantages. Une portion de 115 g fournit environ 25 pour cent de l'apport nutritif recommandé en vitamine A. En fait, les cerises sont une bonne source végétale de vitamine A pour les personnes qui ne raffolent pas des légumes.

Les cerises sont tout à fait compatibles avec les régimes hyposodés : 120 g de cerises ne contiennent que 2 mg de sodium. La présence d'une dose modeste de fibres et la quasi absence de matières grasses dans ces fruits sont également favorables pour le cœur.

Au marché : Pour les cerises à chair douce (bigarreaux), choisissez des fruits rouge foncé, fermes et lisses. Les cerises à chair acidulée (montmorency, griottes) doivent être rouge clair ou jaune rosé. La queue doit être verte et solidement attachée au fruit. La qualité des cerises va de pair avec leur taille. Les grosses cerises (environ 2 cm de diamètre) ont en général une consistance et un goût plus appréciés.

Une seule cerise abîmée peut gâcher toutes les autres. Mieux vaut donc les choisir soigneusement pour éviter cela.

Trucs culinaires : Mettez immédiatement vos cerises au réfrigérateur, sans les laver ni les couvrir. Leur durée de conservation varie, mais elle peut atteindre 2 semaines. Pour certains amateurs de cerises, il n'y a rien de tel qu'une épingle à cheveux pour dénoyauter les cerises, car le U correspond juste à la taille du noyau.

Le plaisir : Les cerises à chair douce sont excellentes natures, mais aussi dans les clafoutis, les flans, les salades, les mousses et les sorbets. Les cerises à chair acidulée sont meilleures cuites, en confiture ou en compote, ou pour accompagner du poulet grillé ou au curry.

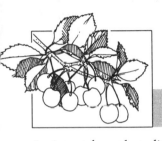

Cerises au curry

Le jus et la pulpe d'un
citron vert
1 cc de miel
1/2 cc de gingembre en
poudre
1/2 cc de cannelle en
poudre
1 cc de curry
2 feuilles de laurier
260 g de cerises à chair
douce

Dans une petite casserole, mélangez le jus et la pulpe de citron vert, le miel, le gingembre, la cannelle, le curry et les feuilles de laurier. Faites chauffer à feu doux jusqu'à ce que le miel devienne liquide. Mélangez bien. Retirez du feu.

Rincez et dénoyautez les cerises, puis versez-les, encore mouillées, dans la casserole. Faites mijoter à feu moyen en remuant souvent jusqu'à ce que les cerises soient légèrement flétries et bien enrobées du mélange au curry. Servez chaud avec de la viande ou de la volaille rôtie.

Donne environ 300 g

CHOLESTÉROL

L'abominable corps gras

L'alimentation est la meilleure thérapeutique pour avoir un cœur sain, et surtout pour vaincre l'excès de cholestérol.

Il y a 30 ans, le Comité National d'Education Sanitaire était le premier organisme officiel américain à avoir approuvé les régimes anti-cholestérol. L'Institut National du Cœur, des Poumons et du Sang s'est rangé à cette position il y a quelques années seulement. Entre temps, des dizaines de comités d'experts ont souscrit à cette opinion.

Le plus étonnant à nos yeux n'est pas le nombre d'adeptes, mais la similitude des méthodes recommandées pour réduire le cholestérol. En fait, les conseils prodigués aujourd'hui sont les mêmes qu'il y a vingt ans.

- Mangez davantage de fruits et de légumes.
- Dans vos menus, remplacez en partie la viande par du poisson, du poulet, des haricots secs et des céréales.
- Pour la viande rouge, choisissez des morceaux maigres (rond, rumsteck, flanchet) et dégraissez-les bien.
- Remplacez le lait entier et ses dérivés (crème glacée, la plupart des fromages à pâte dure, certains yaourts) par des produits à base de lait demi-écrémé ou écrémé (fromages et yaourts allégés, glace au lait).
- Au lieu du beurre et des graisses solides, utilisez de la margarine ou des huiles végétales liquides (soja, maïs, tournesol et carthame), sans oublier qu'elles sont également riches en calories et doivent être consommées avec modération.

Nous pouvons maintenant ajouter un autre conseil : mangez du poisson riche en acides gras oméga-3 deux ou trois fois par semaine. Si vous avez suivi les actualités en diététique, vous savez que le pouvoir anti-cholestérol des acides gras oméga-3 est la plus grande découverte en nutrition protectrice des dernières années.

Les bienfaits du poisson

Évidemment, le poisson n'est pas un nouveau venu en diététique. On l'a toujours recommandé pour les régimes anti cholestérol en raison de sa faible teneur en graisses saturées. De plus, il contient des graisses insaturées qui aident à abaisser le taux de cholestérol. Mais on a découvert récemment que les graisses insaturées contenues dans le poisson réduisaient davantage le cholestérol qu'on ne le pensait.

Les graisses insaturées du poisson ont longtemps été considérées comme équivalentes aux huiles végétales pour réduire le taux de cholestérol. Pourtant, des recherches menées à l'Université des Sciences de la Santé de l'Orégon et ailleurs ont démontré la supériorité de l'huile de poisson pour lutter contre l'excès de cholestérol et de triglycérides. Ces données, publiées dans le New England Journal of Medecine en 1985, ont attiré l'attention sur le poisson comme jamais auparavant.

Au même moment, on a découvert d'autres bienfaits de l'huile de poisson pour le cœur. Des cardiologues, intrigués par la rareté des crises cardiaques chez les Esquimaux, ont constaté que les acides oméga-3 présents dans leur alimentation riche en poisson rendaient leur sang plus fluide (moins coagulable). Une coagulation normale est bien sûr essentielle à la survie, mais la formation anormale de caillots peut menacer la vie, surtout quand les artères sont déjà indurées, obstruées et rétrécies. C'est ce qui se produit, encore trop souvent hélas, lorsqu'un caillot se loge dans une artère du cardiaque et bloque l'irrigation sanguine du cœur (infarctus du myocarde).

Suite à ces découvertes, le poisson est devenu plus populaire que jamais auprès des cardiologues. Si vous n'êtes pas grand amateur de poisson, ne désespérez pas! Il existe des gélules d'huile de poisson. Cependant, une seule gélule ne fournit pas autant d'acides gras oméga-3 qu'une part de poisson gras.

Le son d'avoine

Vous détestez vraiment le poisson? Il y a d'autres aliments dont le goût vous plaira peut-être davantage : le son d'avoine et les haricots.

Il fut un temps où les nutritionnistes croyaient qu'aucun aliment ne pouvait réduire notablement le cholestérol sanguin. Puis le Dr James W. Anderson et ses collègues de l'Université du Kentucky vinrent les contredire. Une série d'études réalisées par ces chercheurs ont démontré que :

• Le fait de manger chaque jour deux gros muffins au son d'avoine abaissait d'environ 10 pour cent le taux de cholestérol d'étudiants bien portants.

(suite page 121)

Les faits sur l'huile de poisson

Voici tout ce que vous avez toujours voulu savoir sur les acides gras oméga-3 contenus dans le poisson. Le tableau ci-dessous fournit la teneur en acides gras oméga-3 pour une petite portion de 100 g.

Comme vous pouvez le constater, les poissons les plus riches en ces acides gras en contiennent au moins 1 gramme (ou 1 000 milligrammes). Une gélule d'huile de poisson en contient 0,3 gramme (ou 300 mg). Il faut donc 3 1/3 gélules pour obtenir 1 gramme d'acides gras oméga-3.

Pour calculer le nombre de gélules d'huile de poisson à prendre pour remplacer le poisson de votre choix, prenez le contenu en acides gras oméga-3 de ce poisson, multipliez-le par 10 et divisez-le par 3. Par exemple, si le poisson contient 1,5 grammes d'acides gras oméga-3, 1,5 x 10 = 15 et 15 : 3 = 5. Il faut donc prendre 5 gélules d'huile de poisson pour obtenir l'équivalent de ce poisson.

Vous préférez tirer vos oméga-3 directement du poisson? Si oui, les spécialistes recommandent au moins deux portions par semaine. Si vous êtes particulièrement prédisposés aux crises cardiaques, nous recommandons d'en manger encore plus souvent.

Aliment (100 g., cru sauf indication contraire)	Acides gras oméga-3 (g)
Poissons	
Maquereau, Atlantique	2,5
Anchois, en conserve	2,1
Saumon, Atlantique	1,7
Saumon, rose, en conserve	1,7
Hareng, Atlantique	1,7
Corégone	1,4
Thon rouge, frais	1,2
Requin	0,9

Aliment	Acides gras oméga-3 (g)
Bar d'Amérique	0,8
Poisson bleu	0,8
Espadon	0,8
Bar d'eau douce	0,7
Truite arc-en-ciel	0,7
Anguille	0,6
Flétan, Atlantique et Pacifique	0,4
Lieu, Atlantique	0,4
Truite de mer	0,4
Perche	0,3
Brochet, vairon	0,3
Vivaneau	0,3
Merlu (colin)	0,3
Morue, Atlantique	0,2
Poissons plats (carrelet et sole)	0,2
Aiglefin	0,2
Sandre	0,1
Crustacés et mollusques	
Moules, bleues	0,5
Huîtres, est	0,5
Crevettes	0,5
Calmar	0,5
Crabe bleu	0,3
Écrevisses	0,2
Coquilles Saint-Jacques	0,2
Palourdes	0,1

SOURCE : Informations fournies gracieusement dans Nutrition Action, septembre 1984.

• Chez des hommes ayant un taux excessif de cholestérol, l'augmentation de l'apport en son d'avoine (environ 100 g par jour sous forme de céréales chaudes ou de muffins) a réduit ce taux de 20 pour cent.

• Chez ces mêmes hommes, la consommation quotidienne de 100 g de haricots secs (rouges ou pie) cuits, dans une soupe ou comme plat d'accompagnement, a aussi réduit le taux de cholestérol d'environ 20 pour cent.

Vous vous demandez peut-être quels constituants du son d'avoine et des haricots abaissent le cholestérol. Eh bien, ce sont leurs fibres, ou plus exactement leurs fibres solubles. Les fibres solubles se lient au cholestérol et sont éliminées de l'organisme.

La solution des fibres solubles

Comment le son d'avoine et les haricots secs réduisent-ils le cholestérol sanguin? Selon les scientifiques, cette propriété est attribuable aux fibres solubles qu'ils contiennent.

Pour le moment, seuls le son d'avoine et les haricots sont connus pour marcher, mais les scientifiques pensent pouvoir trouver d'autres aliments riches en fibres solubles aptes à abaisser le cholestérol. N'oubliez pas cependant, qu'il faut consommer ces aliments en assez grande quantité (plus d'une portion par jour) pour obtenir les effets recherchés. Nous vous suggérons de manger chaque jour quatre portions des aliments suivants :

• Pommes (2 moyennes)
• Abricots (2 crus)
• Banane (1 1/2 moyenne)
• Haricots, rouges ou pie (55 g, cuits)
• Haricots de Lima (50 g, cuits)
• Haricots blancs (90 g, cuits)
• Brocolis (115 g, cuits)
• Chou-fleur (75 g, cru)
• Pois chiches (80 g, cuits)

Au vu de ces résultats, l'équipe du Dr Anderson recommande de manger 100 g par jour de son d'avoine ou de haricots secs. Ceci représente deux bonnes rations par jour.

Ce sont d'excellentes nouvelles si vous cherchez un moyen simple pour réduire votre taux de cholestérol. Mais elles ne vous permettent pas pour autant de manger tous les aliments riches en graisses à volonté. Si le son d'avoine ou les haricots ne suffisent pas à normaliser votre cholestérol, vous devrez restreindre votre consommation de graisses saturées et de cholestérol, ou mieux, inclure du son d'avoine ou des haricots dans votre régime pauvre en graisses. Vous trouverez des tas d'idées pour cuisiner les haricots et le son d'avoine pages 202 et 409.

- Maïs (80 g)
- Aubergine (100 g, cuite)
- Figues (2 moyennes)
- Légumes verts (feuilles) : chou vert, chou frisé, chou rosette, moutarde, ou navet (130 g, cuits)
- Laitue, vert foncé ou en feuilles (60 g)
- Son d'avoine (30 g, sec)
- Flocons d'avoine (175 g, cuits)
- Gombos (120 g)
- Pois, doliques à œil noir (40 g, cuits)
- Petits pois (80 g)
- Pois cassés (100 g, cuits)
- Pomme de terre (3/4 moyenne, au four)
- Pruneaux (5)
- Courgettes (135 g)

NOTE : D'autres aliments végétaux contiennent des fibres solubles, mais en moins grande quantité que ceux énumérés ci-dessus. Nous nous sommes limités aux aliments les plus riches en fibres solubles pour des raisons de simplicité, mais nous ne nions pas que les fibres solubles contenues dans les aliments non cités puissent aussi contribuer à abaisser le cholestérol.

Vaincre le cholestérol

Pour diminuer son cholestérol, la clé est de restreindre les aliments riches en graisses saturées et en cholestérol. Nous avons préparé pour vous des menus à base d'aliments bon pour le cœur, comme les fruits, les légumes, le poisson, les haricots secs et le son. De quoi vous faire du bien au cœur!

Jour 1

Petit déjeuner
   240 g de flocons d'avoine, cuits
   1 banane
   1 tranche de pain ou 1 morceau de baguette
   5 g de margarine riche en acides gras polyinsaturés
   235 ml de jus d'orange
   café

Déjeuner
   85 g de blanc de dinde
   1 tranche de pain complet
   quelques feuilles de laitue
   1 tomate fraîche
   1/2 cs de mayonnaise allégée
   150 g de fraises fraîches
   235 ml de lait écrémé

Goûter
   235 ml de lait écrémé
   1 papaye
   2 biscottes de seigle

Dîner
   85 g de filet de sole, vapeur, avec du citron
   30 g d'amandes effilées
   6 asperges
   50 g de chou-fleur
   1 pomme de terre au four
   15 g de margarine riche en acides gras polyinsaturés
   235 ml de lait écrémé

Jour 2

Petit déjeuner
>   30 g de céréales prêtes à l'emploi au son d'avoine
>   1 pomme
>   300 ml de lait écrémé
>   1 tranche de pain de seigle
>   5 g de margarine
>   café ou thé

Déjeuner
>   Salade mixte (60 g d'épinards frais, 1 branche de céleri, 25 g de
>   croûtons ou de cubes de pain sec, 3 grosses olives noires
>   dénoyautées, 6 tranches de concombre avec la peau, 1 carotte
>   moyenne râpée, 4 radis, huile d'olive à volonté).
>   1/2 blanc de poulet

Goûter
>   160 g de melon cantaloup

Dîner
>   85 g de saumon grillé ou au four
>   100 g de riz brun
>   80 g de choux de Bruxelles
>   40 g de champignons en tranches
>   10 g de margarine riche en acides gras polyinsaturés
>   1 tranche de pain d'épice
>   150 g de fraises
>   35 g de mûres

Jour 3

Petit déjeuner
>   2 muffins au son d'avoine
>   5 g de margarine riche en acides gras polyinsaturés
>   1/2 pamplemousse blanc
>   1 cc de miel
>   235 ml de lait écrémé
>   café

(suite)

Vaincre le cholestérol (suite)

Déjeuner
2 tranches de pain complet
1 cs de gelée ou de confiture
2 cs de purée de cacahuète
1 carotte crue
55 g de salade mixte
235 ml de lait écrémé

Goûter
300 ml de thé glacé
5 dattes sèches hachées

Dîner
85 g de côtelette de veau au four
1 pomme de terre au four
150 g de potiron au four
80 g de petits pois
15 g de margarine riche en acides gras polyinsaturés
235 ml de lait écrémé

Jour 4

Petit déjeuner
2 muffins au son d'avoine avec de la compote de pruneaux
120 ml de jus d'orange
1 chocolat chaud au lait écrémé

Déjeuner
1 pita ou 2 tranches de pain
quelques feuilles de laitue
30 g d'épinards frais
1 tranche de fromage allégé
80 g de pois chiches
1/2 tomate fraîche
2 tranches d'oignon
1/2 poivron vert
25 g de croûtons ou de cubes de pain sec
2 cs de vinaigrette allégée
235 ml de lait écrémé

Goûter
  1 kiwi
  125 g de yaourt allégé à la vanille

Dîner
  85 grammes de bifteck de flanchet grillé
  160 g de petits pois et carottes avec des oignons
  130 g de salade de pommmes de terre (sans œufs)
  7 g de margarine
  235 ml de lait écrémé
  1 tranche de pastèque

Jour 5

Petit déjeuncr
  30 g de Weetabix®
  1 orange
  1 tranche de pain de seigle
  5 g de margarine riche en acides gras polyinsaturés
  1/2 cs ml de gelée ou de marmalade
  235 ml de lait écrémé
  café

Déjeuner
  2 cs de noix de Grenoble (ou du Périgord) hachées
  1/2 pomme en quartiers
  85 g de thon au naturel
  1/2 cs de mayonnaise allégée
  quelques feuilles de laitue
  2 muffins au son d'avoine
  4 tranches d'ananas (en boîte, au jus)
  235 ml de lait écrémé

Goûter
  235 ml de lait écrémé
  1 galette d'avoine aux carottes (faite avec de l'huile)   *(suite)*

Vaincre le cholestérol (suite)

Dîner
    85 g de blanc de poulet rôti
    135 g d'épinards cuits
    150 g de riz brun
    15 g de margarine riche en acides gras polyinsaturés
    95 g de haricots pie
    150 g de fraises fraîches
    235 ml de thé glacé

Jour 6

Petit déjeuner
    235 g de son d'avoine, cuit
    1 pomme
    235 ml de lait écrémé
    café ou thé

Déjeuner
    Sandwich au tofu (fromage de soja) (1 tranche de pain de seigle,
        5 g de margarine riche en acides gras polyinsaturés, 1 morceau
        de tofu, 1 tranche de fromage allégé)
    55 g de haricots verts
    5 gaufrettes à la vanille
    235 ml de lait écrémé
    1 banane

Goûter
    235 ml de jus de pomme
    30 g de cacahuètes

Dîner
    240 g d'huîtres
    Salade (45 g de brocoli, 1 carotte, 1/2 tomate, 2 cc d'huile, vinaigre
        à volonté)
    75 g de chou vert cuit
    1 patate douce au four
    7 g de margarine riche en acides gras polyinsaturés
    235 ml de lait écrémé
    100 g de sorbet aux framboises
    80 g de melon cantaloup

Jour 7

Petit déjeuner
>   2 muffins au son d'avoine
>   10 g de margarine riche en acides gras polyinsaturés
>   1 cs de confiture ou marmelade
>   160 g de melon cantaloup
>   235 ml de lait écrémé
>   café

Déjeuner
>   Salade de thon et fruit (1 papaye, 85 g de thon au naturel, 1 cs de
>   mayonnaise allégée)
>   1 tranche de pain complet
>   quelques feuilles de laitue
>   1 tomate moyenne
>   2 cc d'huile, plus vinaigre et fines herbes à volonté
>   235 ml de thé glacé

Goûter
>   4 biscuits aux figues
>   180 ml de lait écrémé

Dîner
>   85 g de blanc de poulet rôti
>   70 g de brocolis
>   2 morceaux de baguette
>   5 g de margarine riche en acides gras polyinsaturés
>   1 pomme au four avec 65 g de glace au lait parfum vanille et 1 cs
>   de noix de Grenoble pilées
>   235 ml de lait écrémé.

CHOU VERT OU ROUGE

Le régime au chou à la une

Chou vert :   *22 calories par 100 grammes (râpé, cru)*
                 19 calories par 100 grammes (râpé, cuit)
Chou rouge : *26 calories par 100 grammes (râpé, cru)*
                 19 calories par 100 grammes (râpé, cuit)

Si vous êtes prêt à adopter un nouveau légume, permettez-nous de vous suggérer le chou. De tous les aliments auxquels on prête maintenant des propriétés anticancéreuses, peu valent le chou.

Pour vous en donner une idée, mentionnons l'étude menée par le Dr Saxon Graham et ses collègues, à Buffalo, dans l'état de New York. Les membres de l'équipe de recherche du Dr Graham ont questionné des personnes atteintes ou non de cancer du côlon sur leurs habitudes alimentaires. Ils ont ainsi constaté que parmi les personnes qui ne mangeaient jamais de chou, le risque de cancer du côlon était égal au triple de celui observé trois fois parmi celles qui en mangeaient au moins une fois par semaine. Evidemment, les experts ne recommandent pas uniquement le chou, mais aussi les autres membres de cette famille d'aliments.

L'idée que certains composants du chou aident à combattre les effets nuisibles des agents cancérigènes a bien sûr suscité beaucoup d'intérêt. Mais le chou a beaucoup d'autres avantages. Il apporte peu de calories, ne contient presque pas de graisses et de sodium et, comme vous pourriez vous y attendre, il est assez riche en fibres. (A cet égard, le chou rouge est légèrement supérieur aux autres types de chou.) En outre, 235 ml de chou procurent les deux tiers de l'apport recommandé en vitamine C.

Au marché : Les meilleurs choux sont lourds pour leur taille et ont des feuilles croquantes et colorées. Évitez les choux dont les feuilles extérieures sont abîmées ou fanées. Si des feuilles semblent avoir été cassées - autrement dit, si les feuilles externes ont l'aspect des feuilles internes - méfiez-vous! Ce peut être un vieux chou dont on a enlevé les feuilles superficielles pour lui donner l'air frais.

Enveloppez le chou dans du plastique et gardez-le au réfrigérateur, de préférence dans le tiroir à légumes. Le chou est parmi les légumes frais les plus résistants; s'il est conservé correctement, il se garde deux à trois semaines. Un chou moyen donne environ 1 kilo de chou râpé.

Pour éliminer l'odeur du chou

Si vous aimez le goût du chou mais pas l'odeur qu'il dégage pendant la cuisson, voici deux trucs utiles :

Ajoutez une noix de Grenoble entière (dans sa coquille) ou une branche de céleri à l'eau de cuisson. Sinon, choisissez un mode de cuisson rapide et sain, comme la cuisson au four à micro-ondes ou au wok.

En procédant ainsi, vous minimiserez cette odeur caractéristique du chou.

Le chou a un côté caméléon. Si on le conserve longtemps, le chou vert perd sa couleur et blanchit. (Certaines variétés de chou sont naturellement blanches; on les utilise surtout pour faire la choucroute.) Le chou rouge, pour sa part, déteint quand on le coupe ou à la cuisson, et il colore les autres ingrédients en rouge bleuâtre.

Trucs culinaires : Lorsque vous préparez du chou, enlevez les feuilles extérieures et lavez-le bien. Otez la queue jusqu'à la base de la tête. Si vous remarquez un cercle jaune au centre, cette partie sera amère et piquante; mangez uniquement la périphérie de la tête.

Râpez le chou ou coupez-le en lamelles pour l'incorporer dans des salades. Vous pouvez même râper le cœur. Si vous vous servez d'un robot ménager, utilisez la lame à trancher, car la lame à râper couperait le chou trop fin.

Nous aimons le chou à l'étuvée. Il suffit de le couper en gros morceaux et de le faire cuire à la vapeur pendant 10 à 15 minutes. Vous pouvez aussi le braiser, le faire sauter ou le cuire au four à micro-ondes.

Le plaisir : Vous pouvez faire sauter du chou rouge avec des pommes à cuire et une pincée de muscade fraîchement râpée, puis le servir avec du poulet grillé.

Vous pouvez aussi vous servir d'un chou évidé pour présenter une sauce. Vous pourrez ensuite le râper et l'incorporer dans une salade, avec un assaisonnement au fenouil, au cumin, à l'oignon, au curry, aux agrumes, aux panais ou aux carottes.

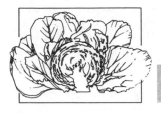

Chou sauté au fenouil

1 cs d'huile d'olive

2 gousses d'ail émincées

1 cs de graines de fenouil

3 ciboules émincées

280 g de chou râpé

2 cs de parmesan fraîchement râpé

Faites chauffer l'huile à feu moyen dans une très grande poêle. (Si la poêle est trop petite, le chou va être trop ramolli.) Ajoutez l'ail, le fenouil, les ciboules et le chou et faites sauter le tout jusqu'à ce que le chou soit cuit, mais encore croquant (environ 5 minutes).

Mettez le chou dans un grand bol de service, saupoudrez de parmesan et servez chaud.

Donne 4 portions

CHOU-FLEUR

De la santé dans chaque bouchée

24 calories par 100 g (cru)
24 calories par 100 g (cuit)

C'est vrai que le chou-fleur coûte cher. Mais, du point de vue nutritif, il en vaut vraiment la peine. Il figure d'ailleurs sur la liste des légumes que le Comité de Régime, Nutrition et Cancer de l'Académie Nationale des Sciences (des Etats-Unis) recommande pour prévenir le cancer.

Ledit comité a émis cette recommandation après avoir examiné des rapports de recherche selon lesquels "certains légumes, notamment les crucifères (famille des choux), semblent protéger de divers cancers". Toutefois, lors de la publication de son rapport de 1984, le comité déclarait que "dans l'état actuel des connaissances, la ou les substances actives ne peuvent être identifiées".

En d'autres termes, cette sorte de légume contient quelque chose de bon, mais on ne sait pas encore quoi. Certains d'entre vous demeureront sceptiques jusqu'à l'identification du composant bénéfique. De toute façon, le chou-fleur a beaucoup d'autres propriétés officielles et suffisantes pour le qualifier d'aliment sain. Il est :

- pauvre en calories, en graisses et en sodium,
- assez riche en vitamine C (une portion de 100 g fournit la totalité des RDA),
- une bonne source de minéral potassium,
- une source de fibres.

Au marché : La taille, le poids et la couleur sont les caractéristiques dont il faut tenir compte pour choisir un chou-fleur. Un bon chou-fleur a une tête ferme, compacte, lourde, blanche à ivoire, entourée de feuilles tendres et vertes. Des taches brunes sur la tête ou un début d'ouverture des fleurs sont des signes que le chou-fleur n'est plus très frais.

Le chou-fleur pourpre se répand. Il est d'un beau vert pourpré, mais il se choisit de la même façon que le chou-fleur blanc.

Trucs culinaires : Emballez le chou-fleur dans un sac de plastique perforé et gardez-le au réfrigérateur sans le laver. Il se conserve environ sept jours. En l'entreposant sans le laver et en l'utilisant le plus rapidement possible, vous éviterez l'apparition des taches brunes.

131

Certaines personnes adorent le chou-fleur cru, mais si vous le préfé-rez cuit, faites-le à la vapeur. Lavez le chou-fleur, coupez-le en morceaux et faites-le cuire à la vapeur pendant 10 minutes.

Le plaisir : Voici quelques façons d'apprêter le chou-fleur, plus quelques indications pour les novices en la matière.

• Pour composer un plat d'accompagnement rapide et néanmoins raffiné, assaisonnez le chou-fleur à peine refroidi d'huile d'olive et d'aneth frais ciselé.

• Pour une présentation plus fantaisiste, faites blanchir le chou-fleur - sans trop cuire - et faites-le mariner dans du jus de citron et un peu d'huile d'olive additionnés de graines de cumin.

• Si votre eau est dure, vous pouvez empêcher le chou-fleur de jaunir en ajoutant 5 ml de jus de citron à l'eau de cuisson. Ne vous étonnez pas de trouver du chou-fleur rose; certaines variétés rosissent quand on les conserve en boîte ou dans du vinaigre. Selon les spécialistes, ce changement de couleur n'affecte pas le goût.

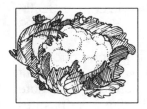

Chou-fleur à la sauce moutarde et à l'aneth

350 ml de bouillon de
   poulet
1 cc de graines d'aneth
3 feuilles de laurier
1 chou-fleur (450 g)
   coupé en morceaux de
   la taille d'une bouchée
2 cc de moutarde de
   Dijon
1 cc d'aneth frais ciselé

Versez le bouillon dans une casserole et ajoutez-y les graines d'aneth et les feuilles de laurier. Couvrez et portez à ébullition. Ajoutez le chou-fleur, couvrez-le et laissez-le mijoter jusqu'à ce qu'il soit tendre (environ 7 à 8 minutes).

Otez le couvercle et mettez la casserole au réfrigérateur. Laissez le chou-fleur refroidir dans son bouillon pendant environ 30 minutes.

Égouttez le chou-fleur (gardez le bouillon) et déposez-le sur un plat de service. Passez le bouillon, puis mélangez-en 60 ml avec la moutarde. Versez la sauce sur le chou-fleur, garnissez d'aneth ciselé et servez.

Donne 4 portions

CHOU-RAVE

Un chou d'allure étrange

29 calories par 100 g (cuit)

Le chou-rave ne ressemble guère à un chou, mais il ne vient pas d'une autre planète. Bien que peu connu dans les pays anglophones, il est très consommé dans d'autres. En outre, comme il appartient à la famille des choux (crucifères), il a déjà ses lettres de noblesse en diététique.

Mais ce n'est pas tout. Le chou-rave est plus nutritif que d'autres variétés de chou. Comme le navet, il est pauvre en sodium et en graisses, mais il est nettement plus riche en vitamine C et en potassium. Une portion de 165 g de chou-rave cuit fournit plus de 100 pour cent de l'apport journalier recommandé (RDA) en vitamine C.

Au marché : Pour une saveur et une consistance plus délicates, choisissez des choux-raves n'ayant pas plus de 8 cm de diamètre. A l'exception d'une variété mauve vif, le chou-rave doit être vert pâle. Assurez-vous que les feuilles soient bien croquantes et non fanées pour pouvoir les ajouter dans des salades.

Trucs culinaires : Pour conserver le chou-rave, séparez les feuilles des bulbes. Mettez-les dans deux sacs en plastique perforés différents et mettez-les au réfrigérateur. Les bulbes se gardent environ deux semaines, mais les feuilles sont plus périssables et se gardent juste quelques jours.

Pour préparer les bulbes, coupez-les en tranches ou en morceaux (n'essayez pas de les peler), couvrez-les d'eau et laissez-les mijoter jusqu'à ce qu'ils soient tendres (environ 25 minutes). Égouttez-les et laissez-les refroidir pour pouvoir les peler (une fois cuits, ils sont faciles à peler).

Le chou-rave cuit très vite au four à micro-ondes. Pour cuire environ une livre de chou-rave en morceaux, mettez les morceaux dans un plat à tarte de 22 cm de diamètre, ajoutez 30 ml d'eau et recouvrez le plat avec du film plastique perforé. Laissez cuire à puissance maximum pendant six minutes, en prenant soin de remuer à mi-cuisson. Laissez reposer pendant 5 minutes, ôtez la peau et servez.

Le plaisir : Le chou-rave est polyvalent, comme le montrent les suggestions suivantes.

- Remplacez les pommes de terre par du chou-rave dans les recettes de salades de pommes de terre.
- Le chou-rave se marie avec le carvi, les graines de fenouil, l'oignon, l'aneth, les carottes et le panais.
- Mixez le chou-rave dans un robot en purée et mélangez cette purée avec une quantité égale de purée de pommes de terre.

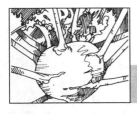

Salade crémeuse de chou-rave

450 g de choux-raves
   d'environ 5 cm de
   diamètre
3 oignons nouveaux
   émincées
1 cs d'oignon rouge
   émincé
65 g de ricotta
   demi-écrémée ou de
   fromage blanc allégé
2 cs de mayonnaise
   allégée
1 cc de moutarde à
   l'ancienne

Coupez le chou-rave en morceaux et faites-le cuire à l'étuvée, couvert, jusqu'à ce qu'il soit tendre (environ 25 minutes).

Quand le chou-rave est assez refroidi pour être manipulé, pelez-le avec les doigts. Mettez le chou-rave dans un petit saladier avec les oignons nouveaux et l'oignon.

Mélangez la ricotta avec la mayonnaise et la moutarde, dans un robot culinaire ou un mixeur, jusqu'à l'obtention d'une pâte crèmeuse. (Ne mixez pas trop pour éviter de liquéfier le mélange.)

Versez la sauce à la ricotta sur le chou-rave et mélangez bien. Servez tiède ou à température ambiante.

Donne 4 portions

CHOUX DE BRUXELLES

Le roi de la famille des choux

35 calories par 100 grammes (cuits)

Il n'y a pas de demi-mesure avec les choux de Bruxelles! On les adore ou on les déteste. Cependant, pour les diététiciens, la question n'est pas que de savoir s'ils sont bons au palais, mais aussi sont-ils bons pour la santé?

Si une personne a réfléchi à cette question, c'est bien le Dr Lee Wattenberg, professeur à la Faculté de Médecine de l'Université du Minnesota. Le Dr Wattenberg a initié l'étude des substances alimentaires capables d'inhiber le cancer. Ces substances semblent détoxifier les produits chimiques et minimiser ainsi leurs effets nocifs. Inspiré par les études ayant montré que les personnes indemnes de cancers mangeaient davantage de légumes de la famille des choux, dont les choux de Bruxelles, le Dr Wattenberg a analysé les légumes de cette famille et en a isolé le principe bénéfique : les indoles.

Un résultat obtenu par le Dr Wattenberg va particulièrement réjouir les amateurs de choux de Bruxelles. Avec ses collaborateurs, il a conçu un régime riche en choux de Bruxelles et en chou, et l'a fait suivre à des personnes jeunes en bonne santé. Ce régime a amélioré le fonctionnement du système métabolique, qui est confronté à divers agents cancérigènes.

En réalité, même sans ces découvertes intéressantes, les diététiciens continueraient à vanter les bienfaits des choux de Bruxelles. Ils constituent en effet un aliment remarquablement nutritif. Une ration de 155 g apporte :

- énormément de vitamine C,
- plus de protéines que la plupart des autres légumes,
- très peu de sodium et de graisses,
- une dose modérée de vitamine A, de vitamine B2 et de fer,
- une dose assez importante de potassium et de fibres.

Au marché : Recherchez des choux de Bruxelles fermes, à tête bien fermée et lourds pour leur taille. Le trognon doit être propre et blanc. Les petits choux très fermes et bien verts sont les plus savoureux. Évitez les choux de Bruxelles jaunes ou bruns.

Trucs culinaires : Pour conserver les choux de Bruxelles, mettez-les au réfrigérateur, dans un sac de plastique perforé, sans les laver. Ils se garderont près d'une semaine. Avant de les faire cuire, enlevez les feuille jaunies ou fanées. Si les cœurs sont durs, incisez-les en croix avec un couteau pointu afin d'obtenir de meilleurs résultats à la cuisson. Faites-les cuire jusqu'à ce qu'ils soient tendres. Vous pouvez les cuire à l'étuvée, les laisser mijoter, les blanchir, les faire bouillir, les cuire au four, les braiser ou les cuire au four à micro-ondes.

Le plaisir : Voici quelques idées pour préparer ou servir les choux de Bruxelles.

• Ajoutez des choux de Bruxelles à vos sautés de légumes.
• Laissez-les refroidir et assaisonnez-les avec une vinaigrette à l'aneth.
• Aromatisez-les avec de la moutarde, des graines de carvi, du fenouil, de l'ail ou de la sauge.
• Pour changer, goûtez-les crus. Enlevez le trognon et émincez-les. Ajoutez-en dans vos salades.

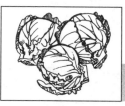

Choux de Bruxelles en papillotes

15 g de beurre doux, fondu
2 échalotes émincées
1 tomate émincée
1/2 cc de graines de carvi
1/2 cc de fenouil
450 g de choux de Bruxelles

Mélangez le beurre, les échalotes, la tomate, les graines de carvi et le fenouil dans un grand bol.

Rincez bien les choux de Bruxelles et enlevez toutes les feuilles abîmées ou brunâtres. Coupez l'extrémité de la tige puis coupez-les en tranches dans le sens de la hauteur. Ajoutez les tranches de choux de Bruxelles au mélange à la tomate et mélangez bien.

Préchauffez le four à 190 °C.

Étalez six carrés de papier d'aluminium de 30 cm de côté et répartissez également les choux sur une moitié de chacun des six carrés. Enroulez les choux dans leur feuille d'aluminium et repliez les bords de manière à former les papillotes.

Disposez les papillotes sur une plaque de cuisson et faites cuire au four jusqu'à ce que les choux soient tendres (environ 30 minutes). Utilisez des ciseaux de cuisine pour ouvrir les papillotes. Servez chaud.

Donne 6 portions

CICATRISATION DES PLAIES

Le prompt rétablissement par la nutrition

"L'opération a parfaitement réussi."

Ce sont sans doute les mots les plus rassurants que l'on puisse entendre de la bouche de son chirurgien. Mais pensez à ceci. Aussi éclatant que soit le succès de l'opération, vous n'êtes qu'à moitié guéri. Vous allez devoir récupérer pour vous remettre sur pied. D'ailleurs, comme le découvrent bon nombre de scientifiques, un prompt rétablissement dépend en grande partie d'une bonne alimentation.

Le Dr Robert L. Ruberg de l'Université de l'Ohio fait partie des chirurgiens qui reconnaissent l'importance capitale de l'alimentation dans le processus de cicatrisation. "On sait, dit le Dr Ruberg, que la malnutrition ralentit le rétablissement et entraîne une cicatrisation inadéquate ou incomplète des plaies."

La question suivante est évidente. Où est la limite entre une alimentation adéquate et une alimentation inadéquate pour un opéré récent? Le Dr Ruberg recommande avant tout un régime de base équilibré apportant assez de protéines, de glucides, de graisses, de vitamines et d'éléments minéraux.

Mais ce n'est que le début! Selon le Dr Ruberg, certains nutriments participent directement à la cicatrisation, notamment la vitamine K et les vitamines B, dont la vitamine B6, la riboflavine et la thiamine.

Parce qu'elle est essentielle à la coagulation du sang, la vitamine K aide à prévenir l'hémorragie qui risquerait de provoquer une accumulation de sang coagulé dans l'organisme (c'est-à-dire un hématome). Un hématome peut être dangereux, car il peut empêcher la cicatrisation en provoquant une infection ou une rupture des sutures.

Cependant, quelle que soit leur importance, ces nutriments ne jouent pas un rôle de premier plan, comme la vitamine C et le zinc, deux substances bien connues pour leurs effets sur la cicatrisation des plaies.

La vitamine C de la victoire

Le rôle essentiel de la vitamine C dans la cicatrisation est reconnu depuis de nombreuses années. Sans une quantité suffisante de vitamine C, l'ensemble du processus de cicatrisation peut être perturbé. Lorsque cette vitamine fait défaut, les acides aminés essentiels à la régénération des tissus sont produits dans le "mauvais ordre". En conséquence, l'organisme tente de cicatriser ses blessures en l'absence des bons matériaux pour le faire.

De plus, les "vieilles" blessures peuvent se réouvrir, même lorsque la carence en vitamine C survient longtemps après la cicatrisation. Mais ne désespérez pas pour autant! Un diagnostic judicieux et un traitement par la vitamine C renversent rapidement la situation et permettent une guérison normale.

Les plaies chirurgicales ne sont pas les seules blessures dont la cicatrisation dépend de la vitamine C. Comme l'explique un ouvrage britannique réputé, Human Nutrition and Dietetics, "les blessures de toutes sortes, notamment les brûlures et les plaies chirurgicales, augmentent l'utilisation de l'acide ascorbique (vitamine C). Les blessés ou les opérés ont besoin d'une bonne dose de vitamine C pour guérir. Les visiteurs qui apportent des fruits ou des jus de fruits à l'hôpital contribuent à leur rétablissement."

Si la vitamine C favorise la cicatrisation des plaies, est-ce que cela signifie que son effet augmente avec la quantité consommée? Pas nécessairement. Les auteurs estiment que cela n'a jamais été démontré de manière convaincante. En revanche, avant une opération chirurgicale, "il est conseillé de donner au patient une dose de 250 milligrammes d'acide ascorbique par jour jusqu'à ce qu'il recommence à manger normalement".

Le zinc

Les carences graves en vitamine C sont rares dans les pays occidentaux. Par exemple, aux États-Unis, les habitudes alimentaires et la consommation de compléments sont telles qu'un grand nombre d'Américains ont un taux de vitamine C suffisamment élevé pour que leurs plaies se cicatrisent bien. Par contre, les carences en zinc, l'élément minéral le plus reconnu pour accélérer la cicatrisation, ne sont pas aussi rares. Aux États-Unis, par exemple, on décèle parfois une légère carence en zinc même chez des enfants de familles aisées.

Le rôle du zinc dans la cicatrisation a été démontré de façon probante. Des études ont montré que les plaies cicatrisent plus lentement chez les personnes souffrant de carence en zinc et qu'en suppléant à cette carence on peut renverser la situation.

Le Dr M. W. Greaves et le Dr A. W. Skillen de l'Université de Newcastle on Tyne en Angleterre ont illustré cet effet chez 18 patients dont les ulcères de jambes ne répondaient pas aux traitements médicaux habituels. Comme il fallait s'y attendre, le taux de zinc sanguin de ce groupe de patients était inférieur à celui d'un autre groupe dont les blessures guérissaient plus rapidement. Après avoir pris un complément de zinc pendant quatre mois ou plus, la cicatrisation a commencé chez tous les patients et les plaies ulcéreuses de 13 d'entre eux ont complètement cicatrisé.

Une importante étude prouve l'effet bénéfique du zinc sur la cicatrisation des plaies opératoires. Le Dr Walter J. Porries, chirurgien-chef de l'hôpital Wright-Pattersion de la Base militaire aérienne de l'Ohio et plusieurs de ses collègues ont prescrit des compléments de zinc aux aviateurs ayant subi l'ablation de kystes pilonidaux. Ceux qui avaient pris du zinc ont cicatrisé plus vite que chez les autres. Cependant, d'autres études n'ont pas réussi à démontrer les bienfaits du zinc sur la cicatrisation des plaies chirurgicales.

Réconcilier ces données contradictoires n'est pas facile. Certains estiment que les compléments de zinc ont une influence sur la cicatrisation des plaies des patients qui manquent de zinc, mais n'ont aucun effet en l'absence de carence.

Un mauvais moment pour les régimes amaigrissants

Les médecins reconnaissent depuis longtemps que les risques opératoires sont plus grands pour les patients obèses que pour ceux dont le poids est normal. Cependant, une étude soulève des questions sur l'opportunité de mettre les patients obèses au régime pendant les jours précédant l'opération.

Le Dr J. A. Windsor, de la Faculté de Médecine de l'Université d'Auckland en Nouvelle-Zélande, a interrogé des patients au sujet de leur alimentation pendant la semaine précédant l'intervention chirurgicale. Comme il fallait s'y attendre, le Dr Windsor a découvert que les plaies des patients qui avaient mangé normalement guérissaient plus rapidement que celles de patients qui avaient suivi un régime avant leur opération.

En se fondant sur ces données, le Dr Windsor conseille vivement à ses patients d'avoir une alimentation normale avant une opération, un conseil auquel nous souscrivons pleinement.

CŒUR DE PALMIER

L'ami des régimes amaigrissants

36 calories par 100 g

Si vous deviez donner un nom à un aliment à consistance douce et à saveur délicate, l'appelleriez-vous "chou des marais" ou "cœur de palmier"? En fait, ces deux termes sont utilisés pour désigner cet aliment adoré des gourmets, mais selon nous, le deuxième convient mieux à son goût raffiné.

Les cœurs de palmier sont très appréciés au Brésil et dans certaines cuisines africaines. Cependant, ils sont encore plus prisés par les personnes au régime, car ils sont à la fois délicieux et pauvres en calories (36 par 100 g). Et si cela ne suffit pas à vous convaincre, nous ajouterons que 235 ml apportent la totalité de l'apport journalier recommandé en vitamine A!

Au marché : Comme ils sont très périssables, les cœurs de palmier se vendent presque toujours en boîte. À la maison, sortez-les de la boîte, égouttez-les et enveloppez-les dans un film de plastique avant de les mettre au réfrigérateur, où ils se garderont environ deux semaines. Les cœurs de palmier fins ont une saveur et une consistance plus agréables, que vous les mangiez crus ou cuits. (Comme on peut améliorer les cœurs de palmier plus gros en les pelant avec un économe, ne vous inquiétez pas trop de leur grosseur.)

Trucs culinaires. Pour préparer les cœurs de palmier, coupez-les en rondelles ou en lamelles avec un couteau bien aiguisé. Vous pouvez les ajouter crus dans vos salades vertes, vos légumes marinés ou vos salades de pâtes. Vous pouvez aussi en mettre dans vos ragoûts en cocotte ou les faire sauter.

Le plaisir : Ayant une saveur très délicate, les cœurs de palmier peuvent s'incorporer dans toutes sortes de plats. Voici quelques suggestions :

• Pour confectionner un plat traditionnel de Rio de Janeiro, mélangez des morceaux de cœurs de palmier avec des crevettes, du riz cuit, des poivrons doux et du safran, et faites cuire le tout au four.

140

• Coupez des cœurs de palmier en lamelles. Faites-les ensuite sauter dans de l'huile d'olive, avec des poireaux en lamelles. Saupoudrez de noix de Grenoble grillées et servez chaud comme plat principal ou d'accompagnement.

• Ajoutez des rondelles de cœurs de palmier dans vos potages ou ragoûts. Ils sont particulièrement bons dans les soupes de fruits de mer et les plats à base de gombo.

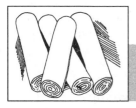

Cœurs de palmier à la vinaigrette orangée au safran

12 cœurs de palmier, rincés et coupés en rondelles
1/2 cc d'origan
1/2 cc de tiges de safran émiettées
2 cs de jus d'orange
2 cs de vinaigre de vin blanc
1 cs d'huile d'arachide

Mettez les cœurs de palmier dans un saladier.

Dans une petite écuelle, faites tremper le safran et l'origan dans 1 cs de jus d'orange. Laissez reposer pendant 2 minutes.

Dans un petit bol, battez le reste du jus d'orange avec le vinaigre et l'huile. Ajoutez l'origan, le safran et le jus d'orange à la vinaigrette et versez le tout sur les cœurs de palmier. Laissez mariner pendant une heure et servez.

Donne 4 portions

CONSTIPATION

Des réponses simples et efficaces

La constipation chronique ne met pas la vie en danger et n'est pas toujours le signe d'une santé défaillante, mais elle peut causer beaucoup d'inconfort et de désagréments. En théorie, la constipation peut toucher n'importe qui à tout moment. En réalité, elle est plus fréquente chez les personnes âgées, les femmes enceintes et les personnes qui :

• consomment peu de fibres ou de liquides ;
• ont une vie sédentaire ou sont alitées depuis longtemps ;
• souffrent de certaines maladies endocriniennes comme l'hypothyroïdie ;
• prennent certains médicaments ou compléments minéraux ;
• recourent aux lavements de longue date.

Avant d'aborder l'aspect nutritionnel, mentionnons quelques mesures éprouvées qui méritent d'être envisagées quand la constipation devient trop gênante :

• faire plus d'exercice, ce qui accélère la progression des aliments dans le tube digestif et soulage la constipation ;
• boire davantage (surtout de l'eau), pour contrôler les symptômes ;
• prendre des laxatifs sans danger (les produits qui augmentent le volume des selles, comme Normacol, Spagulax®, etc. sont les moins dangereux bien qu'ils aient certaines contre-indications), mais de façon raisonnée et seulement si les autres mesures ont échoué.
• chercher au besoin un soutien moral, si les symptômes deviennent handicapants.

Des résultats remarquables !

Même si les nutritionnistes préfèrent envisager la totalité de l'alimentation, le simple fait d'ajouter un aliment au menu peut suffire à soulager la constipation. Cet aliment, c'est évidemment le son, ou l'un de ses congénères riches en fibres.

(suite page 144)

Connaître les sources de fibres sur le bout des doigts

Une dose quotidienne de son est l'un des meilleurs moyens d'éviter la constipation. Mais tout le monde ne l'aime pas, et certaines personnes refusent même d'en manger.

Voici une liste d'autres aliments riches en fibres pour apporter un peu de diversité dans vos menus. Vous ne mettrez pas longtemps à déterminer quelles rations quotidiennes il vous faut pour être au mieux de votre forme.

Dans les quantités indiquées, tous les aliments suivants apportent au moins 3 grammes de fibres insolubles.

Aliment	Quantité
Pains et céréales pour le petit déjeuner	
All-Bran® (céréales)	30 g
Pain, seigle noir	1 tranche
Pain, blé complet	2 tranches
Germe de blé, nature	30 g
Fruits	
Mûres, fraîches	70 g
Airelles, fraîches	100 g
Cassis, frais	55 g
Poires, en conserve	125 g
Pruneaux, en conserve ou frais	60 g
Framboises, en conserve	125 g
Framboises, fraîches	100 g
Légumes	
Asperges, surgelées, cuites	135 g
Asperges, blanches, en conserve	135 g
Petits pois, nouveaux, en conserve	80 g
Petits pois, nouveaux, frais, cuits	80 g
Potiron, cuit	100 g
Haricots et pois secs	
Haricots rouges, en conserve	55 g
Haricots rouges, cuits	95 g
Haricots de Lima, nains, surgelés	85 g
Haricots de Lima, en conserve	85 g
Haricots pie, cuits	95 g
Haricots pie, crus	35 g
Doliques à œil noir, cuits	85 g
Pois cassés, cuits	100 g

Pour prévenir ou traiter la constipation, il faut manger les aliments les plus riches en fibres insolubles - son de blé et certains fruits et légumes - car ils augmentent le volume fécal et stimulent la motilité intestinale. Pour vous faciliter les choses, nous avons dressé la liste des meilleures sources de fibres insolubles (voir le tableau "Connaître les sources de fibres sur le bout des doigts").

Nous vous présentons aussi trois méthodes confirmées pour atténuer la constipation facilement et à peu de frais. Choisissez celle qui vous convient le mieux ou modifiez-les à votre gré, en y ajoutant d'autres sources de fibres insolubles indiquées dans le tableau.

Essai réussi numéro un

Cet essai, à la fois simple et efficace, a été réalisé en Suède par l'infirmière P.O. Sandman et ses collègues de l'Université d'Umea. Ils ont introduit du pain croustillant riche en fibres (Wasa Fibres®) dans l'alimentation des hommes et des femmes âgés. Ce produit, généralement vendu dans les magasins spécialisés, contient de la farine de seigle entier et du son de blé.

En mangeant entre 2 1/2 et 6 biscottes par jour (en moyenne 5), les sujets étudiés :

• ont réduit leur consommation de laxatifs de 93 pour cent;
• ont paru mieux soulagés de leur constipation qu'avec les laxatifs;
• ont conservé des taux sanguins normaux d'éléments minéraux, ce qui infirme la crainte d'une interférence entre les fibres et la nutrition minérale.

Essai réussi numéro 2

Si le goût du seigle ou du blé complet vous laisse froid(e), ne vous découragez pas. La méthode du Dr J. C. Valle-Jones, médecin à Burgess Hill en Angleterre, vous conviendra peut-être. Il a recommandé à des patients constipés de manger tous les jours deux biscuits au son d'avoine vendus au Royaume-Uni sous le nom de Lejfibre. Là-aussi, les résultats ont été excellents.

• Les symptômes de la constipation se sont formidablement amendés.
• Aucun des 50 patients ne s'est plaint d'effets secondaires ou de désagréments causés par les biscuits riches en fibres.
• De plus, les patients ont perdu en moyenne un kilo pendant le traitement de 12 semaines.

Essai réussi numéro 3

Vous voulez une méthode simple et très peu coûteuse? Adoptez celle de Brittmarie Sandstrom, une chercheuse suédoise, et de ses collègues, qui consiste à prendre 45 à 60 ml de son de blé par jour. Les personnes âgées hospitalisées ayant testé ce traitement l'ont trouvé efficace et facile à tolérer. Et le son n'a pas eu d'effet nocif sur leurs taux de calcium, magnésium, zinc et fer.

À votre tour d'essayer!

Ces essais réussis vous impressionnent? Il y en a des centaines d'autres qui démontrent, comme ceux-ci, que l'approche nutritionnelle est idéale pour traiter les symptômes de la constipation.

Il faut d'abord trouver le ou les aliments les plus efficaces chez vous, puis essayer de prendre différentes quantités de ces aliments pour déterminer les doses optimales. Ces doses varient d'une personne à l'autre et sont un peu longues à établir, mais après, vous n'aurez plus rien d'autre à faire pour remédier à votre constipation.

Excellente nouvelle, non?

Se gaver de fibres!

Une alimentation riche en fibres est beaucoup plus qu'un remède à la constipation. Elle préserve la santé du tube digestif, favorise la perte de poids et pourrait même contribuer à la prévention du cancer. Tous ces bienfaits devraient vous convaincre d'adopter une alimentation pleine de fibres. Pour vous mettre sur la bonne voie, voici un modèle de régime riche en fibres insolubles.

Jour 1

Petit déjeuner
45 g de céréales All-Bran®
1 orange
1 tranche de pain complet aux raisins
5 g de margarine
235 ml de lait écrémé
café

(suite)

Déjeuner

Sandwich jardinier (1 pita de farine de blé complète, 1/2 avocat, 1 branche de céleri, 4 radis, 1 carotte râpée, 1/2 poivron vert, 1petit oignon)
1 pomme
235 ml de lait écrémé

Dîner

70 g de bifteck d'aloyau (dégraissé)
1 pomme de terre au four
45 g de brocoli
50 g de chou-fleur
15 g de margarine
thé de votre choix

Jour 2

Petit déjeuner

45 g de céréales muesli
1 prune
235 ml de lait écrémé
café

Déjeuner

2 tranches de pain de blé entier
150 g de salade de thon
quelques feuilles de laitue
1 poire fraîche
2 branches de céleri
235 ml de lait écrémé

Goûter

2 tranches de pain d'épice

Dîner

85 g de blanc de poulet (sans la peau)
100 g de riz brun
80 g de petits pois
1 petit pain complet
2 cc de confiture

15 g de margarine
65 g de framboises fraîches avec 125 g de yaourt allégé à la vanille

Jour 3

Petit déjeuner
     245 g de gruau de maïs, cuit
     7 dattes sèches hachées
     235 ml de lait demi-écrémé
     café

Déjeuner
     85 g de blanc de dinde
     1 tranche de gruyère
     2 tranches de pain complet
     1/2 cs de mayonnaise allégée
     10 g de pousses de luzerne (alfalfa)
     1 orange
     235 ml de lait demi-écrémé

Goûter
     115 g de fraises fraîches

Dîner
     70 g de côtelette de porc (dégraissée)
     150 g d'aubergines cuites
     1 tomate fraîche à la vinaigrette
     1 tranche de pain complet
     5 g de margarine
     235 ml de lait demi-écrémé
     3 abricots frais

Jour 4

Petit déjeuner
     30 g de céréales Weetabix®
     1 banane

(suite)

Se gaver de fibres ! (suite)

300 ml de lait demi-écrémé
café

Déjeuner
2 tranches de pain complet
1 morceau de tofu (fromage de soja)
1 tranche de tomate
15 g de pousses de haricots mungos
2 cs de fromage râpé
2 cs de fromage blanc à 20% ou 0% matière grasse
235 ml de lait écrémé

Goûter
2 prunes

Dîner
120 g de carrelet
Salade mélangée (1 branche de céleri, 6 tranches de concombre,
1 petit oignon, 1/2 tomate, 1 cs de vinaigrette allégée)
1 épi de maïs
100 g de potiron au four
15 g de margarine
1 petit pain de blé complet
235 ml de lait écrémé

Jour 5

Petit déjeuner
245 g de gruau de maïs cuit
1 tranche de pain de blé complet
5 g de margarine
125 g de framboises fraîches
235 ml de lait écrémé

Déjeuner
45 g d'épinards frais
1 tomate
4 radis

1 petit oignon
6 tranches de concombre
1 œuf dur
2 biscuits de seigle
5 dattes hachées
thé de votre choix

Goûter
40 g de popcorn (maïs soufflé)

Dîner
85 g de blanc de dinde (sans la peau)
90 g de compote d'airelles
1 patate douce au four
1 tranche de pain aux sept céréales
15 g de margarine
80 g de petits pois
235 ml de lait écrémé

Jour 6

Petit déjeuner
30 g de céréales All-Bran®
115 g de fraises fraîches
235 ml de lait écrémé
café

Déjeuner
85 g de blanc de poulet (sans la peau)
1 cc de mayonnaise allégée
2 tranches de pain de blé complet
235 ml de soupe aux haricots noirs
2 branches de céleri
235 ml de lait écrémé

Goûter
70 g de raisins

(suite)

Se gaver de fibres ! (suite)

Dîner
   6 huîtres
   100 g de riz brun
   55 g de haricots verts

   15 g de margarine
   235 ml de lait écrémé
   70 g de mûres

Jour 7
Petit déjeuner
   175 ml de jus d'orange
   1 tranche de pain de blé complet
   200 g de sarrasin grillé (kasha) cuit
   1 œuf brouillé
   120 ml de lait écrémé
   café

Déjeuner
- 60 g d'épinards frais
- 1 tomate
- 4 radis
- 1 petit oignon
- 6 tranches de concombre
- 2 cs de vinaigrette allégée
- 250 g de chili aux trois haricots
- 235 ml de lait écrémé

Goûter
- 1 pomme au four
- thé de votre choix

Dîner
- 85 g de poulet (sans la peau)
- 80 g de petits pois
- 135 g de courgettes
- 235 ml de lait écrémé
- 15 g de margarine
- 125 g de framboises fraîches

COURGE D'HIVER
(Voir aussi Potiron, p. 377)

Une couleur de carotène

33 à 46 calories par 100 g (cuite)

Les courges d'hiver (Butternut, de Hubbard ou reine de table) font partie du groupe des aliments les plus riches en nutriments anticancéreux : de la vitamine C, des fibres et du carotène. Toutes les courges d'hiver contiennent du carotène, mais seules les courges Butternut et Hubbard en fournissent plus que l'apport journalier recommandé (RDA) dans une seule portion.

Leur faible teneur en sodium et en graisses en fait un aliment idéal pour les personnes souffrant de troubles cardiaques. La courge de Hubbard contient même des quantités appréciables de protéines. La courge reine de table aussi a des qualités nutritives inattendues. En effet, une portion de 245 g fournit près de 100 milligrammes de calcium.

Les courges n'ont pas toutes la même valeur nutritive. La teneur en carotène des courges d'été, c'est-à-dire, les courgettes est beaucoup moins élevée que celle de leurs congénères hivernales. Comme elles sont pauvres en sodium et en graisses, on peut les inclure dans des régimes contre l'hypertension ou amaigrissants. Mais les courges d'hiver ont une plus grande densité nutritionnelle.

Au marché : Bien qu'elles appartiennent toutes à la même famille, les différentes variétés de courge d'hiver ne se ressemblent guère. La courge reine de table est arrondie, lobée et d'un vert foncé tacheté d'orangé ou entièrement orangée. La courge Butternut est en forme de cloche et d'une teinte caramélisée, tandis que d'autres variétés sont rayées de vert. La courge de Hubbard est orange vif et bosselée. Elle peut être petite, moyenne ou grosse.

Quelle que soit leur variété, les courges doivent être lourdes pour leur taille et avoir la peau dure. Choisissez des courges qui ont encore leur queue. De cette façon, vous éviterez celles qui sont pourries à l'intérieur. Les courges ne doivent pas être meurtries, moisies ou ramollies par endroits.

152

Trucs culinaires : Conservez les courges dans un endroit frais, sec et bien ventilé. Dans des conditions idéales, elles peuvent se garder tout l'hiver. Une température de 12 degrés est idéale, mais les courges ne supportent pas des températures plus fraîches.

Les temps de cuisson varient selon la taille des morceaux et la densité de la courge. Il faut faire mijoter les tranches fines pendant environ 10 minutes. Au four à micro-ondes, la moitié d'une courge reine de table, emballée dans du papier paraffiné, met environ 6 minutes à cuire à la puissance maximale. Dans un four conventionnel à 205 °C, une courge coupée en moitié cuit en 35 minutes.

Le plaisir : Comme vous l'auriez deviné, ces courges diffèrent autant par leur goût et leur consistance que par leur aspect. La courge reine de table est excellente lorsqu'on la coupe en moitié que l'on fait cuire au four. Comme sa consistance est plus sèche, il est préférable de faire mijoter la courge Butternut et de la réduire en purée. Étant plus aqueuse, la courge de Hubbard convient aux soupes et aux ragoûts. Faites provision de ces trois types de courges et essayez les idées suivantes :

- Faites cuire des moitiés de courge reine de table au four. Farcissez-les de riz cuit, d'épinards hachés et de parmesan fraîchement râpé. Servez chaud comme plat végétarien.
- Ajoutez de la purée de courge Butternut aux pâtes à pain d'épices, à muffins et à pain.
- Ajoutez des morceaux de courge de Hubbard pelée à la soupe d'orge et de champignons. Faites mijoter jusqu'à ce que la courge soit tendre. La courge de Hubbard est excellente dans les ragoûts antillais avec du porc, des oignons et des haricots noirs.

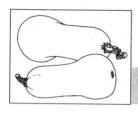

Purée de courge épicée

1 courge Butternut
   d'environ
    680 grammes
1/2 cc de macis moulu
1/2 cc de quatre-épices
graines de 2 cardamones
1 cs de sirop d'érable
10 g de beurre doux ou
de margarine

À l'aide d'un grand couteau, coupez la courge en deux et enlevez les graines (on peut les faire griller). Tranchez la courge en morceaux de 2 à 4 cm. Ajoutez de l'eau pour couvrir et faites bouillir jusqu'à ce qu'elle soit tendre, environ 20 minutes.

Faites refroidir, enlevez la peau et passez la chair au mixeur ou au robot ménager. Ajoutez le macis, les quatre-épices, les graines de cardamone, le sirop d'érable et le beurre. Mélangez jusqu'à l'obtention d'une consistance crémeuse. Servez chaud comme légume d'accompagnement avec de la dinde ou du poulet rôti.

Donne 4 portions

CRISE CARDIAQUE

Pour clore le dossier une fois pour toutes!

(Voir aussi *Angine de poitrine, Cholestérol et Triglycérides*)

La médecine a encore beaucoup de mystères à élucider. Heureusement, la crise cardiaque n'en fait pas partie. Au terme de 40 ans de recherches approfondies, nos connaissances sur l'un des principaux problèmes de santé du monde occidental sont énormes. Et plus personne ne doute du rôle majeur de la nutrition dans la prévention et le traitement des maladies cardio-vasculaires.

Vous imaginez peut-être que la crise cardiaque frappe sans crier gare, mais c'est une apparence. Si soudaine soit-elle, la crise cardiaque est le point culminant d'un processus qui évolue dans l'ombre depuis des dizaines d'années.

Voici ce qui se passe. Pendant le premier stade, très long et silencieux, les graisses et le cholestérol se déposent peu à peu sur les parois des vaisseaux sanguins. Ces dépôts graisseux grossissent lentement et rétrécissent de plus en plus l'espace libre à l'intérieur des vaisseaux. Ils provoquent en outre un durcissement (ou sclérose) des artères.

A un certain moment au cours de ce processus d'artériosclérose, il peut survenir des signes d'alarme : des douleurs thoraciques (ou d'angine de poitrine). Mais très fréquemment, ce processus reste muet jusqu'à la formation d'un caillot sanguin dans l'une des artères du cœur.

C'est trop souvent à ce stade critique que les patients réalisent l'état de leurs vaisseaux sanguins. Heureusement, la plupart des patients survivent à la première crise cardiaque. Ils cherchent alors à savoir la cause de cette crise et comment prévenir une récidive.

Les facteurs de risque

Comme vous l'avez sans doute remarqué, les professionnels de la santé hésitent à employer le mot "cause" au singulier à propos des maladies courantes. Ce n'est pas très satisfaisant, mais en sciences et en médecine, rien ne peut être affirmé avec une certitude absolue et parler de "cause" serait abusif. C'est pourquoi les médecins préfèrent parler de facteurs de risque.

Comme son nom l'indique, un facteur de risque est une habitude, une caractéristique ou une affection qui augmente la probabilité de survenue d'une maladie. Il peut s'agir de l'âge, du sexe, du nombre de grosseses, du lieu de naissance ou de résidence ... Les possibilités sont illimitées.

Le risque de crise cardiaque augmente bien sûr avec l'âge et reste plus important chez les hommes que chez les femmes. Ces deux facteurs de risques échappent à notre contrôle. D'autres sont au contraire contrôlables, car ils dépendent en grande partie de notre mode de vie. Vous connaissez sans doute déjà les principaux facteurs de risque amendables, mais nous les rappellerons à toutes fins utiles.

Un excès de cholestérol dans le sang. Depuis 30 ans déjà, des spécialistes du cœur surveillent la santé de centaines de résidents de Framingham, une ville du Massachusetts. Les résultats de cette célèbre enquête et d'autres du même style montrent que si le taux de cholestérol atteint au moins 265 mg/dl, le risque de crise cardiaque est quatre fois plus grand que si ce taux est inférieur ou égal à 190 mg/dl.

Le tabagisme. Le cancer du poumon est la conséquence la plus connue du tabagisme. Pourtant, en 1964, le fameux "Rapport sur le tabagisme et la santé" présentait déjà la cigarette comme un facteur de risque de cancer du poumon, mais aussi de crise cardiaque. Des études ultérieures ont confirmé les effets nuisibles du tabac sur la santé cardiaque, tout en apportant une bonne nouvelle : il semble qu'arrêter de fumer permette la régression des dommages. Au bout de dix ans, un ex-fumeur n'a pas plus de risque d'avoir une crise cardiaque que s'il n'avait jamais fumé.

L'hypertension artérielle. L'hypertension artérielle est le premier facteur de prédisposition aux attaques cérébrales, mais c'est aussi un facteur de risque de crise cardiaque. Le programme de dépistage et de suivi de l'hypertension mis en œuvre par le gouvernement fédéral américain a sans doute permis d'étudier le plus grand nombre de cas (plus de 10 000 personnes). Cette étude a révélé une diminution du risque de crise cardiaque lorsque la pression artérielle était convenablement équilibrée.

Ces trois facteurs de risque sont cités depuis des dizaines d'années. Mais ces derniers temps, vous avez probablement entendu parler du cholestérol HDL (lié aux lipoprotéines de haute densité), souvent appelé le "bon" cholestérol. En fait, le taux sanguin de cholestérol total n'est pas la meilleure mesure du risque cardio-vasculaire; le rapport entre le cholestérol total et le cholestérol HDL est plus instructif.

Alors pourquoi les cardiologues considèrent-ils encore le cholestérol total comme un facteur de risque à surveiller? Surtout parce qu'en général, un excès de cholestérol total n'est pas imputable au bon cholestérol (HDL) mais au mauvais (et doit donc donner l'alerte).

Une grande majorité des personnes ayant un excès de cholestérol total dans le sang ont trop de cholestérol LDL (lié aux lipoprotéines de faible densité), le "mauvais" cholestérol. Par conséquent, sauf si l'on vous trouve un taux élevé de bon cholestérol (HDL), un excès de cholestérol total doit représenter pour vous un sérieux avertissement. (Si votre taux de cholestérol HDL est faible, inspirez-vous du mode de vie des personnes ayant des taux supérieurs. Dans l'ensemble, ces personnes ont une activité physique régulière, ne fument pas et surveillent leur poids.)

Le verdict

Les recherches sur les crises cardiaques se poursuivent évidemment. Néanmoins, il y a quelques années, un programme d'étude américain subventionné par l'Institut National du Cœur, des Poumons et du Sang (INCPS) a conduit à un verdict final sur la question du cholestérol et des crises cardiaques. Cette étude d'une envergure inhabituelle, appelée l'Essai d'Intervention sur les Multiples Facteurs de Risque (EIMFR), était destinée à régler la question du cholestérol une fois pour toutes.

Beaucoup doutaient de la réussite de cet essai de réduction du taux de cholestérol, car les sujets inclus dans l'étude étaient des hommes d'âge moyen à haut risque. Ces sceptiques pensaient que cette mesure serait insuffisante et trop tardive pour ces hommes, qui avaient sans doute un excès de cholestérol depuis des décennies.

Et bien, ce pessimisme n'était pas fondé. Contre toute attente, les efforts entrepris pour abaisser le taux de cholestérol ont donné des résultats impressionnants. Selon l'INCPS, il est réellement bénéfique de diminuer le taux de cholestérol. Un essai clinique récent, réalisé chez des hommes ayant un excès de cholestérol, a démontré sans l'ombre d'un doute que les sujets prenant des mesures pour remédier à cet excès étaient moins souvent victimes de crises cardiaques que les sujets dont le taux de cholestérol restait élevé... En analysant les résultats, les auteurs de cet essai ont constaté que chaque réduction de 1 pour cent du cholestérol sanguin entraînait une diminution de 2 pour cent du nombre de crises cardiaques. Par conséquent, les hommes ayant diminué leur taux de cholestérol de 25 % ont réduit leur risque de crise cardiaque de moitié.

Au vu de ces résultats, l'INCPS a décidé de passer à l'acte sans plus tarder et a lancé un programme national d'éducation sur l'importance d'un excès de cholestérol et les moyens d'y remédier.

Votre plan d'action

Pour prendre des mesures aptes à préserver votre santé cardiaque, vous devez procéder en deux temps. La première chose à faire est de faire

Cholestérol : peser le risque

Le seuil à partir duquel un taux de cholestérol doit être considéré comme excessif est controversé depuis des années. Pendant longtemps, beaucoup de laboratoires d'analyses ont estimé que les taux inférieurs à 300 mg/dl étaient "normaux". Il s'agissait en fait d'une "normalité" au sens statistique. Autrement dit, 300 mg/dl représentait la limite supérieure des taux les plus fréquemment observés dans la population.

Mais un taux de cholestérol "normal" d'un point de vue statistique n'est pas nécessairement bon pour la santé. Cette question a d'ailleurs été débattue jusqu'à ce qu'une étude, révèle une corrélation indéniable entre l'excès de cholestérol et le risque de crise cardiaque. Ces données ont incité l'Institut National du Cœur, des Poumons et du Sang (INCPS) des Etats-Unis à prendre, en 1984, des mesures concrètes et à définir exactement les taux de cholestérol souhaitables.

Comme le taux de cholestérol a tendance à augmenter avec l'âge, l'INCPS a établi ces normes en fonction de la tranche d'âge. Les voici :

Âge	Risque modéré (mg/dl)	Risque élevé (mg/dl)
2-19	Supérieur à 170	Supérieur à 185
20-29	Supérieur à 200	Supérieur à 220
30-39	Supérieur à 220	Supérieur à 240
40 et +	Supérieur à 240	Supérieur à 260

le bilan de vos facteurs de risque pour évaluer vos chances d'éviter une crise cardiaque précoce.

Certains facteurs de risque sont faciles à chiffrer. Chacun peut préciser s'il est fumeur ou non et sa consommation de tabac. Il n'est pas non plus difficile de connaître sa pression artérielle. Vous avez peut-être un tensiomètre; sinon, vous avez sans doute remarqué les appareils sophistiqués de mesure de la pression artérielle installés dans les pharmacies. Nous sommes favorables à ces appareils, mais nous vous recommandons de faire prendre aussi votre pression artérielle par un médecin, et plus encore si vous vous trouvez personnellement une pression dans la zone à risque.

Le troisième facteur de risque à évaluer est le taux de graisses dans le sang. Pour cela, vous avez intérêt à vous rendre dans un cabinet ou un centre médical, surtout si vous souhaitez être remboursé.

Une fois ce bilan fait, on peut s'attacher à minimiser les facteurs de risque les plus préoccupants. Nous n'avons pas de régime à vous proposer pour vous aider à arrêter de fumer. En revanche, si vous avez un excès de cholestérol, une hypertension artérielle ou trop de triglycérides, vous trouverez des suggestions de régimes dans les rubriques correspondantes, pages 116, 216 et 434.

Supposons que vous ne fumiez pas et que votre tension artérielle et vos taux de lipides sanguins se situent dans les limites de la normale. Toutes nos félicitations! Nous vous conseillons cependant de continuer à surveiller votre consommation d'aliments riches en graisses, en cholestérol et en sodium. Cette stratégie préventive peut garantir votre avenir, car même s'ils sont normaux maintenant, votre tension artérielle et votre taux de cholestérol sont susceptibles d'augmenter avec l'âge. En côntrolant votre alimentation maintenant, vous avez davantage de chances d'éviter des problèmes ultérieurs. De plus, vous ne préserverez pas seulement votre cœur, mais aussi votre état de santé général.

DIABÈTE (SUCRÉ)

Les fibres à la rescousse

Le mot diabète sans plus de précisions désigne la fuite anormale d'une substance dans l'urine (ce qui entraîne une soif excessive et le besoin fréquent d'uriner), et les médecins connaissent différents types de diabète. Mais le diabète sucré est de loin le plus fréquent et dans le langage courant, on l'appelle simplement diabète, ce que nous ferons aussi à partir de maintenant.

Le diabète (sucré) est un trouble du métabolisme des sucres (ou glucides) et il impose un contrôle nutritionnel étroit.

Les deux types de diabète

On distingue deux types de diabète : les types I et II. Le type I est également appelé diabète juvénile ou maigre ou insulino-dépendant. Le type II est appelé diabète tardif ou gras ou non insulino-dépendant. Comme ces termes l'indiquent, le diabète de type I débute généralement pendant l'enfance, et le diabète de type II à l'âge adulte et même mûr. Les types I et II résultent cependant d'une anomalie du métabolisme d'une hormone importante : l'insuline.

Le diabète de type I se caractérise par une sécrétion insuffisante d'insuline, et cette déficience doit habituellement être compensée par des injections d'insuline. Le diabète de type II est au contraire caractérisé par une sécrétion excessive d'insuline, car celle-ci remplit mal sa fonction. Tout se passe comme si les diabétiques de type II étaient devenus résistants à leur propre insuline et devaient donc en produire davantage.

Le diabète de type I est relativement rare par comparaison au type II. Parmi les cinq millions d'Américains diabétiques, seuls 10 pour cent sont insulino-dépendants. La fréquence du diabète est donc attribuable au type II. C'est pourtant la forme de diabète la plus facile à prévenir et à traiter.

Piéger le coupable

D'où provient le diabète? La réponse comporte encore des incertitudes et, comme la plupart des affections chroniques, le diabète est une maladie plurifactorielle. Les spécialistes suspectent néanmoins plusieurs causes probables, notamment les suivantes :

L'hérédité (les gènes) : Les antécédents familiaux influencent beaucoup le risque de diabète.

L'obésité : Une grande majorité de diabétiques de type II ont un surpoids, et un simple amaigrissement permet souvent d'améliorer considérablement l'équilibre de leur taux de sucre dans le sang (ou glycémie).

Les virus : Pour certains chercheurs, des facteur viraux feraient le lit du diabète.

Les maladies et les médicaments : Le diabète provient parfois de maladies du pancréas ou du foie, ou de l'usage prolongé de certains médicaments vendus sur ordonnance.

Le mal du sucre : les signes révélateurs

Le diabète se traite bien désormais, mais encore faut-il l'avoir diagnostiqué.

Des analyses médicales sont évidemment nécessaires pour confirmer le diagnostic. Il y a cependant certains signes qu'aucun laboratoire d'analyses ne peut déceler mieux que vous. Soyez particulièrement vigilant à ces symptômes :

Mictions trop fréquentes : la nécessité fréquente d'uriner est habituellement le premier signe révélateur d'un excès de sucre dans le sang.

Faim, soif et perte de poids : Si le diabète n'est pas diagnostiqué et traité au premier signe, ces trois symptômes apparaissent souvent.

Les mycoses vaginales à répétition chez les femmes : l'urine sucrée est propice à la prolifération des microbes. Une mycose rebelle aux traitements doit inciter à rechercher un diabète.

Vomissements, impression de manquer d'air et coma : Ces trois symptômes sont les signes d'un diabète de type I en cours d'aggravation. Comment les éviter? Par un traitement précoce, bien sûr. On ne peut pas encore prévenir le diabète de type I, mais on peut prévenir ces symptômes.

L'incroyable régime du Dr Anderson

Pendant des décennies, on a prescrit un régime pauvre en glucides (ou hypoglucidique) à presque tous les diabétiques. Puisque ces patients métabolisent mal les glucides, il semblait logique d'en restreindre la consommation. Mais cette attitude satisfaisante en théorie s'est révélée insuffisante en pratique. Le régime hypoglucidique permettait certes de réduire le taux de sucre sanguin, mais les crises cardiaques étaient beaucoup plus fréquentes parmi les diabétiques que dans le reste de la population.

Alarmé par cet état de faits, le Dr James W. Anderson, professeur à la Faculté de Médecine de l'Université du Kentucky, a cherché à y remédier en testant différentes stratégies nutritionnelles. Au lieu de restreindre tous les glucides, le régime du Dr Anderson limitait les glucides simples (présents dans les aliments à goût sucré), mais pas les glucides complexes contenus dans les haricots secs, les céréales et les légumes.

Ce régime a donné des résultats remarquables. Conçu au départ pour protéger le cœur des diabétiques, ce régime riche en glucides complexes et en fibres est devenu le progrès le plus important depuis l'introduction de l'insuline injectable! Le Dr Anderson et d'autres chercheurs ont conduit de nombreuses études pour confirmer la valeur de ce régime, mais nous n'en citerons qu'une car elle résume toutes les autres.

Cette étude a été réalisée au début des années 70, au moment où les diabétiques étaient astreints à un régime hypoglucidique. Le Dr Anderson et ses collègues ont comparé les effets de ce régime traditionnel à ceux du régime contenant des glucides complexes et beaucoup de fibres chez treize hommes diabétiques. Voici les résultats :

L'alimentation et le diabète : la victoire d'un homme

Si vous êtes diabétique et un peu découragé, cette histoire devrait vous remonter le moral. Elle a été écrite par le Dr James W. Anderson et publiée dans Diabetes and Nutrition News (Nouvelles sur le Diabète et la Nutrition). Personne ne sait traiter le diabète par des mesures diététiques comme le Dr Anderson. L'histoire de son patient est très éloquante!

En 1974, John Moore, un homme de 38 ans atteint de diabète de type I (insulino-dépendant) depuis 14 ans, a été admis dans notre nouveau service de recherche, au Centre médical des Anciens Combattants de Lexington. Jusque là, il était traité par le régime type de l'Association Diabétologique Américaine et environ 55 unités d'insuline par jour. C'était le premier patient à expérimenter notre nouveau régime riche en glucides complexes et en fibres. Par comparaison au régime traditionnel de l'Association Diabétologique Américaine, notre régime apporte beaucoup plus de glucides complexes, quatre fois moins de graisses et quatre fois plus de fibres.

• La glycémie moyenne de ces patients a baissé de 179 mg/dl avec le régime classique à 119 mg/dl avec le nouveau régime.

• Les cinq hommes traités par des antidiabétiques oraux patients pendant qu'ils suivaient le régime traditionnel ont pu cesser de prendre ces médicaments après quelques semaines du nouveau régime.

• Chez les huit autres patients, traités au préalable par des injections d'insuline, le nouveau régime a réduit ou supprimé le besoin d'insuline.

• Avec le nouveau régime, les taux sanguins de cholestérol des patients ont considérablement baissé et leurs taux de triglycérides ont diminué d'environ 15 pour cent.

Ce régime est-il plaisant ? Pour le savoir, Linda Story, une diététicienne de l'équipe du Dr Anderson, a demandé à des patients suivant ce régime depuis quatre ans comment ils le percevaient. Au total, 80 pour cent des patients interrogés ont jugé ce régime "bon à excellent".

Pourquoi le régime Anderson marche-t-il ?

Certaines personnes s'intéressent juste à ce qui marche, mais d'autres désirent savoir pourquoi cela marche. Si vous vous rangez dans la deuxième catégorie, ce paragraphe est pour vous.

Avec ce régime, nous avons pu réduire sa dose d'insuline à 46 unités par jour (soit une diminution de 16 pour cent), mais aussi sa glycémie et son taux de cholestérol (qui a baissé de 180 à 131 mg/dl).

Comme son diabète semblait mieux équilibré et ses taux sanguins de lipides (tels que le cholestérol et les triglycérides) plus faibles, nous l'avons fait sortir de l'hôpital en lui prescrivant un régime riche en fibres à suivre à la maison. (Ce régime apporte 55 pour cent des calories sous forme de glucides complexes, 20 pour cent sous forme de protéines et 25 pour cent sous forme de graisses, et il fournit 50 grammes de fibres alimentaires par jour). Avec ce régime, sa glycémie est restée équilibrée et son taux de lipides a encore diminué. Actuellement, son diabète est bien maîtrisé avec 36 unités d'insuline par jour.

En plus d'avoir amélioré l'équilibration du diabète, le régime riche en fibre a permis au patient de se sentir mieux. Depuis qu'il suivait ce régime, il a eu moins de réactions à l'insuline et plus d'énergie. Le fait de réduire l'apport en graisses et donc les taux sanguins de lipides donne souvent cette sensation de mieux-être.

Les spécialistes du diabète ont mis des années à comprendre pourquoi les régimes pauvres en graisses et riches en fibres faisaient des merveilles. En fait, il semble y avoir plusieurs explications.

• Les régimes riches en amidon (et non en sucres simples) facilitent l'utilisation du glucose par l'organisme.
• Les aliments riches en fibres solubles ralentissent l'absorption des aliments dans le sang, ce qui atténue l'augmentation de la glycémie après la consommation de glucides.
• L'organisme est plus disponible pour brûler les glucides quand l'apport en graisses est réduit, car le métabolisme des graisses demande beaucoup d'énergie.
• Les régimes pauvres en graisses et riches en fibres favorisent en général la perte de poids, ce qui atténue le diabète de type II.

Conception du régime

Les régimes antidiabétiques doivent être adaptés aux besoins individuels en calories et en éléments nutritifs. C'est pourquoi nous ne proposons pas de menus types dans cette rubrique. Vous pourrez néanmoins vous faire une idée d'un régime pauvre en graisses et riche en fibres en consultant "La prévention est au menu", page 99, dans la rubrique "Cancer". Ce régime est assez pauvre en graisses et riche en fibres solubles destinées à minimiser l'excès de sucre dans le sang.

Vous trouverez aussi un exemple de régime très pauvre en graisses dans "Régime pour une vésicule capricieuse", page 16, dans la rubrique "Vésicule biliaire". Ces menus ont une teneur modérée en fibres, mais on peut l'augmenter en remplaçant les produits de céréales raffinées par des aliments à base de céréales complètes. Pourquoi ajouter des céréales entières riches en fibres insolubles puisque ce sont les fibres solubles qui aident à équilibrer la glycémie? En fait, les fibres insolubles sont avantageuses pour les diabétiques même si elles n'influencent pas directement la glycémie comme le font les fibres solubles contenues dans les fruits, les légumes, les haricots secs et l'avoine.

Mieux vaut agir sans tarder

Apprendre à suivre un régime antidiabétique exige des efforts. Cela en vaut-il la peine? Nous préférons vous laisser juger sur les faits.

L'équilibration du diabète procure deux types de bienfaits. D'abord et avant tout, elle évite les "complications aiguës", c'est-à-dire les incidents graves dus à une augmentation incontrôlable de la glycémie.

Deuxièmement, elle prévient les complications chroniques du diabète. Celles-ci mettent des années à apparaître, mais elles sont beaucoup plus fréquentes et parfois très éprouvantes. Savoir qu'un régime peut aider à prévenir des problèmes tels qu'une crise cardiaque, une insuffisance rénale, une gangrène ou une cécité, vous donne-t-il la motivation pour l'adopter?

Pour terminer, un dernier conseil. N'agissez pas à votre guise. Le diabète ne se soigne pas comme un rhume; c'est une maladie chronique. Si vous commencez à vous sentir mieux du fait de l'équilibration de votre glycémie, pensez à votre bien et résistez à la tentation de modifier de vous-même votre traitement médicamenteux. Les mesures diététiques ont une énorme importance, mais elles ne guérissent pas et ne sauraient se substituer au suivi médical.

DINDE

A la conquête du marché

170 calories par 100 grammes (sans la peau)

Le repas traditionnel de "Thanksgiving" aux États-Unis (le jour d'Action de Grâce), composé de dinde, de patates douces, de haricots verts et de potiron, est un modèle de saine alimentation. Malheureusement, en raison de la façon dont on prépare ces aliments et des excès de table des jours de fête, on le considère plutôt comme un exemple de gloutonnerie. Quel dommage! Car, lorsqu'on l'apprête en mettant l'accent sur la santé, c'est le genre de repas qui réconforte et fait du bien.

Du point de vue nutritif, la dinde est semblable au poulet. Pauvre en graisses saturées, elle remplace avantageusement les viandes grasses. Comme le blanc de poulet, la viande blanche de dinde contient moins de calories et de graisses que la viande brune. Mais vous n'avez pas à vous en priver, à moins de devoir réduire votre consommation de graisses de manière draconienne.

Évitez de manger la peau, car c'est la partie de la dinde qui renferme le plus de graisses. En outre, la chair est plus nutritive et regorge de nutriments comme le zinc et le niacinamide (vitamine PP).

La plupart des gens savent que la dinde est un meilleur choix qu'un rôti de viande rouge. Mais ils ignorent tout des usages de la dinde hachée qu'on trouve parfois au rayon des viandes surgelées de certains supermarchés. Celle-ci remplace avantageusement le bœuf haché dans la sauce bolonaise et dans les pains de viande. Vous pouvez aussi préparer la préparer vous-même pour vous assurer qu'elle est bien maigre.

Une portion de 115 g de dinde hachée contient environ 145 calories et seulement 5 grammes de graisses, soit la même quantité que 5 g de beurre ou de margarine. Comparez cela aux 313 calories et 23 grammes de graisses (plus de 4 cc ou 20 g d'huile) que fournit une portion égale de bœuf. Pour les protéines, vous n'y perdez pas au change, car la dinde et le bœuf en contiennent également. Même les gens qui raffolent du bœuf haché apprécient la saveur de la dinde hachée.

Au marché : Une dinde fraîche doit avoir une peau lisse, blanc crème et être exempte de tâches pourpre. Elle doit être dodue, ferme et dégager une odeur fraîche. Lorsque vous achetez de la dinde surgelée, vérifier l'emballage pour vous assurer qu'il n'est pas déchiré.

Pour décider du poids de la dinde, comptez environ 450 g par personne. Une dinde de 5,5 à 6 kilos donne 12 portions.

Vous pouvez aussi acheter la dinde en morceaux, soit la cuisse, soit le pilon, soit le blanc. Comptez la même quantité que pour le poulet.

Trucs culinaires : La dinde fraîche peut être conservée au réfrigérateur pendant deux jours. Faites dégeler la dinde surgelée au réfrigérateur pendant une nuit ou plus, s'il s'agit d'une dinde de plus de 5 ou 6 kilos.

Si vous farcissez la dinde, ne tassez pas la farce. De cette façon, elle cuira plus uniformément. Nous préférons faire cuire la farce séparément, car lorsqu'elle est cuite dans la volaille, elle absorbe beaucoup de graisses et devient détrempée. De plus, les risques de contamination par les salmonelles augmentent pendant la manipulation et la conservation. Il est d'ailleurs plus prudent de ne pas laisser la dinde cuite à température ambiante pendant plus de 30 minutes. Réfrigérez-la aussitôt que possible.

La dinde entière requiert environ 45 minutes de cuisson par kilo. Par exemple, une dinde de 6 kilos mettra 4 heures et demi à cuire. Pour vous assurer qu'elle est bien cuite, vérifiez la température interne avec un thermomètre spécial. Celui-ci doit indiquer 85 °C.

Le plaisir : La dinde se marie à toutes sortes de saveurs, du basilic à l'orange en passant par le romarin et les baies. Voici quelques idées pour vous aider à préparer une volaille parfaite :

• Au lieu d'arroser la dinde avec du jus riche en graisses, pourquoi ne pas essayer du jus de fruit ou du bouillon.

• Pour donner de l'arôme et de la saveur à la dinde sans y ajouter de calories, farcissez-la de citrons entiers et d'oignons.

• Ajoutez les restes de dinde à vos salades, préparez-les en sandwich ou comme amuse-gueules.

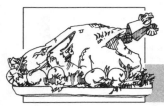

Blanc de dinde glacé au chutney

Blanc de dinde glacé au
   chutney
1 blanc de dinde (environ
   deux kilos et demi)
5 cs de chutney préparé
2 cc de moutarde de
   Dijon
le jus et la pulpe d'une
   orange
le jus et la pulpe d'un
   citron vert

Faites chauffer le four à 230 °C.

Placez le blanc de dinde sur une grille dans une rôtissoire. Pour éviter que la graisse ne fume, ajoutez environ un centimètre d'eau dans la rôtissoire.

Dans un bol, mélangez le chutney, la moutarde, le jus et la pulpe d'orange et le jus et la pulpe de citron vert. Badigeonnez la dinde et mettez la rôtissoire au four. Baissez immédiatement la température à 160 °C. Laissez cuire au four, en arrosant à l'occasion, pendant environ 2 heures et demie ou jusqu'à ce qu'un thermomètre interne indique 85 °C. Laissez refroidir pendant 20 minutes avant de servir.

Donne 12 portions

DIVERTICULOSE COLIQUE

Le son est encore à l'honneur

La diverticulose colique, c'est-à-dire la présence de petites protubérances charnues (diverticules) sur la paroi du côlon, se traite essentiellement par des mesures diététiques. Si ces mesures sont bien suivies, on peut espérer prévenir l'extension des diverticules et surtout les complications de la maladie, notamment l'inflammation des diverticules (ou diverticulite).

Les faits

La fréquence de la diverticulose colique varie selon les pays. Aux États-Unis, par exemple, 30 à 40 pour cent des adultes de plus de 50 ans en sont atteints.

Les manifestations de cette affection varient aussi d'une personne à l'autre. Certains individus n'ont aucun symptôme et d'autres souffrent de coliques, de constipation et/ou de diarrhée. Ces symptômes sont certes désagréables, mais la diverticulose colique n'est ni contagieuse ni de nature cancéreuse.

La diverticulose colique a longtemps été considérée comme une conséquence inéluctable du vieillissement, mais cette notion, comme tant d'autres sur la sénescence, a été infirmée. Ainsi, lors d'une étude récente destinée à comparer les habitudes alimentaires de patients atteints ou non de diverticulose colique, le Dr O. Manousus et ses collègues de la Faculté de Médecine d'Athènes, ont fait les observations suivantes :

• Les patients atteints de diverticulose colique consommaient moins de pain bis ou complet, de légumes, de pommes de terre et de fruits que les sujets indemnes.

• D'autre part, ces patients mangeaient plus souvent de la viande et des produits laitiers que les autres.

• Le fait de manger rarement des légumes et souvent de la viande a paru majorer le risque de diverticulose colique de 50 pour cent (par comparaison à une alimentation comportant beaucoup de légumes et peu de viande).

De telles constatations montrent que la diverticulose colique n'est pas un aléa inévitable du vieillissement, mais plutôt une conséquence de notre mode de vie. Ces résultats suggèrent aussi l'effet préventif des régimes riches en glucides complexes sur cette maladie. Et ce type de régime est justement l'un des meilleurs traitements de la diverticulose colique. Nous allons détailler ce sujet.

Les fibres

Parfois, un aliment suspecté d'aggraver une maladie se révèle thépeutique et non pas nocif. Le traitement diététique de la diverticulose colique en est un bon exemple. Pendant des années, elle a été traitée en partie par un régime pauvre en fibres. Jusqu'à ce que le Dr Denis Burkitt, un médecin britannique, remarque la rareté des affections digestives comme la diverticulose colique chez les personnes ayant une alimentation riche en fibres.

Des médecins ont cherché à confirmer les observations du Dr Burkitt et voici les résultats de leurs études :

• L'addition de 30 g. de son par jour à l'alimentation habituelle de 40 patients atteints de diverticulose colique leur a procuré une amélioration notable. Ces 40 patients ont participé à l'étude menée par deux chercheurs britanniques, A.M.J. Brodribb et D.M. Humphreys, et ont pris ce complément de son pendant huit mois en moyenne.

• Deux autres chercheurs britanniques, les docteurs I. Taylor et H.L. Duthie, ont réussi à soulager au moins partiellement 20 patients atteints de diverticulose colique en complétant leur alimentation par des comprimés de son apportant l'équivalent d'environ 3 cuillères à soupe de son par jour.

• D'autres médecins ont aussi amélioré tous leurs patients en remplaçant les comprimés de son utilisés par les docteurs Taylor et Duthie par un régime riche en fibres et complété en son.

Très bien, direz-vous, mais que faire si je n'aime pas le son? A la place, vous pouvez essayer d'autres aliments riches en fibres insolubles. (Voir la liste des aliments riches en fibres insolubles dans "Connaître les fibres sur le bout des doigts", page 143.) Vous pouvez aussi augmenter votre apport de fibres en prenant des laxatifs de lest comme Spagulax® ou autre. Ces médicaments se vendent sans ordonnance, mais ils ne sont pas dénués d'effets secondaires et de contre-indications et il est préférable de les prendre sous surveillance médicale. Et si cela ne suffit pas à calmer vos symptômes et vos douleurs, votre médecin pourra vous prescrire un antispasmodique, voire un tranquillisant ponctuellement.

De mal en pis

Certaines personnes atteintes de diverticulose colique ont la chance de n'avoir aucun symptôme. D'autres éprouvent au contraire des symptômes pénibles. Et dans quelques cas (un sur huit à dix), la diverticulose colique se complique de diverticulite.

Ne vous inquiétez pas, la diverticulite ne passe pas inaperçue. Elle se manifeste par des douleurs abdominales, de la fièvre et une modification du transit intestinal. Les complications ultérieures de la diverticulite, comme l'extension de l'inflammation, des saignements excessifs ou une occlusion intestinale, sont en revanche plus inquiétantes.

Ces éventualités exigent bien sûr une prise en charge médicale rapide. Il existe heureusement des moyens pour y remédier, dont le repos au lit, les antibiotiques, et/ou des fluides intravéneux. En dernier recours, votre médecin pourra éventuellement vous conseiller une intervention chirurgicale.

DOLIQUES A ŒIL NOIR

Un délice du sud

115 calories par 100 g (cuits)

Savoureux, économiques et nutritifs : voilà ce que sont les doliques à œil noir, une variété de pois. Si vous en mangez depuis votre plus tendre enfance, vous avez bien fait. Les doliques sont riches en fibres, en protéines, en potassium et en fer, mais pauvres en graisses et en sodium (20 mg par 165 g).

Au marché : Les doliques à œil noir doivent être de taille uniforme, de forme ovale et d'un blanc crémeux avec un petit œil noir.

Trucs culinaires : Gardez les doliques au réfrigérateur dans un récipient hermétique. Leur volume se multiplie par 2,5 à la cuisine.

Pour les faire cuire, mettez 4 volumes d'eau pour un volume de doliques. Laissez-les cuire environ une heure dans une casserole ou 10 minutes dans une cocotte-minute.

Le plaisir : Les doliques à œil noir sont excellents :

- dans les soupes et les ragoûts ;
- dans les salades de haricots ou de légumes marinés ;
- assaisonnés avec des épinard hachés, de l'ail et de l'huile d'olive.

Dans certaines parties des États-Unis, on dit que manger des doliques au jour de l'An porte bonheur. Connaissant leurs propriétés nutritives, ce serait une bonne idée d'en manger n'importe quel jour de l'année.

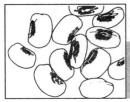

Salade de doliques à œil noir et d'épinards

Salade de doliques à œil
   noir et d'épinards
330 g de doliques à œil
   noir cuits
60 g d'épinards ou de
   chou vert frais émincés
1 carotte émincée
25 g de poireau émincé
le jus et la pulpe d'un
   demi-citron
1 cc de vinaigre de vin
   rouge
1/2 cc de basilic sec
1/2 cc de sauge sèche
2 cc d'huile d'olive
une pincée de moutarde
   sèche

Si vous utilisez des doliques à œil noir en boîte, rincez-les puis séchez-les. Mettez les doliques dans un grand bol avec les épinards ou le chou vert, la carotte et le poireau.

Dans un petit bol, mélangez le jus et la pulpe de citron, le vinaigre, le basilic, la sauge, l'huile et la moutarde. Versez cette sauce sur les doliques et mélangez bien.

Donne 4 portions

FIGUES

Comptez sur leurs fibres

37 calories par figue moyenne (fraîche)
143 calories pour 3 figues (sèches)

Même si les figues figuraient déjà dans l'histoire sainte, elles demeurent un aliment de choix dans le monde moderne. Il y a quelques années, les diététiciens pensaient rarement aux figues car elles contiennent peu de vitamines et d'éléments minéraux. Mais vu l'intérêt actuel pour les régimes riches en fibres, pauvres en graisses et peu salés, les figues sont au goût du jour.

Une étude récente a confirmé que les fibres, abondantes dans les figues, donnent une sensation de satiété. Le Dr June Kelsay, du Ministère de l'Agriculture des Etats-Unis, a testé trois régimes apportant des doses croissantes de fibres sous forme de figues et de citrouilles. Ces trois régimes contiennent le même nombre de calories. Pourtant, les sujets se sont plaints d'avoir trop à manger quand ils devaient suivre le régime contenant le plus de figues et d'autres aliments riches en fibres. Si vous cherchez à maigrir, prenez note !

Au marché : Il y a des variétés de figues claires et foncées. Les variétés pâles les plus goûteuses sont les Calmyrnas, des figues jaune d'or, et les Kadotas, plutôt jaune vert. Les figues foncées les plus savoureuses sont les Brown Turkey et les Black Mission, qui doivent être noir pourpré. Quelle que soit la variété, les figues fraîches doivent être fermes au toucher et dégager une excellente odeur. Évitez les figues fraîches molles ou tachetées de brun.

Trucs culinaires : Gardez les figues au réfrigérateur dans un récipient à demi-fermé. Elles ne se conservent pas longtemps, au plus quelques jours. (Mais vous n'attendrez sûrement pas autant pour les manger !)

Le plaisir : Voici quelques idées pour ajouter plus de figues à vos menus :

• Faites-les pocher dans des jus de fruit et servez-les chaudes ou glacées.

• Servez-les entières, coupées en deux ou en tranches avec d'autres fruits et des fromages.

• Réduisez-les en purée et utilisez-les pour fourrer des gâteaux ou des biscuits.

• Coupez-les en tranches et faites-les sauter avec des morceaux de poulet.

• Farcissez-les de fromage blanc.

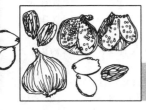

Compote de figues aux amandes

350 g de figues noires
    sèches
120 ml de nectar d'abricot
1 cs de jus de citron
2 gouttes d'extrait
    d'amandes
2 cs d'amandes effilées
    grillées

Si nécessaire, équeutez les figues avec un couteau pointu. Placez-les ensuite dans un récipient non métallique, puis ajoutez le nectar et le jus de citron. Couvrez et laissez mariner au réfrigérateur pendant toute la nuit.

Mettez les figues avec leur jus et l'extrait d'amande dans une petite casserole et faites chauffer à feu moyen jusqu'à ce que les figues soient chaudes à cœur et bien gonflées (environ 4 minutes). Placez les figues dans des coupes individuelles et garnissez avec les amandes. Servez froid ou chaud, pour le petit déjeuner ou le dessert.

Donne 4 portions

FLATULENCES

Des conseils pleins de bon sens

Les flatulences sont rarement le signe d'une maladie grave, mais elles ne passent pas inaperçues. Malgré la fréquence de ce trouble, les médecins le jugent plutôt embarrassant qu'inquiétant dans la plupart des cas.

Effectivement, évacuer des gaz est aussi normal que transpirer, éternuer ou uriner. Mais les personnes sujettes aux flatulences peuvent se demander où est la limite du normal.

C'est une question assez délicate. Selon le Dr David Altman de l'Université de Californie, une personne moyenne évacue des gaz 14 fois par jour. A défaut de mieux, ce chiffre est devenu une sorte de norme.

C'est donc normal ; maintenant quoi faire ?

Sauf en cas de maladies graves (nous y reviendrons plus tard), les aliments sont la principale cause des flatulences excessives.

Certains aliments libèrent du gaz pendant leur digestion. Ce sont les fruits, les légumes, les haricots secs et les produits laitiers contenant du lactose. Ces aliments contiennent des glucides qui ne sont pas complètement digérés dans le tube digestif humain. Il en va de même pour le sorbitol, un édulcorant synthétique. C'est d'ailleurs pourquoi on remplace le glucose par du sorbitol : comme le sorbitol est moins digéré, il est moins absorbé et apporte moins de calories. Et le gaz produit par le sorbitol est juste la preuve de sa digestion incomplète.

Les aliments contenant du gaz à l'état naturel contribuent aussi aux flatulences. Par exemple, le gaz représente environ 20 pour cent du poids d'une pomme. D'autre part, l'air que l'on introduit dans les aliments en les préparant (comme dans le cas des soufflés, de la crème fouettée ou du pain levé) peut également occasionner des flatulences.

Les aliments susceptibles d'induire des flatulences excessives sont énumérés dans le tableau ci-après intitulé "Les aliments bruyants". Vous avez toutes les chances de résoudre votre problème en évitant ces aliments.

Les aliments bruyants

Les aliments responsables de flatulences chez les personnes bien portantes varient d'un individu à l'autre. Il faut donc identifier les aliments les plus problématiques pour vous. Cela prend un peu de temps, mais ce n'est pas difficile.

Commencez par supprimer de votre alimentation le maximum d'aliments énumérés ci-dessous. Essayez ensuite de les réintroduire un par un (comme pour les régimes d'exclusion préconisés pour identifier les aliments allergisants). Si vous éprouvez des flatulences excessives une à quatre heures après l'ingestion de l'aliment testé, vous avez probablement trouvé l'un des aliments auxquels vous êtes le plus sensible. Pour être plus sûr, refaites le test une deuxième fois.

Comme vous le remarquerez, la liste suivante comprend des produits laitiers et des produits à base de blé. Une intolérance à ces aliments peut causer des flatulences sévères. Mais même si le lactose est bien toléré, il n'est jamais digéré complètement. Le fait de restreindre les aliments contenant du lactose peut donc atténuer les flatulences même si vous n'avez pas d'intolérance au lactose.

De même, évitez les produits à base de blé peut être bénéfique chez des personnes indemnes de la maladie cœliaque. En règle générale, les produits à base de blé ne causent pas beaucoup de flatulences, mais pour les personnes sensibles à ces aliments, les produits à base de riz sont une bonne alternative.

Pommes
Haricots secs*
Choux de Bruxelles
Brocoli
Chou
Boissons gazeuses
Chou-fleur
Produits laitiers riches en lactose
Aliments de régime édulcorés au sorbitol
Oignons
Radis
Produits à base de blé

* Des méthodes de cuisson destinées à éviter les flatulences sont indiquées dans la rubrique sur les haricots, page 202.

Ce n'est pas si difficile à avaler

Supposons que l'éviction des aliments susceptibles d'induire des flatulences n'ait rien résolu. Que devez-vous faire? Surtout pas renoncer!

Certaines personnes ont des flatulences même sans manger d'aliments producteurs de gaz. Dans ce cas, le problème peut être dû à un facteur diététique indirect : la déglutition de l'air.

Inconsciemment, nous avalons toujours de l'air en mangeant et en buvant. C'est inévitable, mais il est possible d'avaler moins d'air en mangeant posément. La tension nerveuse et la douleur entraînent parfois une aérophagie.

Pour savoir si vos flatulences excessives sont causées par l'air dégluti ou votre alimentation, il faut vous livrer à un travail de détective. Si vous parvenez à atténuer vos flatulences en modifiant votre alimentation, la déglutition d'air n'est probablement pas en cause. Dans le cas contraire, essayez de manger plus lentement et de boire à la paille. Ces mesures simples peuvent vous soulager.

D'autres solutions

Il faut commencer par modifier vos habitudes alimentaires pour solutionner le problème des flatulences. Si vous devez passer à des mesures plus draconiennes, vous avez deux solutions.

Le charbon activé absorbe très efficacement les gaz. Vous en trouverez en comprimés, gélules ou granulés. Cependant, le charbon activé peut aussi absorber des substances bénéfiques, comme les vitamines, et retarder la résorption digestive de certains médicaments. Il faut donc l'utiliser de façon ponctuelle et certainement pas tous les jours.

Certains antiacides en vente libre aident aussi à combattre les flatulences. Demandez un produit à effet "antiflatulent ou antimétérisme" ou à base de siméthicone ou de diméticone, le principe actif antigaz.

Les flatulences plus inquiétantes

Parfois, les flatulences ne sont pas une simple conséquence de la digestion, mais le symptôme d'une maladie sous-jacente. Si vos symptômes sont particulièrement sévères, vous ne devez donc pas les négliger.

La cause la plus courante des flatulences anormales est l'intolérance au lactose, c'est-à-dire une incapacité de digérer le lactose, le glucide contenu dans le lait. Quand cette intolérance se déclare à l'âge mûr, on n'a pas tendance à soupçonner le lait d'emblée. Si vos symptômes diminuent de façon spectaculaire après quelques jours d'un régime sans lactose, vous avez probablement une intolérance au lactose. (Pour de plus amples détails sur l'intolérance au lactose et les aliments riches en lactose, reportez-vous aux pages 232 à 242.)

Les syndromes de malabsorption, comme la maladie cœliaque, sont une cause moins fréquente de flatulences excessives. Dans le cas de la maladie cœliaque, l'organisme n'assimile pas le gluten, une protéine présente dans le blé et ses dérivés. (Vous trouverez dans la rubrique sur la maladie cœliaque, page 267, des informations sur le diagnostic et le traitement de cette maladie.)

Toutefois, il est pratiquement impossible pour vous de diagnostiquer ces maladies. Si vous pensez que vos flatulences sont anormales, consultez votre médecin.

FROMAGE BLANC, MAIGRE

Le choix des dames

50 calories par 100 g (à 0% de matière grasse)
56 calories par 100 g (à 10% de matière grasse)
72 calories par 100 g (à 20% de matière grasse)

A force d'analyser les habitudes alimentaires, on constate que les préférences alimentaires sont influencées par le sexe. Pour une raison encore inconnue, certains aliments plaisent davantage aux hommes qu'aux femmes et vice versa.

Le fromage blanc en est un bon exemple. Les femmes sont bien plus nombreuses à en manger régulièrement. Et, à notre avis, c'est tout à leur avantage, car elles sont plus prédisposées à l'ostéoporose (une porosité des os apparaissant à l'âge mûr) que les hommes. Le fromage blanc maigre est bon pour les os, et surtout pour les nombreuses femmes qui ne peuvent ou ne veulent pas boire de lait.

Peut-être êtes-vous étonné de nous voir recommander le fromage blanc pour la santé osseuse. Mais il contient autant de calcium que le lait et les yaourts (environ 125 mg par 100 g), même si c'est inférieur à celui des fromages à pâte dure. De plus, la teneur en graisses du fromage blanc est nettement inférieure à celle du lait entier et des fromages à pâte dure. Or les diététiciens pensent qu'un apport important en graisses peut inhiber l'absorption du calcium.

Le fromage blanc maigre est favorable aux os pour une autre raison : son contenu équilibré en phosphore et calcium. Beaucoup d'aliments riches en protéines, notamment les viandes, contiennent de grandes quantités de phosphore minéral. Bien que cet élément minéral soit essentiel, les régimes apportant beaucoup plus de phosphore que de calcium sont suspects de favoriser l'ostéoporose. Le Dr Morris Notelovitz, un spécialiste des os réputé, a observé que l'ostéoporose était particulièrement fréquente et précoce parmi les Esquimaux. Leur alimentation, beaucoup plus riche en phosphore qu'en calcium, semble en être la cause.

Contrairement à la viande, le fromage blanc fournit des quantités bien proportionnées de phosphore et de calcium. De plus, il est très pauvre en graisses et en calories et pourtant riche en riboflavine (ou vitamine B2).

Au marché : Vérifiez toujours la date limite de consommation avant d'acheter du fromage blanc.

Trucs culinaires : Il faut bien sûr garder le fromage blanc au réfrigérateur. Si vous voulez faire des sauces avec du fromage blanc non battu, essayez de l'aromatiser à l'aneth, la ciboulette, oignons nouveaux ou la tomate, diversement associés.

Le plaisir : Le fromage blanc est rarement considéré comme festin de roi, mais s'il est bien utilisé, il peut donner une saveur étonnante à différents plats. Il permet par exemple de réaliser des gâteaux au fromage hypocaloriques, des crêpes mœlleuses ou des sauces crémeuses. Il peut aussi remplacer la crème fraîche dans certaines recettes ou être servi comme sauce froide assaisonnée de fines herbes.

Le fromage blanc maigre est intéressant pour les ragoûts en cocotte ou les farces, mais pas pur. Comme il contient peu de matières grasses, il se défait ou caille à la cuisson. Pour le servir chaud tout en préservant sa consistance et son goût, nous vous suggérons de mélanger le fromage blanc maigre avec une quantité égale de fromage plus gras comme de la ricotta demi-écrémée. Le résultat est excellent !

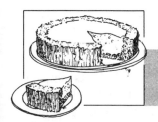

Gâteau au fromage à la citrouille et au sirop d'érable

450 g de fromage blanc à 10% de matière grasse
125 g de yaourt allégé nature
155 g de purée de citrouille
30 g de farine
3 œufs
1 cc d'extrait de vanille
4 cs de sirop d'érable
1/2 cc d'épices (cannelle, muscade, clous de girofle, macis, poivre de la Jamaïque)
1 pâte à tarte prête à l'emploi

Préchauffez le four à 160 °C.

Mettez le fromage blanc, le yaourt, la citrouille, la farine, les œufs, la vanille, le sirop d'érable puis les épices dans un mixeur en marche (laissez chaque ingrédient s'incorporer au mélange avant d'ajouter le suivant). Mélangez bien, puis versez le mélange dans la pâte à tarte et étalez-le à l'aide d'une spatule en caoutchouc.

Placez la tarte au milieu du four et laissez cuire environ 50 minutes. Laissez refroidir avant de servir. Gardez le reste au réfrigérateur.

Donne 10 à 12 portions

FRUITS DE MER

Raffinés et nutritifs

Palourdes : 75 calories par 100 g (décoquillées)
Crabe : 93 calories par 100 g (cuit)
Homard : 95 calories par 100 g (cuit)
Moules : 94 calories par 100 g (en conserve)
Huîtres : 91 calories par 100 g (décoquillées)
Pétoncles : 112 calories par 100 g (cuits)

De nombreux diététiciens préconisent de différencier les quatre groupes d'aliments de base. Mais à notre avis, ce principe doit être révisé. Beaucoup de personnes sont incollables sur les groupes d'aliments, mais seraient bien en peine, par exemple, de citer les viandes ou les produits laitiers riches en graisses et en sodium.

Des quatres groupes, celui des viandes est un bon exemple. Il réunit des aliments aussi différents sur le plan nutritionnel que les fruits de mer et les hot-dogs. La méthode des quatre groupes d'aliments omet de préciser la supériorité des fruits de mer sur les viandes rouges sous les angles qui nous intéressent le plus (calories, graisses, etc.).

Premièrement, les fruits de mer sont très peu caloriques; une portion de 115 g de palourdes décoquillées fournit moins de 100 calories. La même quantité de la viande rouge la plus maigre en contient beaucoup plus. Naturellement, le surcroît de calories apporté par la viande provient surtout des graisses; une portion de palourdes ne contient que 2 grammes de graisses, mais une portion de boeuf en contient 7 à 20 grammes, voire plus.

Contrairement à la chair d'animaux terrestres, celle des fruits de mer est une source non négligeable de calcium, un nutriment que beaucoup d'entre nous pourraient consommer davantage. Même si la teneur en zinc de nombreuses viandes est semblable à celle des fruits de mer, les huîtres laissent tous leurs concurrents loin derrière.

Comme vous pouvez le constater, les lacunes de la méthode des quatre groupes d'aliments peuvent vous nuire. Vous pouvez utiliser cette méthode comme introduction à la nutrition, mais renseignez-vous davantage sur la valeur nutritive des divers aliments de chaque groupe. Vous pourriez avoir des surprises.

Palourdes

Au marché : Ne prenez que des praires à coquille bien fermée. Les myes, pour leur part, peuvent être légèrement entrouvertes. Les palourdes fraîches, découquillées ou non, ont une chair élastique, blanc crème, dégageant une odeur propre. Il est préférable de consommer ces coquillages hautement périssables le jour même où vous les achetez.

Trucs culinaires : Réfrigérez les palourdes immédiatement et, si possible, utilisez-les le même jour. Si les palourdes sont sablonneuses, trempez-les brièvement dans de l'eau froide et brossez-les avant de les cuire. Jetez les palourdes qui flottent.

Si vous voulez découquiller vous-même les palourdes, mais avez de la difficulté à le faire, faites-les tremper dans de l'eau glacée pendant environ 5 minutes.

Le plaisir : Les palourdes permettent toutes sortes d'expériences culinaires. Par exemple :

- Les myes sont excellentes à la vapeur ou au four.
- Les petites palourdes du Pacifique peuvent être utilisées dans des plats cuisinés. Vous pouvez aussi les faire cuire au four à micro-ondes, partiellement couvertes, à l'intensité maximale, jusqu'à ce qu'elles soient ouvertes.
- Les palourdes découquillées s'assaisonnent classiquement avec de l'huile d'olive et de l'ail.
- Les palourdes découquillées peuvent être ajoutées à des pâtes garnies de parmesan fraîchement râpé.

Crabe

Au marché : Lorsque vous achetez des crabes entiers, prenez-les vivants. (Les crabes morts s'abîment très vite.) Il existe des crabes de toutes tailles, les plus gros étant les plus recherchés. Les crabes à carapace molle sont des crabes bleus dont la carapace vient de muer.

Les crabes les plus savoureux sont le crabe bleu, le crabe dormeur et le crabe d'Alaska. Les mâles sont plus prisés que les femelles. Le crabe en conserve résout la question du choix. N'oubliez pas de vérifier la date de péremption sur l'emballage.

Le sodium sous la coquille

Pour les personnes au régime hyposodé, une mise au point s'impose au sujet des fruits de mer. Le contenu naturel en sodium des fruits de mer est très inférieur à celui de la viande et du poisson transformés. Néanmoins, la teneur en sodium de certains fruits de mer est plus élevée que celle de beaucoup de produits animaux frais.

Voici la teneur en sodium des différents fruits de mer (par portion de 85 grammes) selon le Ministère de l'Agriculture américain (USDA).

Fruit de mer	Sodium (mg)
Praires, crues	174
Myes, crues	30
Crabe, en conserve, égoutté	425
Crabe, à la vapeur	314
Homard, bouilli	212
Moules, crues	243
Huîtres, frites	174
Huîtres, surgelées	323
Huîtres, crues	113
Pétoncles, crus	217
Pétoncles, à la vapeur	225
Crevettes, en conserve	1 995
Crevettes, frites	159
Crevettes, crues	137

Trucs culinaires : Pour garder les crabes vivants pendant une courte période, vous pouvez les mettre sur de la glace ou au réfrigérateur. Jetez-les s'ils meurent. Pour les cuire, plongez les crabes vivants dans l'eau bouillante ou un court-bouillon; ajoutez des aromates si vous voulez (feuilles de laurier, quatre-épices ou citron). Faites bouillir jusqu'à ce que les carapaces deviennent rouge vif (environ 10 minutes). Enlevez les poumons et l'intestin avant de manger.

Le crabe en conserve peut contenir des petits morceaux de carapace qu'il faut retirer avant de manger. Étalez le crabe sur une plaque de four et passez-le brièvement au gril. Les morceaux de carapace deviennent blancs et s'enlèvent plus facilement.

Le plaisir : Les crabes sont délicieux natures ou accompagnés de sauce à la moutarde ou au raifort, de citron, de fromages doux et d'aneth. Vous pouvez aussi ajouter du crabe dans les légumes sautés, les quiches ou les omelettes farcies. Pour un plat un peu cher mais raffiné, faites sauter de la chair de crabe avec des asperges tendres. Ajoutez de l'échalote et du céleri émincés et servez chaud.

Homard

Au marché : Si possible, le homard d'Amérique du Nord doit toujours être acheté frais. Dans le vivier, choisissez les homards les plus actifs, car ce sont généralement les plus frais.

Une fois en vivier, les homards cessent de s'alimenter et perdent donc rapidement du poids. En conséquence, ceux qui sont là depuis quelques jours sont moins charnus.

Il faut aussi tenir compte de leur provenance géographique. Le homard du Maine a une chair blanche particulièrement tendre et savoureuse. Le homard de Floride ou du Honduras est bon, mais un peu plus ferme et filamenteux. Sa chair est jaunâtre car elle contient de l'iode. Le homard de Tasmanie, si vous en trouvez, est à couper le souffle. Sa chair, d'un blanc pur, est croquante et légèrement saumâtre. Une queue peut peser 1,5 kilos et chaque bouchée est tendre.

La plupart des homards pèsent entre 1 et 3 livres, mais ceux de 700 grammes à 1 kilo ont une chair plus douce et tendre. La couleur de la carapace, qui peut être blanche, bleue ou vert foncé, ne renseigne pas sur le contenu.

Trucs culinaires : Les homards ne se gardent pas. En arrivant à la maison, plongez-les tête la première dans une marmite d'eau bouillante. Couvrez et laissez bouillir pendant 9 à 15 minutes, selon la taille (à titre indicatif, environ 12 minutes pour un homard de 700 grammes). La carapace des homards devient rouge lorsqu'ils sont cuits.

Quand le homard a suffisamment refroidi, brisez la carapace avec une pince à homard ou un casse-noix et retirez la chair. Le foie de homard, ou tomalli (c'est la partie verte), a un goût très parfumé rappelant celui des oursins. Les oeufs de homard, également appelés coraux en raison de leur couleur, font le délice des amateurs de homards.

Et le cholestérol?

Il y a vingt-cinq ans, lorsqu'on a commencé à se préoccuper du cholestérol, une liste des aliments riches en cholestérol où les fruits de mer figuraient en bonne place a été publiée. Cette publication a fait l'effet d'une bombe et les fruits de mer ont été proscrits aux personnes devant restreindre leur consommation de cholestérol.

Mais, en un sens, c'était une fausse alerte. Dix ans plus tard, on s'est aperçu que la méthode de dosage du cholestérol dans les fruits de mer était mauvaise. Le Ministère de l'Agriculture a donc recommencé ses dosages. D'après ces nouveaux résultats, qui ont été confirmés récemment, la plupart des fruits de mer contiennent une quantité de cholestérol comparable à celles des viandes courantes, comme la volaille ou le boeuf. De plus, les fruits de mer ne renferment presque pas de graisses saturées, qui influencent davantage le taux sanguin de cholestérol que le cholestérol alimentaire.

Malheureusement, certaines personnes considèrent toujours les fruits de mer comme des ennemis du coeur. Voici les données récentes, pour rétablir les faits, et les estimations initiales, erronées.

Aliment	Cholestérol (mg)	
	Données révisées	**Initiales**
Chair de palourde	71/100 g	non
Chair de crabe	78/100 g	196/100 g
Chair de homard	85/100 g	200/100 g
Moules	49/100 g	149/100 g
Chair d'huître	48/100 g	190/100 g
Pétoncles	53/100 g	non
Crevettes, en conserve*	126/100 g	106/100 g

* La teneur des crevettes en cholestérol varie considérablement d'une variété à l'autre. Un cocktail de crevettes ou une portion de 65 grammes ne devrait pas en contenir une quantité excessive.

Le plaisir : Le homard n'a pas besoin de beaucoup d'assaisonnement, surtout lorsqu'on le mange au bord de la mer. Mais si vous avez envie de changement, voici quelques suggestions :

• Servez le homard avec de la moutarde de Dijon.

• Ajoutez du homard dans des salades de fruits de mer, des crêpes ou des omelettes.

• Assaisonnez le homard aux fines herbes (estragon, basilic ou thym) ou au jus d'agrumes.

Moules

Au marché : Les moules bleues sont souvent des moules de culture, de qualité plus régulière que les moules sauvages. Leur coquille délicatement striée est d'un bleu profond parfois tacheté de blanc. Elles ont moins de barbule que les moules sauvages. Etant de taille uniforme, elles sont plus faciles à faire cuire.

Si vous ne pouvez pas vous procurer des moules de culture, la saison des moules sauvages dure de septembre à décembre. Choisissez de jeunes moules de taille uniforme et bien fermées, à coquille intacte.

Trucs culinaires : On ne peut pas conserver des moules au réfrigérateur pendant longtemps. Elles se gardent mal et mieux vaut les cuire sans tarder.

Brossez-les d'abord sous l'eau froide, puis ébarbez-les. Faites-les mijoter ou cuire à la vapeur jusqu'à ce qu'elles soient ouvertes (environ 4 minutes). Jetez celles qui ne s'ouvrent pas à la cuisson.

Le plaisir : Les moules sont excellentes avec des oignons, de l'ail, des poireaux, des échalotes et la plupart des aromates. Voici quelques idées rapides et saines pour bien commencer.

• Cuisez des moules à la vapeur et saupoudrez-les de fines herbes, du basilic par exemple.

• Ajoutez des moules cuites à la vapeur en morceaux aux soupes ou aux sauces pour les pâtes.

• Faites mariner des moules cuites à la vapeur décoquillées dans de l'huile d'olive, du jus de citron et de l'ail. Servez froid sur des feuilles d'endives.

Huîtres

Au marché : Il est préférable de manger les huîtres en dehors de la saison du frais, c'est-à-dire de septembre à avril.

Les coquilles des huîtres doivent être bien fermées ou se refermer lorsqu'on les effleure. Dans le cas contraire, ne les achetez pas. Les huîtres décoquillées doivent être charnues, de couleur crème et dans un liquide clair.

Trucs culinaires : Les huîtres se conservent une nuit dans de la glace, au freezer. Mais pour une saveur et une fraîcheur optimales, consommez-les le jour même. Les huîtres décoquillées doivent être conservées dans leur jus.

Le plaisir : Servez les huîtres crues sur les demi-coquilles avec du citron. Vous pouvez aussi les faire cuire au four ou au gril ou les faire sauter. Voici d'autres suggestions :

• Remplacez les palourdes par des huîtres dans les soupes et les sauces.
• Faites griller les huîtres dans leur demi-coquille après les avoir assaisonnées de jus de citron vert. Servez-les chaudes avec de la sauce tomate.
• Assaisonnez généreusement les huîtres d'ail, persil, coriandre, moutarde et poireau. Ajoutez un peu de fromage crémeux si vous aimez.

Pétoncles

Au marché : Les pétoncles de baie sont petits. On en compte environ 35 par 500 grammes. Leur consistance et leur saveur sont particulièrement fines. Les pétoncles de mer, plus gros (environ 12 par par 500 grammes), ont aussi bon goût. Pour une cuisson uniforme, choisissez-les de taille semblable. Les deux types dc pétoncles doivent avoir une odeur délicate, une chair ivoire à rosée et ne pas contenir beaucoup de liquide.

On trouve parfois des pétoncles dans leur coquille. N'en achetez que lorsqu'elles sentent bon et sont inouvrables.

Trucs culinaires : Gardez les pétoncles dans un sac en plastique épais bien fermé, dans la partie la plus froide du réfrigérateur; ils se conservent environ trois jours. Vous pouvez aussi les congeler. Surgelés, ils se gardent environ six mois.

Les petits pétoncles cuisent en 2 minutes environ lorsqu'on les fait sauter. On peut trancher les gros pétoncles et les faire cuire comme les petits. Les pétoncles dans leur coquille peuvent être cuits au four à 205°C. Vous pouvez aussi manger le corail, si votre régime ne vous l'interdit pas.

Le plaisir : Pour préserver le moelleux des pétoncles, faites-les cuire à la vapeur ou à la poêle, pas trop longtemps, à feu assez doux. Par exemple :

• Faites sauter des pétoncles dans un peu de beurre doux avec de la ciboulette, des oignons nouveaux émincés, une carotte en julienne et une pincée de zestes d'orange. Servez chaud.

• Faites cuire des pétoncles à la vapeur. Laissez refroidir. Mélangez avec un oignon doux émincé, des morceaux d'avocat et de pamplemousse rose. Servez sur un lit de laitue pour un menu salade.

• Faites sauter des pétoncles dans de l'huile d'olive avec des tomates mûres écrasées et de l'ail émincé. Saupoudrez de parmesan fraîchement râpé. Servez chaud.

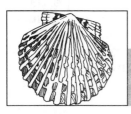

Sauté de pétoncles à la méditerranéenne

1 cs d'huile d'olive
2 gousses d'ail émincées
1 petit oignon haché
2 tomates, pelées,
    épépinées et écrasées
jus et pulpe d'un citron
quelques gouttes de
    sauce au piment fort
    ou à votre goût
450 g de pétoncles de
    mer
1 cc de basilic sec
1 cc d'origan sec
Féta émiettée (fromage
    grec de brebis)

Faites chauffer l'huile à feu moyen dans une grande poêle. Ajoutez l'ail et l'oignon et faites revenir à feu moyen jusqu'à ce qu'ils soient ramollis (environ 4 minutes). Ajoutez les tomates, le jus et la pulpe de citron et la sauce au piment fort. Continuez à faire sauter pour réduire un peu (environ 1 1/2 minutes).

Incorporez les pétoncles, le basilic et l'origan et faites sauter pendant environ 4 minutes. Servez sur des pâtes ou du riz. Saupoudrez de féta émiettée.

Donne 4 portions

Palourdes et pois sur riz aromatique

350 ml d'eau
195 g de riz (cru), de
  préférence parfumé ou
  basmati (pas de riz à
  cuisson rapide)
20 g de parmesan
  fraîchement râpé
1 cs de basilic frais ciselé
1 cs de thym frais ciselé
1 cs de livèche fraîche ou
  de feuilles de céleri
160 g de petits pois ou
  de pois mange-tout
20 à 24 petites palourdes
  du Pacifique

Portez l'eau à ébullition dans une grande poêle ou un plat à paella. Ajoutez le riz et laissez cuire sans couvrir pendant environ 7 minutes. Ajoutez le fromage, le basilic, le thym, la livèche ou le céleri, les pois et les palourdes. Couvrez avec du papier d'aluminium et laissez cuire jusqu'à ce que les palourdes soient ouvertes et que le riz ait absorbé tout le liquide (environ 7 minutes). Servez immédiatement.

Donne 4 portions

Sauté de crabe à carapace molle

4 cs de farine de maïs
8 crabes à carapace molle
1 1/2 cs d'huile d'olive
7 g de beurre doux
60 ml de jus de pomme
60 ml de jus de raisin
  blanc
2 cs de vinaigre de framboise
une pincée de moutarde
  sèche
une pincée de thym sec

Étalez la farine de maïs sur un papier paraffiné et panez légèrement les crabes.

Dans une grande poêle anti-adhésive, faites chauffer 1 1/2 cs d'huile et 7 g de beurre. Lorsque le beurre est fondu, ajoutez 4 crabes et faites-les sauter jusqu'à ce que la carapace rougisse (environ 3 minutes de chaque côté. Répétez avec le beurre, l'huile et les crabes qui restent. Gardez au chaud.

Dans une petite casserole, mélangez les jus, le vinaigre, la moutarde et le thym et faites bouillir jusqu'à ce que le liquide soit réduit de moitié. Nappez les crabes de sauce et servez.

Donne 4 portions

GERME DE BLÉ

La pépite d'or du grain

25 calories par 1 cs
400 calories par 100 g

Le germe de blé est populaire auprès de toute personne qui s'intéresse un peu à la nutrition. Le germe est la partie du grain qui contient le plus de vitamines et d'éléments minéraux.

Le germe de blé est une source de vitamines B, de vitamine E et de protéines. La plupart du temps, on en mange à la cuiller. Mais, saviez-vous qu'une portion plus substantielle de germe de blé peut combler une grande partie de vos besoins en protéines? Par exemple, 30 g de germe de blé contiennent 8 grammes de protéines, un exploit dont peu de plantes peuvent se vanter!

La plupart des gens qui commencent à manger du germe de blé le font surtout pour les nutriments qu'il contient. Ils se rendent bientôt compte que le germe de blé remplace avantageusement les noix, sans fournir de graisses. De plus, le germe de blé ne renferme à peu près pas de sodium.

Au marché : Achetez le germe de blé en petites quantités, car il rancit rapidement. Si vous le pouvez, sentez-le avant de l'acheter. Il doit dégager une bonne odeur de grillé sans relent de moisissure. Dans les recettes, le germe de blé cru et le germe de blé grillé sont pratiquement interchangeables, mais comme garniture, le germe de blé grillé est plus agréablement croustillant.

Trucs culinaires : Gardez le germe de blé au congélateur dans des récipients hermétiques. Il se conserve environ six mois. On peut l'utiliser sans le décongeler.

Le plaisir : Le germe de blé ajoute une consistance croquante à toutes sortes de plats. Par exemple :

• Mélangez du yaourt, des noisettes pilées, des morceaux de pomme et du germe de blé. Un excellent petit déjeuner!

• Tartinez du pain complet de fromage blanc. Décorez de morceaux d'olives et saupoudrez de germe de blé. Servez comme sandwich avec une soupe ou une salade.

• Servez-vous de germe de blé au lieu de farine pour paner le poisson ou le poulet.

Vous pouvez faire griller vous-même le germe de blé. Il suffit simplement de l'étendre sur une plaque de four et de le faire griller au four à environ 160°C pendant 15 minutes, en remuant de temps en temps. Gardez-le de la même façon que le germe de blé prégrillé.

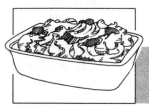

Salade de doliques à œil noir et d'épinards

4 à 5 cs de sirop d'érable
30 g de beurre doux
1/2 cc de cannelle moulue
une pincée de muscade
2 pommes évidées, en morceaux
200 g de riz cuit
470 ml de lait
100 g de raisins secs
35 g de germe de blé

Pudding croustillant aux pommes et au riz

Dans une casserole moyenne, faites chauffer le sirop, le beurre, la cannelle, la muscade et les pommes jusqu'à ce qu'ils soient bien chauds et bouillonnants. Ajoutez le riz, le lait et les raisins secs. Portez le mélange à ébullition. Réduisez le feu et laissez mijoter en remuant de temps en temps jusqu'à ce que le pudding épaississe (environ 15 minutes). Saupoudrez de germe de blé et servez.

Donne 4 à 6 portions

GIBIER

Le meilleur de la viande

126 calories par 100 grammes (cru)

Les données nutritionnelles sur le gibier sont incomplètes. Mais, même si elle ne devait renfermer que des quantités insignifiantes de ces substances, la viande de gibier a tout ce qu'il faut pour gagner des adeptes.

Son principal atout réside dans sa teneur peu élevée en graisses. De quoi faire rougir le bœuf! Une portion de 115 grammes de gibier ne contient que 4 grammes de graisses, moins que le bœuf le plus maigre. Et pourtant, le gibier n'a rien à envier au bœuf pour ce qui est des vitamines B, notamment la riboflavine, la thiamine et le niacinamide (vitamines B1, B2 et PP). Il contient beaucoup de protéines et une quantité appréciable de fer.

Au marché : La saveur du gibier varie selon l'espèce et l'alimentation de l'animal. Le sexe de l'animal peut aussi faire une différence. Le daim mâle, qui est en rut ou se laisse mourir de faim pendant toute l'année, ne donne pas une viande savoureuse. Mais les daims qui se nourrissent de maïs dans les champs ou les daims d'élevage donnent une viande plus blanche, plus tendre et plus délicate.

Heureusement, le gibier vendu en magasin est étiqueté selon l'espèce de l'animal. Demandez à votre boucher de vous montrer les espèces les plus savoureuses. Choisissez des morceaux dont la couleur rappelle celle du foie et qui sont exemptes de tâches foncées. Si vous avez le choix, le mâle (à l'exception du daim) est plus savoureux que la femelle.

Trucs culinaires : Lorsqu'un chasseur vous offre du gibier, commencez par enlever toute la graisse visible à l'aide d'un couteau bien aiguisé. Pour garder le gibier de chasse ou le gibier d'élevage, enveloppez la viande dans du papier paraffiné et gardez-la dans la partie la plus froide du réfrigérateur. Elle se conserve pendant environ 5 jours. Vous pouvez aussi emballer le gibier dans du papier de congélation et le conserver surgelé pendant neuf mois.

Le dos ou la longe font d'excellents rôtis. Il faut environ une heure de cuisson par kilo pour la viande des mâles et 50 minutes par kilo pour celle des femelles. Les autres morceaux peuvent être braisés ou préparés en cocotte. Si vous avez la chance d'avoir un steak en cadeau, faites-le griller.

Si vous savez que votre viande de gibier a un goût très prononcé, faites-la mariner dans du lait pendant quelques jours, en changeant le lait tous les jours. Puis, faites cuire la viande comme d'habitude.

Le plaisir : Le gibier se marie aux assaisonnements relevés. Essayez de la moutarde, du romarin, de l'estragon, de la sauge, des agrumes, des vinaigres, de l'ail, du poireau, des pruneaux ou des airelles. Si la viande du gibier est tendre, utilisez-la dans vos recettes de bœuf préférées, des currys ou des ragoûts, par exemple. Voici quelques suggestions :

• Hachez la viande de gibier et mélangez-la à du bœuf dans les pâtés, les pains de viande ou les boulettes.

• Faites griller les os de gibier au four jusqu'à ce qu'ils soient bien bruns. Servez-vous en pour préparer de savoureuses soupes avec des carottes, du céleri, une feuille de laurier et de l'eau pour couvrir. Faites mijoter pendant quelques heures. Passez le bouillon et laissez refroidir. Dégraissez le bouillon et utilisez-le pour vos soupes et vos sauces.

• Préparez un steak de gibier au poivre au lieu de bœuf.

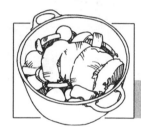

Ragoût de gibier à l'égyptienne

450 grammes de viande
   de gibier désossée, en
   morceaux
2 cs de farine
1 cs d'huile d'olive
1 cc de cannelle moulue
1 cc de safran
1/2 cc de graines de
   coriandre moulues
2 gousses d'ail émincées
600 ml de bouillon de
   bœuf
1/2 cc de sauce de
   piment fort ou au goût
3 oignons hachés

Farinez les morceaux de gibier.

Faites chauffer l'huile à feu moyen dans une marmite. Ajoutez le gibier et faites sauter jusqu'à ce qu'il soit bien doré (environ 7 minutes). Ajoutez la cannelle, le safran, la coriandre, l'ail et le bouillon. Portez à ébullition, réduisez le feu, couvrez et laissez mijoter en remuant de temps en temps pendant environ 45 minutes.

Ajoutez la sauce au piment et les oignons. Couvrez et laissez mijoter pendant 45 minutes de plus. Servez chaud avec du couscous ou des pâtes fines.

Donne 4 portions

GIGOT D'AGNEAU

Maigre et délicieux

183 calories par 100 g (cuit)

L'agneau est apprécié dans le monde entier et c'est un régal pour beaucoup d'entre nous. Nous sommes ravis que notre morceau préféré dans l'agneau, le gigot, soit aussi le moins gras et le plus nutritif.

L'agneau est un de ces aliments si riches en protéines qu'une seule portion comble une bonne part de l'apport journalier recommandé (RDA). En outre, comme c'est une viande maigre, le gigot d'agneau apporte ces protéines sans excès de calories et de graisses. En fait, 100 g de gigot dégraissé ne renferment que 7 g de graisses, un contenu modeste par comparaison aux viandes grasses.

Comme les autres viandes maigres, l'agneau fournit aussi beaucoup de vitamines B1, B2 et PP (thiamine, riboflavine et de niacinamide). Comme la plupart des gens satisfont aisément leurs besoins en ces vitamines, nous nous attacherons plutôt à un autre élément présent dans l'agneau dont nous manquons trop souvent : le fer.

Une portion d'agneau fournit une saine dose de fer, mais la quantité n'est pas tout. Une partie de ce fer est liée à hème et donc absorbée plus facilement par l'organisme. En outre, l'agneau contient un facteur non encore identifié qui augmente l'absorption du fer présent dans les autres aliments. Deux des spécialistes de l'absorption du fer les plus réputés dans le monde, les docteurs James D. Cook et Elaine R. Monsen, du Centre Médical de l'Université du Kansas, ont montré que si l'on remplace les protéines des œufs par de l'agneau ou d'autres viandes, la quantité de fer absorbée est multipliée par deux à quatre. Ceci impressionne évidemment les diététiciens.

Au marché : Choisissez un gigot à chair rose ou rouge et bien dense. La graisse doit être de couleur crème, floconneuse et ne pas suinter.

Un gigot d'agneau pèse en moyenne 3 kilos et se vend de différentes façons. Pour de nombreux invités, vous pouvez l'acheter désossé. Pour un plus petit groupe, vous pouvez prendre un demi-gigot (le manche ou le faux-filet). Si vous avez un boucher attitré et aimable, il vous découpera le morceau d'agneau de votre choix.

Trucs culinaires : Enveloppez l'agneau dans du papier de boucherie et conservez-le dans la partie la plus froide du réfrigérateur. Il se garde environ 5 jours. Pour le garder plus longtemps, congelez-le dans un sac de congélation ; l'agneau congelé se conserve pendant un an. Cependant, si vous achetez de l'agneau surgelé, ne le recongelez pas après décongélation.

Un gigot entier (et souvent le manche et le faux-filet isolés) est couvert d'une sorte de peau argentée. C'est une couche de graisse à retirer avant la cuisson car elle est trop dure pour être mangée. Votre boucher acceptera peut-être de le faire.

L'agneau peut être rôti, grillé, cuit au four ou braisé. Des marinades fortes de type barbecue, ainsi que le citron, l'ail, le romarin, l'oignon, les agrumes ou la moutarde, le complètent bien. Pour obtenir les meilleurs résultats, faites cuire l'agneau rapidement à haute température. Une cuisson à sec et plus lente rend la viande dure et fibreuse. Il est recommandé de faire cuire l'agneau à 230 °C jusqu'à ce que la température interne de la viande atteigne 76 °C (si vous avez un thermomètre spécial).

Le plaisir : L'agneau peut être servi avec des aubergines ou de la menthe. Nous aimons particulièrement l'agneau au curry avec des pommes et des oignons, accompagné de riz ou de pâtes. Voici d'autres suggestions :

- Remplacez le bœuf par de l'agneau dans les recettes de brochettes.
- Du jus de citron vert et de la sauce au piment font une marinade délicieuse et peu calorique.
- L'agneau haché est bon dans les hamburgers ou les lasagnes.
- Si vous avez des restes d'agneau rôti, ajoutez-en de fines tranches dans les salades de pâtes ou de légumes marinés.

Une dernière chose : plus l'agneau est jeune, plus la viande a un goût et une consistance agréables. Un animal de plus de 18 mois n'est plus un agneau mais un mouton. Le mouton a un goût plus prononcé, mais il peut remplacer l'agneau dans la plupart des recettes sous réserve d'augmenter le temps de cuisson d'environ 15 minutes par kilo. Les méthodes de cuisson humide, comme les ragoûts, conviennent tmieux au mouton.

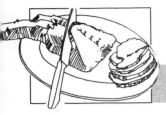

Manche de gigot d'agneau mariné

1,5 kilo de manche de gigot, désossé et ouvert
1 1/2 cc de jus d'orange concentré, surgelé
1 cs de sauce de soja
2 cc de miel
2 cc d'huile d'arachide
2 gousses d'ail, écrasées

Otez toute la graisse visible, les membranes et la peau de l'agneau avec un couteau pointu. Mettez la viande dans un plat en pyrex thermorésistant 33 x 22 cm.

Dans un bol, mélangez le jus d'orange concentré, la sauce de soja, le miel, l'huile et l'ail. Recouvrez-bien l'agneau avec cette sauce. Laissez mariner pendant au moins quatre heures, ou toute la nuit.

Préchauffez le gril.

Faites griller la viande à votre goût (7 à 10 minutes de chaque côté pour une cuisson à point). Laissez reposer 5 minutes, puis coupez en tranches minces. Servez chaud ou froid.

Donne 4 portions

GOUTTE

Pour soulager les douleurs

Il y a longtemps, lit-on dans les livres d'histoire, les convives des festins royaux étaient souvent frappés d'une maladie douloureuse. On la nommait la "maladie des rois"; nous l'appelons aujourd'hui la goutte.

En réalité, la goutte est une forme de rhumatisme qui touche préférentiellement le gros orteil. La goutte a longtemps été attribuée à la consommation d'aliments riches, mais en fait, elle ne touche pas uniquement les gros mangeurs. Le rôle de l'alimentation dans cette maladie est l'objet de débats.

Une chose au moins est bien établie, c'est la cause de la douleur. Il s'agit de l'accumulation d'acide urique dans les articulations. Pour une raison ou une autre, les personnes atteintes de goutte produisent plus d'acide urique qu'elles ne peuvent éliminer. Il se forme donc des cristaux en forme d'aiguilles qui se déposent autour d'une ou plusieurs articulations.

Comme les autres rhumatismes, la goutte est douloureuse. D'après certains, elle fait encore plus mal que les autres affections articulaires. Une personne en proie à une crise de goutte a donc une seule idée en tête : s'en débarrasser, et peu lui importent les débats académiques sur son origine.

Connaître l'ennemi

La prévention et le traitement des crises de goutte ont heureusement progressé au cours des dernières décennies. Les médecins connaissent maintenant l'anomalie métabolique responsable des accès douloureux et le pronostic s'est bien amélioré.

Il faut évidemment stabiliser le taux d'acide urique pour combattre la goutte. C'est là où l'alimentation intervient. L'acide urique est le produit de la dégradation de substances appelées les purines, que l'on trouve dans certains aliments. Il paraît donc logique d'éliminer les aliments riches en purines pour éviter la goutte.

Seulement, ce n'est pas suffisant. Selon un nutritionniste britannique, Sir Stanley Davidson, l'alimentation apporte au plus 50 pour cent de l'acide urique présent dans le sang des personnes bien portantes. Le reste est produit par l'organisme et en cas de goutte, la majeure partie de l'acide urique

(suite p. 200)

Réduire les purines dans votre alimentation

Aujourd'hui, les médicaments disponibles pour traiter la goutte autorisent des régimes moins stricts. En règle générale, les aliments suivants, riches en purines, sont à supprimer complètement.

Anchois
Cervelle
Sauces
Rognon
Foie
Extraits de viande
Ris de veau

Si ce régime est insuffisant, il faut alors restreindre les aliments à teneur modérée en purines (n'en mangez pas plus de trois à cinq petites parts par semaine). Voici ces aliments :

Haricots secs
Pois secs
Lentilles
Viandes
Gruau d'avoine
Volaille
Fruits de mer
Épinards

Si votre cas nécessite le régime le plus strict, il faut supprimer complètement les aliments à teneur élevée ou modérée en purines et ne consommer que les aliments suivants.

Pains et céréales
Beurre et autres matières grasses
Caviar
Fromage
Œufs
Œufs de poisson
Fruits
Gélatine
Noix
Sucre, sucreries
Légumes

semble provenir non pas des aliments mais d'une surproduction de l'organisme.

Qui souffre de goutte?

Même s'il reste beaucoup à apprendre sur la goutte, une chose est certaine : cette maladie ne frappe pas au hasard. La plupart des patients ont des caractéristiques communes qui prédisposent probablement à la maladie.

Voici quelques traits typiques du patient goutteux.

Sexe masculin. La goutte s'observe surtout chez l'homme. Aux États-Unis, moins de 10 pour cent des personnes atteintes sont des femmes.

Plus de 30 ans. La goutte est plus fréquente dans les tranches d'âge avancées. Chez l'homme, la goutte débute rarement avant la puberté ; chez la femme, elle se déclare rarement avant la ménopause.

Antécédents familiaux. Au moins 25 pour cent des patients souffrant de goutte ont un parent également atteint de cette maladie.

Obésité. Beaucoup de patients goutteux ont une surcharge pondérale. D'après le Dr J.T. Scott, spécialiste de la goutte au Royaume-Uni, environ la moitié des personnes atteintes de goutte excèdent leur poids idéal d'au moins 15 pour cent.

Présence de certaines maladies. Chez certains patients, la goutte succède à une autre maladie compromettant le métabolisme de l'acide urique. L'insuffisance rénale chronique, l'hypertension artérielle et les maladies du sang comme la leucémie, la polycythémie et la myélofibrose figurent parmi les maladies qui prédisposent à la goutte. Dans ce cas, la goutte est une complication d'une autre maladie et non une maladie en-soi.

Comment se défendre contre la goutte

Heureusement, les douloureuses crises de goutte ne durent pas longtemps, quelques jours en général. Mais elles ont tendance à récidiver et peuvent devenir chroniques. En cas de goutte chronique, les lésions articulaires causées par les cristaux d'acide urique nécessitent parfois une intervention chirurgicale.

Si vous souffrez de goutte, vous devez prendre certaines mesures non seulement pour prévenir une nouvelle crise, mais aussi pour minimiser le risque de complications, notamment les calculs rénaux, très fréquents chez les personnes atteintes de goutte.

De nos jours, la goutte se traite avant tout par des médicaments. Mais ils posent parfois des problèmes; dans de rares cas, les effets secondaires sont gênants au point d'imposer une alternative thérapeutique. Ces alternatives peuvent d'ailleurs compléter utilement un traitement médicamenteux si celui-ci se déroule bien.

Voici quelques conseils pour vous aider à lutter contre la goutte.

Évitez de festoyer et de jeûner. Les repas riches en graisses et les aliments contenant beaucoup de purines augmentent le taux d'acide urique et peuvent provoquer une crise de goutte. (Voir "Réduire les purines dans votre alimentation"). A l'inverse, le jeûne entraîne aussi une élévation marquée du taux d'acide urique. C'est d'ailleurs pourquoi les régimes amaigrissants draconiens sont déconseillés aux personnes atteintes de goutte.

Minimisez les stress. Les chocs émotifs peuvent déclencher une crise de goutte, alors essayez si possible de vous en protéger. Certains stress - par exemple une maladie soudaine, la nécessité d'une intervention chirurgicale - sont bien sûr inévitables, mais vous pouvez prendre des mesures pour rendre votre mode de vie moins stressant.

Perdez votre excédent de poids - lentement. Votre poids influence votre taux sanguin d'acide urique. Comme le soulignent le Dr Davidson et ses collègues, le taux d'acide urique augmente avec le poids.

Buvez de l'eau et pas de l'alcool. L'alcool est nocif à deux égards : il réduit la capacité d'élimination de l'acide urique et augmente sa production. L'eau est en revanche bénéfique car elle limite la formation de calculs rénaux.

HARICOTS SECS

Peu coûteux mais bons pour la santé !

Haricots secs ordinaires : 118 calories par 100 ml (cuits)
Haricots de Lima : 145 calories par 100 ml (cuits)

Pardonnez-nous si vous êtes connaisseur en la matière et si vous avez une préférence marquée pour une variété donnée de haricots secs. Comme les différentes variétés de haricots ont des propriétés nutritionnelles très voisines, nous avons choisi de les envisager globalement.

Qu'ils soient rouges, blancs, roses ou noirs, les haricots secs sont désormais prisés pour leurs effets bénéfiques sur le cholestérol sanguin et le cœur. Selon un préjugé classique, il ne suffit pas d'ajouter un aliment, mais il faut repenser toute l'alimentation pour réduire le taux de cholestérol. Et bien les haricots vont à l'encontre de cette notion.

• Le Dr James W. Anderson et ses collègues de l'Université du Kentucky ont prouvé qu'en ajoutant environ 100 grammes de haricots secs (soit l'équivalent de 180 g de haricots secs cuits) à l'alimentation quotidienne, on réduit le taux sanguin cholestérol de 19 pour cent.

• Lors de leur étude classique visant à déterminer les effets des pois cassés, des haricots de Lima et des haricots secs ordinaires (comme les haricots rouges) sur le cholestérol, le Dr Ancel Keys et ses collègues de l'Université du Minnesota ont observé une baisse de 9 pour cent du taux sanguin de cholestérol après avoir remplacé le sucre, le pain et les pommes de terre par des haricots secs.

• Le chercheur hollandais R. Lukyen a fait ajouter des haricots (surtout noirs) à l'alimentation des membres du personnel de l'Institut Central des Pays-Bas pour la Recherche sur la Nutrition et les Aliments. Le régime riche en haricots a fait baisser les taux sanguins de cholestérol de 12 milligrammes en moyenne.

Les fibres solubles contenues dans les haricots secs sont sans doute responsables de leur effet notable sur le cholestérol sanguin. Néanmoins, les haricots contiennent aussi de grandes quantités de fibres insolubles et peuvent donc contribuer à préserver la santé de l'appareil digestif. Le Dr E. W. Hellendorn, également chercheur à l'Institut Central des Pays-Bas

Teneur en fibres de haricots

Quelles que soient leur variété et leur couleur, les haricots secs contiennent beaucoup de fibres. Si vous voulez savoir combien exactement, voici des détails. Sauf mention contraire, les teneurs indiquées valent pour 180 g de haricots secs cuits.

Variété de haricot	Fibres (g)
Pie	20
Rouges	19
De Lima	16
Blancs	16
Beurre	10
Mung, germés	8
Fèves des marais	5
D'Espagne, crus	4

pour la Recherche sur la Nutrition et les Aliments, a démontré que, comme le son de blé, les haricots secs favorisent le transit des aliments dans le tube digestif. Cet effet des haricots a le double avantage d'aider à vaincre la constipation et à prévenir le cancer du côlon.

Les haricots secs ont aussi d'autres avantages! En fait, peu d'aliments apportent autant de protéines pour si peu de lipides et autant de potassium pour si peu de sodium. (Les haricots sans sel sont excellents pour les personnes qui surveillent leur pression artérielle.) Ils constituent aussi une bonne source de fer et de vitamine B1.

Les haricots secs ordinaires

Au marché : Les haricots secs doivent être d'une couleur vive et uniforme et de taille régulière. Quelle que soit la variété, ne prenez pas de haricots desséchés.

Si vous utilisez des haricots en boîte, sachez qu'ils vous procurent de bonnes quantités de protéines, de potassium et de fer. Malheureusement, ces haricots sont additionnés d'une dose de sel parfois importante. Pour éliminer une partie de ce sel, vous pouvez les rincer. Vérifiez la composition sur la boîte si vous suivez une régime hyposodé.

Trucs culinaires : À la maison, conservez les haricots secs dans des bocaux fermés, dans un endroit frais et sec, comme au réfrigérateur.

Lorsque vous préparez des haricots secs, pensez aux conseils d'Alfred Olson, chimiste au Centre de Recherche Régional de l'Ouest du Ministère de l'Agriculture des États-Unis, en Californie. Il a indiqué comment préparer les haricots avant la cuisson pour éliminer bon nombre des facteurs responsables des flatulences :

• Rincez les haricots et enlevez toutes les particules étrangères.
• Couvrez-les d'eau bouillante.
• Laissez-les tremper au moins quatre heures (la durée de trempage varie selon la variété de haricot).
• Videz cette eau et égouttez les haricots de manière à les faire cuire dans de l'eau fraîche. (Avant de vider l'eau de trempage, éliminez tous les haricots qui flottent à la surface.)

Et maintenant, comment les cuire ? Remplissez la casserole de façon à recouvrir les haricots de cinq cm d'eau. Si vous les faites cuire à feu constant, laissez-les cuire jusqu'à ce qu'ils soient tendres (une à trois heures selon la variété). Les haricots blancs sont les plus durs et donc les plus longs à cuire. Les haricots seront plus tendres si vous attendez la fin de la cuisson pour ajouter du sel, du jus de tomate ou des vins acides.

Cette préparation vous paraît un peu trop longue? Vous pouvez gagner du temps et parfois éviter le trempage en faisant cuire les haricots dans une cocotte-minute. Comme la durée de cuisson varie selon le modèle de cocotte-minute, consultez le mode d'emploi de votre ustensile. Si vous n'avez pas fait tremper les haricots, faites-les cuire cinq minutes de plus dans l'auto-cuiseur. (A ce propos, n'oubliez pas qu'il ne faut jamais remplir une cocotte-minute de liquide à plus des trois quarts.)

Pour vérifier la cuisson, prenez un ou deux haricots avec une cuillère et soufflez dessus. Si la peau se décolle, ils sont cuits.

Le plaisir : Les haricots sont délicieux dans toutes sortes de plats. Comme les haricots rouges, roses et blancs ont à peu près la même saveur, vous pouvez les utiliser indifféremment. Ajoutez vos haricots préférés dans :

• les salades, les croquettes, les civets, les potages, les ragoûts en cocotte, les sauces et les plats au curry.
• les ragoûts mexicains et Cajun.
• les purées et les sauces froides.
• les plats à base de pommes ou d'autres ingrédients légèrement sucrés.

Peu d'aliments sont aussi économiques que les haricots secs. En effet, 180 g de haricots secs font un plat pour quatre personnes une fois cuits, ce qui est beaucoup pour une dépense aussi modeste.

Les haricots de Lima

Au marché : Les meilleurs haricots de Lima frais se vendent au printemps et à l'automne. Quand les cosses sont fermes et veloutées, les haricots sont bons à l'intérieur. Si les haricots sont visibles à travers la gousse, choisissez de préférence des haricots de taille régulière, pour une cuisson plus uniforme. Les haricots de Lima frais qui semblent blanchâtres et desséchés sont généralement pâteux et ne conviennent pas aux grands amateurs de cette sorte de haricots.

Les haricots de Lima secs doivent être de taille et de couleur uniformes. Humez-les; s'ils sentent le moisi, n'en achetez pas.

Comme les haricots de Lima se congèlent bien, vous en trouverez toujours au rayon des surgelés. Vérifiez la composition sur l'étiquetage (ils doivent être sans additifs).

Trucs culinaires : Laissez les haricots de Lima frais dans leurs cosses. Gardez-les dans un sac en plastique perforé au réfrigérateur; ils se conserveront environ une semaine. Il faut toujours faire cuire les haricots de Lima frais. Ouvrez les cosses et détachez les haricots avec le pouce. Laissez-les mijoter dans de l'eau ou du bouillon, dans une casserole partiellement recouverte d'un couvercle, jusqu'à ce qu'ils soient tendres (environ 20 minutes). Il faut environ 450 grammes de haricots frais non écossés pour deux personnes.

Les haricots de Lima surgelés se gardent jusqu'à 12 mois. Pour les faire cuire, laissez-les mijoter dans de l'eau ou du bouillon, dans une casserole partiellement recouverte d'un couvercle, jusqu'à ce qu'ils soient tendres (environ 10 minutes).

Conservez les haricots de Lima secs au réfrigérateur, dans des bocaux de verre à couvercle hermétique. Avant de les faire cuire, laissez-les tremper une nuit dans suffisamment d'eau pour bien les couvrir. Laissez mijoter 185 g de haricots secs dans 950 ml d'eau ou de bouillon, dans une casserole partiellement recouverte d'un couvercle, jusqu'à ce qu'ils soient tendres (environ 50 à 60 minutes).

Ne les faites pas cuire à la cocotte-minute car ce mode de cuisson altère leur consistance.

Le plaisir : Si vous voulez convertir quelqu'un aux haricots de Lima, inspirez-vous des suggestions suivantes :

• Ajoutez-en dans vos ragoûts, vos civets ou vos potages.

• Remplacez les fèves par des haricots de Lima.

• Assaisonnez les haricots de Lima avec des ingrédients comme des tomates, du maïs, des oignons, des champignons, de la ciboulette, des échalotes, de la sauce piquante ou du fromage.

• Confectionnez une salade consistante avec des haricots de Lima cuits et de la dinde fumée.

Apprenez à connaître les haricots secs

Amateurs de haricots, si vous testiez vos connaissances.
Quel haricot sec contient le moins de calories?
Quel haricot sec contient le plus de calories?
Quels haricots contiennent plus d'un gramme de graisse par portion de 90 g?

Les réponses sont : les lentilles ; les fèves de soja ; et les fèves de soja et les pois chiches. Si vous connaissiez les bonnes réponses, vous êtes un expert en diététique. Dans le cas contraire, examinez le tableau ci-dessous et vous ferez mieux la prochaine fois. Les quantités indiquées valent pour environ 90 g de haricots secs cuits.

Sorte de haricot	Calories	Graisses (g)
Haricots noirs	132	moins de 1
Pois chiches	171	2
Doliques à œil noir	109	moins de 1
Grosses fèves	110	moins de 1
Haricots rouges	127	moins de 1
Lentilles	106	moins de 1
Haricots de Lima	110	moins de 1
Haricots pie	131	moins de 1
Fèves de soja	173	9
Haricots blancs	143	moins de 1

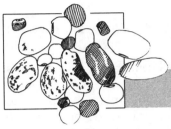

Haricots noirs à la sauge et à l'ail

2 cc d'huile d'olive
2 gousses d'ail, émincées
1 poivron vert, émincé
1 feuille de laurier
360 g de haricots noirs
  cuits
1 cc de sauge sèche
Quelques gouttes de
  sauce piquante

Faites chauffer l'huile à feu moyen dans une grande poêle anti-adhésive. Ajoutez l'ail, le poivron et la feuille de laurier et faites sauter jusqu'à ce que les poivrons commencent à ramollir (environ 4 minutes). (Si l'ail commence à brunir et à brûler, baissez le feu.)

Ajoutez les haricots, la sauge et la sauce piquante et faites-les cuire à cœur (environ 3 minutes). Enlevez la feuille de laurier et servez chaud, comme entrée ou comme plat d'accompagnement avec du pain à l'ail ou des tortillas de maïs.

Donne 4 portions

Burritos aux graines de citrouille et aux piments verts

2 cc d'huile d'olive
2 gousses d'ail, émincées
1 petit oignon, émincé
2 piments verts doux,
    émincés (environ
    60 ml)
1 piment jalapeño,
    épépiné et émincé
4 cs de graines vertes de
    citrouille, pilées
1/2 cc de cumin moulu
1/2 cc de coriandre
    moulue
1 cc d'origan sec
Quelques gouttes de
    sauce piquante
360 g de haricots pie,
    cuits
4 grandes tortillas
55 g de fromage râpé
80 ml de jus de tomate

Faites chauffer l'huile à feu moyen dans une grande poêle anti-adhésive. Ajoutez l'ail, les oignons, les piments verts et le piment jalapeño, les graines de citrouille, le cumin, la coriandre, l'origan et la sauce piquante. Faites sauter ce mélange jusqu'à ce qu'il devienne odorant et que les légumes ramollissent (environ 5 minutes).

Mixez le mélange pimenté et les haricots dans un grand bol, à l'aide d'une grande spatule en caoutchouc.

Étalez les tortillas sur un plan de travail, séparez la farce aux haricots en parts égales, façonnez chaque part en forme de bûche et disposez-la sur le bord d'une tortilla. Répartissez le fromage râpé sur les bûches de farce, puis roulez les tortillas en utilisant le dos d'une cuillère pour éviter que la farce sorte par les côtés.

Reprenez votre poêle anti-adhésive, disposez-y soigneusement les burritos (en vous aidant d'une longue spatule) et recouvrez-les de jus de tomate. Laissez mijoter le temps que les burritos soient ramollis et le jus évaporé (environ 3 minutes). Si la farce a tendance à sortir des tortillas par les côtés, repliez-les avec une spatule.

Disposez les burritos sur un plat de service et servez chaud, avec de la sauce piquante.

Donne 4 portions

HARICOTS VERTS

Une bonne source de fer

35 calories par 100 g (cuits)

Parler des haricots verts nous rappelle aussitôt un petit grief. Chacun a ses points sensibles. Pour notre part, nous ne pardonnons pas aux diététiciens de ne même pas mentionner que des légumes comme les haricots verts sont une source de fer, et donc d'empêcher beaucoup d'entre nous d'en profiter.

Une partie du fer contenu dans les produits animaux (comme la viande) est, il est vrai, liée à l'hème et plus facile à absorber. Mais le fer libre est loin d'être négligeable ; il représente une bonne part de notre apport quotidien en fer. Et là est notre grief : les nutritionnistes s'intéressent tellement au fer lié à l'hème présent dans la viande qu'ils mésestiment les sources végétales de fer.

Les haricots verts en sont un bon exemple ; 60 g de haricots verts frais cuits procurent un milligramme de fer et 20 calories. Un aliment qui apporte autant de fer et si peu de calories mérite tout de même de l'intérêt.

Bien entendu, on a reconnu les mérites des haricots verts à d'autres égards ; on vante leur faible teneur en graisses et en sodium et leur teneur élevée en potassium et en fibres.

Au marché : Les meilleurs haricots verts sont d'une couleur vive, sans taches brunes ou discoloration. Plus ils sont fins, plus ils sont tendres et savoureux. Par conséquent, choisissez de préférence des haricots verts pas plus gros qu'un crayon. Les haricots qui plient au lieu de casser ne sont pas frais.

Trucs culinaires : Pour garder les haricots bien frais, rincez-les sans les essuyer, puis placez-les dans un sac de plastique perforé, au réfrigérateur. Ils se conserveront jusqu'à deux semaines. Si vous voulez les garder plus longtemps, faites-les blanchir en les plongeant dans de l'eau bouillante pendant 3 minutes, puis essuyez-les, enveloppez-les et mettez-les au congélateur -- ils se garderont pendant près d'un an.

Les haricots verts cuisent rapidement. Si vous les faites bouillir dans de l'eau, 450 grammes de haricots verts cuisent en 4 minutes environ. Vous pouvez aussi les faire cuire à l'étuvée, les faire sauter à la poêle ou les cuire au four à micro-ondes. En fait, les haricots verts se prêtent très bien à ce dernier mode de cuisson, mais il vaut mieux les couper avant de les mettre au four pour obtenir une cuisson uniforme.

Le plaisir : La saveur des haricots verts se marie admirablement bien avec celle des champignons, des amandes, des poivrons ou du maïs. Voici quelques suggestions pour changer :

• Coupez des haricots verts crus et ajoutez-les à vos salades de thon ou de pâtes.

• Mettez des haricots verts coupés dans vos potages ou vos ragoûts.

• Assaisonnez vos haricots verts d'aneth, d'estragon, de cacahuètes, d'ail ou de thym. Ils s'harmoniseront bien avec les fromages, le poisson et la volaille.

• Utilisez des fèves (parfois appelées fèves italiennes) pour vous changer des haricots verts. Utilisez-les comme ces derniers, mais n'oubliez pas qu'ils mettent moins de temps à cuire.

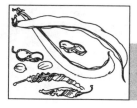

Haricots verts pimentés aux cacahuètes

450 grammes de haricots verts
2 cs d'huile d'arachide
2 gousses d'ail légèrement écrasées
2 piments forts secs (d'environ 5 cm de long)
2 cs de cacahuètes non grillées épluchées
1 cc d'huile de piment

Haricots verts pimentés aux cacahuètes

Mettez les haricots dans une passoire et versez de l'eau bouillante dessus pendant 5 secondes. Egouttez-les bien, essuyez-les bien et réservez-les.

Chauffez un caquelon ou un grand poêlon sur feu vif jusqu'à ce qu'il soit très chaud (environ 30 secondes). Versez-y l'huile et laissez chauffer pendant 20 secondes.

Ajoutez l'ail et les piments forts et faites revenir pendant 10 secondes (ne laissez pas brûler l'ail). Ajoutez les haricots et les cacahuètes et faites revenir pendant 30 secondes. Retirez du feu. Assaisonnez avec l'huile de piment et servez immédiatement.

Donne 4 portions

Potage aux haricots verts et aux pois chiches

1 cs d'huile végétale
60 g de céleri émincé
1 petit oignon émincé
55 g de carottes émincées
1 gousse d'ail, émincée
1 bouquet garni (3 brins
    de persil, 3 brins de
    cerfeuil ou 4 pincées
    de cerfeuil sec, 3 brins
    de thym ou 2 pincées
    de thym sec et
    2 feuilles de laurier
    dans un morceau de
    gaze lié avec de la
    ficelle)
1,2 litre de bouillon de
    légumes
220 g de haricots verts
    (coupés en morceaux
    de 2,5 cm)
245 g de pois chiches
    cuits
2 tomates moyennes,
    pelées, épépinées et
    coupées en morceaux
Persil frais ciselé pour le
    décor

Potage aux haricots verts et aux pois chiches

Faites chauffer l'huile dans une casserole d'un litre sur feu moyen. Ajoutez le céleri, l'oignon, les carottes et l'ail et laissez cuire jusqu'à ce que les légumes soient tendres (environ 5 minutes).

Ajoutez le bouquet garni, le bouillon, les haricots verts, les pois chiches et les tomates. Portez à ébullition. Réduisez le feu, couvrez et laissez mijoter jusqu'à ce que les haricots verts soient tendres (environ 15 à 20 minutes). Retirez le bouquet garni, mettez du persil pour décorer et servez.

Donne 4 à 6 portions

HÉMORROÏDES

Un problème que l'alimentation peut combattre

Si personne ne meurt de se faire briser le cœur, personne non plus ne meurt d'hémorroïdes, mais c'est une piètre consolation si vous souffrez de cette affection vieille comme le monde. Même si elles n'ont pas de conséquences graves pour la santé, les crises hémorroïdaires peuvent être intolérables et demandent un traitement très rapidement efficace.

Si vous avez déjà eu des hémorroïdes, vous en connaissez les symptômes classiques : bosses, douleurs ou démangeaisons dans la région rectale. L'émission de sang rouge est un autre signe d'hémorroïdes. Un tel saignement doit cependant inciter à consulter un médecin, car il peut aussi provenir d'une affection grave du tube digestif.

Devant un trouble aussi désagréable que les hémorroïdes, il est normal de vouloir connaître son origine. Les causes sont nombreuses, mais voici certaines des plus courantes :

- Soulèvement fréquent d'objets lourds.
- La grossesse, surtout pendant les derniers mois.
- Station assise ou debout prolongées.
- Faible apport liquidien.
- Abus des laxatifs et/ou des lavements.

Un autre facteur, sans doute le plus important de tous, favorise les hémorroïdes. C'est une alimentation pauvre en fibres. Ceci entraîne souvent une constipation et donc des efforts de défécation. L'hyperpression induite par ces efforts provoque une dilatation des veines anales, l'amorce des hémorroïdes.

Fort heureusement, il y a moyen d'agir sur ce facteur.

Que faire?

On ne prévient pas les crises hémorroïdaires comme on les traite. Par exemple, le son fait souvent des merveilles pour prévenir les hémorroïdes, mais il a en général un effet aggravant en période de crise. Pendant une crise, il est recommandé de boire beaucoup d'eau, mais de consommer peu d'aliments à base de céréales complètes, de plats épicés et de fruits ou légumes crus, du fait de leur effet laxatif.

Une fois la crise passée, il faut penser à la prévention. Les liquides et les fibres insolubles sont les éléments-clés parce qu'ils soulagent la constipation. Pour obtenir les meilleurs résultats, vous devrez déterminer quelle quantité de fibres vous convient le mieux et modifier votre alimentation en conséquence. Pour la méthode à suivre et des exemples de menus appropriés, reportez-vous à la rubrique sur la constipation, page 142.

L'effet de ce régime peut être très rapide. Comme l'ont constaté les docteurs Melvin P. Bubrick et Robert B. Benjamin, du Centre Médical du Park Nicollet à Minneapolis, l'addition de laxatifs de lest (Spagulax®, Psyllium® et autres produits semblables à base de graines) au régime permet d'atténuer les douleurs et les saignements de anus en six semaines . Ce délai est court comparé à celui que mettent les hémorroïdes pour se manifester.

En plus des mesures diététiques, voici quelques conseils de bon sens pour éviter des problèmes futurs.

• Ayez une activité physique régulière, surtout si vous avez un métier ou une vie sédentaire.

• Si vous devez rester longtemps assis(e), faites des pauses pour vous étirer.

• Ne vous attardez pas aux toilettes ; 5 minutes sur le siège est le maximum recommandé.

• Ne prenez pas de laxatifs ou bien rarement. A long terme, ils vont à l'encontre du but recherché.

• Dans la mesure du possible, évitez de soulever des objets lourds.

HERNIE HIATALE

Comment apaiser les brûlures œsophagiennes

Avez-vous éprouvé des problèmes soudains avec des aliments qui ne vous avez jamais fait mal auparavant? Les gros repas vous laissent-ils, en plus d'une impression de satiété, une sensation de brûlure derrière le sternum? Si oui, vous pourriez avoir une hernie hiatale.

En cas de hernie hiatale, une petite partie de l'estomac s'engage dans l'orifice (le hiatus) du diaphragme où passe l'œsophage et fait issue dans la cage thoracique, emportant souvent avec elle de l'acide gastrique. Seulement, l'œsophage n'est pas conçu comme l'estomac pour tolérer du liquide très acide, et c'est pourquoi on ressent des brûlures. Celles-ci peuvent s'accompagner de douleurs, de gêne et d'éructations. Mais ces troubles ne sont pas incurables. Moyennant quelques efforts, vous parviendrez à éteindre le feu dans votre œsophage.

Juste la pression qu'il faut!

Pour maîtriser les symptômes d'une hernie hiatale, il faut procéder en deux étapes. La première étape consiste à exercer une pression accrue sur le sphincter de l'œsophage. Ce sphincter est comme une porte battante entre l'œsophage et l'estomac et il sert à éviter la remontée du contenu gastrique (aliments et acide). Une pression sur ce sphincter l'empêche de s'ouvrir dans le mauvais sens (vers le haut). C'est pourquoi il faut éviter les aliments qui diminuent la pression dans cette région. Ceux-ci comprennent :

- Les boissons alcoolisées.
- Le café, le thé et les autres sources de caféine.
- Les aliments gras.
- La menthe poivrée et la menthe verte.

La deuxième étape, maintenant, consiste à diminuer la pression régnant dans l'estomac, car elle pousse le bol alimentaire dans le mauvais sens. Pour éviter d'augmenter la pression gastrique et d'aggraver la situation, il est décommandé de :

- Porter des vêtements trop serrés.
- Se pencher en avant quand l'estomac est plein.

• S'étendre peu après un repas, et surtout manger juste avant de se coucher.

Quelques autres conseils utiles

Ne mettez pas d'huile sur le feu en mangeant des aliments qui augmentent l'acidité gastrique, notamment : le café, le thé et les aliments acides comme les jus d'agrumes et les produits à base de tomates (Vous trouverez une liste des boissons acides dans "Le degré d'acidité des boissons", page 218.) Inutile de vous rappeler d'éviter tous les aliments qui déclenchent vos symptômes. Votre médecin vous conseillera sans doute de prendre des anti-acides lorsque vos brûlures œsophagiennes se ravivent.

En cas de hernie hiatale, une surcharge pondérale est défavorable. Si vous réussissez à perdre du poids, vous obtiendrez sans doute une amélioration perceptible. De même pour les cigarettes. Si vous fumez, essayez d'arrêter ou au moins de diminuer.

Les bienfaisantes fibres

Comme les hernies hiatales provoquent souvent très peu de symptômes, la plupart des médecins mettent peu d'ardeur à essayer de les prévenir. Néanmoins, le Dr Denis Burkitt, professeur de médecine au Centre Hospitalier Universitaire St. Thomas de Londres, pense qu'il est possible de prévenir les hernies hiatales.

Pour le Dr Burkitt, qui a été l'instigateur de la révolution des fibres en évoquant le rôle de ce nutriment longtemps négligé dans la prévention du cancer du côlon, les régimes riches en fibres diminuent aussi le risque de hernie hiatale. Voici certains de ses arguments :

• Les hernies hiatales sont moins fréquentes parmi les végétariens que parmi les omnivores; les régimes végétariens sont évidemment plus riches en fibres.

• Aux États-Unis, la fréquence des hernies hiatales est identique chez les Noirs et les Blancs, or cette affection est très rare parmi les Noirs d'Afrique, qui consomment beaucoup de fibres.

• Comme la hernie hiatale s'observe dans les parties du monde où les calculs biliaires et la diverticulose colique sont courants, ces trois maladies pourraient avoir une cause commune. Un faible apport en fibres est un facteur de risque bien établi pour la diverticulose colique et possible pour les calculs biliaires. Il est donc légitime de le suspecter aussi pour l'hernie hiatale.

Nous aimerions disposer de plus de faits avant de prendre position dans ce débat, mais en nous fondant sur les données acquises, le Dr Burkitt nous semble avoir raison, une fois de plus.

HYPERTENSION ARTÉRIELLE

La bombe à retardement

Aux innocents les mains pleines? Peut-être, mais pas quand on a une hypertension artérielle. Car il vaut mieux le savoir pour éviter ses complications possibles : crise cardiaque, attaque cérébrale, insuffisance rénale...

Néanmoins, bon nombre d'entre nous restent dans l'ignorance, par simple négligence. La prise de la pression artérielle est pourtant un geste indolore apte à prévenir d'éventuels problèmes.

Heureusement, les campagnes d'information sur les dangers de l'hypertension ont incité beaucoup de personnes à faire surveiller leur pression artérielle. La mesure de la pression artérielle donne deux chiffres : le plus élevé correspond à la pression systolique et le plus bas à la pression diastolique. On parle d'hypertension artérielle quand l'un de ces deux chiffres ou les deux sont trop élevés. En général, les médecins prennent des mesures si la pression systolique dépasse 140 mmHg et/ou si la pression diastolique dépasse 90 mmHg (ou 14/9 cmHg).

Si elle est symptomatique, l'hypertension artérielle se traduit par des symptômes variables et peu spécifiques. Il peut s'agir de saignements de nez ou de maux de tête, mais beaucoup d'autres affections peuvent donner lieu à ces troubles. A un stade plus évolué, l'hypertension peut induire des altérations rénales ou une augmentation de volume du cœur (surtout du ventricule gauche). De toute façon, l'hypertension artérielle doit être dépistée systématiquement, même en l'absence totale de symptômes.

Certaines personnes courent un plus grand risque d'hypertension artérielle que d'autres. Les Noirs, par exemple, y sont plus prédisposés que les Blancs. Le risque est également accru chez les personnes :

- ayant des antécédents familiaux d'hypertension artérielle,
- ayant un pouls (ou des pulsations cardiaques) rapide(s) sans cause apparente,
- avec un surcharge du poids ou les grands buveurs.

Faire surveiller sa pression artérielle est simple, peu coûteux et indolore. Il convient de le faire régulièrement.

Les éléments minéraux à l'honneur

Si vous faites attention à votre pression artérielle par précaution ou par nécessité (du fait d'une hypertension confirmée), vous savez sans doute quels aliments il faut éviter : les aliments salés. Et bien, des perspectives plus agréables s'ouvrent à vous. La restriction du sodium reste de mise, mais en plus, on conseille maintenant de consommer plus (et pas moins) de certains autres éléments minéraux.

Les deux éléments minéraux actuellement sur la sellette sont le calcium et le potassium. De nombreuses études ont révélé leur effet impressionnant sur la pression artérielle. Voici quelques exemples des résultats obtenus.

• Dans le cadre d'un programme d'étude de la santé cardiaque conduit à Puerto Rico, le Dr Mario R. Garcia-Palmieri et ses collègues ont analysé le lien entre les habitudes alimentaires et la pression artérielle de près de 8 000 hommes. Parmi eux, ceux qui ne buvaient pas de lait, une importante source de calcium, avaient un risque d'hypertension deux fois plus grand que ceux qui en buvaient moins d'un litre par jour.

• Pour évaluer directement l'effet du calcium, le Dr Marvin L. Bierenbaum, membre du Groupe de Recherche Jordan à Montclair, dans le New Jersey, a demandé à plusieurs centaines de volontaires de boire un litre de lait enrichi en calcium par jour. Au fil de l'étude, leur pression artérielle a diminué, passant d'une moyenne de 126/82 à 119/76 mmHg.

• A l'Université de Californie, les Drs Kay-Tee Khaw et Elizabeth Barrett-Connor ont évalué la consommation de potassium de près de 900 hommes et femmes, puis ils ont suivi leur état de santé pendant 12 ans. Ceux qui consommaient le moins de potassium au début du suivi ont présenté 2,5 à 4 fois plus d'attaques cérébrales que ceux qui en consommaient davantage.

Ces résultats doivent-ils vous inciter à augmenter votre apport en calcium et potassium? Certains conseillent d'attendre, mais nous ne sommes pas de cet avis. Pourquoi attendre puisque des études prouvent les bienfaits de ces deux éléments minéraux et rien ne témoigne de leur nocivité? Alors nous disons "allez-y". Veillez toutefois à en consommer avec modération, car un excès nuirait à votre santé. (Les principales sources de ces éléments minéraux sont indiquées dans les rubriques sur le calcium et le potassium, en annexe.)

La question des graisses

Le Dr Ian L. Rouse, un chercheur australien, a fait une observation étonnante. Ayant appris que les Adventistes du 7e Jour, des végétariens,

(suite page 222)

Pour faciliter un régime hyposodé

Réduire sa consommation de sodium peut paraître compliqué, nous le savons. C'est pourquoi nous avons conçu une méthode pour vous simplifier les choses. Nous vous présentons donc les meilleurs aliments dans chaque catégorie d'aliments, au lieu de vous donner une liste de tous les aliments à éviter. Les aliments énumérés ci-dessous fournissent moins de 100 mg de sodium par portion. Ils répondent donc au critère "pauvre en sodium" de la Food and Drug Administration (office de contrôle alimentaire et pharmaceutique) des États-Unis.

Il va sans dire que si vous suivez un régime hyposodé strict, vous devez adapter ces conseils à vos besoins personnels.

Aliments	Teneur en sodium par portion (mg)
Boissons alcoolisées bière, alcools distillés, vin	0 - 25
Haricots secs, cuits, tous les haricots non salés et le tofu	2 - 14
Bœuf, frais la plupart des morceaux	53 - 87
Gâteaux du commerce cake (aux fruits)	29
Céréales, prêtes à l'emploi riz soufflé, blé soufflé,	1 - 40
Céréales, chaudes, préparées, non instantanées semoule, flocons d'avoine, crème de blé	1 - 10
Fromages fromage blanc, emmenthal	17 - 74
Poulet et volaille la plupart des morceaux de poulet, canard et oie	56 - 86
Condiments sauce aux pommes, condiments amers, succédané de ketchup, ail en gousse; ainsi que raifort, mayonnaise	0 - 9 50 - 80

Aliments	Teneur en sodium par portion (mg)
Biscuits (environ 30 g) gaufrettes sucrées, macarons	14 - 50
Crèmes et succédanés de crème crème Chantilly, crème à café, succédané de crème à café	4 - 29
Œufs blancs d'œuf ou œufs entiers	50 -59
Graisses et huiles huile végétale (toutes sortes)	0
Poisson et crustacés thon en boîte, au naturel, pauvre en sodium	46
Farine blanche, complète, mélange de blé et de seigle	3 - 4
Fruits, en conserve, natures compote de pommes, abricots, cerises, poires, pêches, ananas, prunes	5 -27
Fruits, secs pommes, abricots, pêches, poires, prunes, raisins	2 - 18
Fruits, surgelés fruits mélangés, framboises, fraises	3 - 8
Fruits, frais la plupart des variétés	0 - 24
Céréales orge	9 - 12
Jus de fruits, en boîte ou en bouteille pomme, abricot, airelle, raisin, pamplemousse, orange, ananas, pruneau	5 - 9

(suite)

Pour faciliter un régime hyposodé (suite)

Aliments	Teneur en sodium par portion (mg)
Jus de fruits, frais	
citron, limette, orange	2
Jus, concentrés surgelés reconstitués	
la plupart des jus de fruits	1 - 20
Agneau	
gigot, côtelettes de première et de seconde,	
rôti d'épaule	56 - 77
Divers	
cacao, confiture, gelée, vinaigre, levure	0 - 2
Noix (sans sel) et noix de coco	
amandes, noix du Brésil, noix de cajou, marrons,	
noix de coco, avelines, noix de pécan,	
noix de Grenoble	0 - 7
Pâtes	
nouilles ou macaronis aux œufs, non salés	1 - 2
Porc, frais	
côtelettes d'échine ou rôti	68 - 82
Riz et plats à base de riz	
instantané, blanc à grains longs ou	
transformé	2 - 6
Graines	
de tournesol	11

Aliments	Teneur en sodium par portion (mg)
Amuse-gueules popcorn ou bretzels non salés,	2 - 30
Soupes, préparées selon le mode d'emploi de nombreuses variétés pauvres en sodium	35 - 75
Sucre en poudre	0
Sirops sirop de maïs, sirop de chocolat, miel	1 - 20
Dinde, fraîche viande blanche ou viande blanche et brune avec la peau	59 - 79
Veau veau à ragoût, escalopes, côtelettes de première ou de seconde, rôti de culotte	56 - 83
Légumes, frais, cuits nombreux légumes, si non assaisonnés	1 - 73
Légumes, surgelés, cuits, natures asperges, brocoli, choux de Bruxelles, chou-fleur, chou vert (frisé), maïs jaune	1 - 82
Légumes, crus chou, carottes, céleri, concombres, laitue, champignons, oignons, épinards, tomates	2 - 52

avaient souvent une pression artérielle basse, il a décidé d'évaluer l'effet d'un régime sans viande chez 60 volontaires habitués à une alimentation classique. Six semaines après l'adoption du régime végétarien, la pression artérielle de ces sujets a baissé notablement, sans que la modification des apports en sodium et potassium puisse l'expliquer. Alors, pourquoi?

Selon le Dr Rouse, l'explication la plus vraisemblable de cette baisse tensionnelle est le changement du type de graisses consommées par sujets. En général, le rapport entre les graisses polyinsaturées et saturées (le rapport P/S des diététiciens) est plus élevé et donc plus sain dans les régimes végétariens.

Les travaux du Dr James M. Iacono et de ses collègues, du Ministère de l'Agriculture des États-Unis, confirment qu'un bon rapport P/S est favorable à la pression artérielle. Par exemple, le Dr Iacono a lui-même étudié les effets d'un régime ayant un rapport P/S élevé sur la pression artérielle de 30 couples. Ce régime a abaissé la pression systolique de ces personnes d'environ 8 mmHg et leur pression diastolique de près de 3 mmHg.

A ce propos, ces régimes sont semblables au régime standard pour réduire le cholestérol : les sources de graisses polyinsaturées, comme les huiles et le poisson, sont privilégiées, mais les graisses apportées par la viande et les produits laitiers sont restreintes. Nous espérons qu'un jour, ces régimes seront autant utilisés pour réduire la pression artérielle qu'ils le sont déjà pour abaisser le cholestérol.

Sous l'influence de l'alcool (et du poids)

On entend beaucoup parler des méfaits de l'alcool, notamment sur le jugement et le comportement. Mais les effets de l'alcool sont beaucoup plus nombreux, et certains sont totalement imperceptibles. On peut citer en particulier l'effet de l'alcool sur le risque d'attaque cérébrale ; cet effet pourrait bien être lié à son action nocive sur la pression artérielle.

Le Dr H. Malhotra de Jaipur, en Inde, a étudié l'effet de l'alcool chez ses patients hypertendus. Il les a divisés en deux groupes : les non buveurs et les buveurs réguliers. Il a observé que la consommation d'alcool augmentait la pression artérielle dans les deux groupes.

N'oubliez pas non plus que l'alcool apporte beaucoup de calories. Or, comme vous le savez, les calories excédentaires se transforment en graisse.

Pourquoi vous soucier de cela si vous surveillez votre pression artérielle? Parce que l'obésité a un rapport avec l'hypertension artérielle. Par exemple, un chercheur suédois, le Dr Bjorn Fagerberg, a observé que, chez des hommes obèses hypertendus, une perte de poids modérée (moins de 9 kilos) suffisait à abaisser notablement la pression artérielle.

Un nouveau point de vue sur le sodium

Si vous évitez déjà le sel dans l'espoir de réduire votre pression arté-rielle, vous pouvez rendre vos efforts encore plus payants en privilégiant les aliments contenant à la fois peu de sodium et un apport intéressant de calcium (une étoile montante dans le domaine de l'hypertension).

Pour vous simplifier les choses, nous avons établi la liste des aliments répondant à ces deux exigences à l'aide d'un ordinateur. Tous les aliments de cette liste ont une faible teneur en sodium selon les critères de la Food and Drug Administration (FDA). En outre, chacun d'eux apporte au mini-mum 100 milligrammes de calcium.

Nous avons subdivisé ces aliments en trois catégories en fonction de leur teneur en sodium :

Les aliments "label bleu" - Ils contiennent moins de 5 milligrammes par portion (et sont étiquetés "sans sodium" par la FDA).

Les aliments "label rouge" - Ils contiennent 5 à 35 milligrammes par portion (et sont étiquetés "très pauvre en sodium" par la FDA).

Les aliments "label jaune" - Ils contiennent 36 à 140 milligrammes par portion (et sont étiquetés "pauvre en sodium" par la FDA).

Voici la liste de ces aliments.

Les aliments "label bleu"

Aliment	Portion
Amandes, éffilées	40 g
Dattes, en morceaux	180 g
Haricots blancs, cuits	190 g
Gombos, cuits	10
Fèves de soja, cuites	180 g

Les aliments "label rouge"

Aliment	Portion
Brocoli, frais, cuit ou surgelé	90 g
Mélange de cacao Nestlé®	235 ml

(suite)

Un nouveau point de vue sur le sodium (suite)

Aliment	Portion
Crème de blé, instantanée	160 g
Feuilles de choux à rosettes, fraîches, cuites	130 g
Feuilles de moutarde, fraîches, cuites	140 g
Feuilles de navet, surgelées	140 g
Chou vert (frisé), surgelé, cuit	130 g
Mélasse	1 cs
Tofu (fromage de soja)	115 g

Aliments "label jaune"

Aliment	Portion
Mozzarella, au lait entier	30 g
Mozzarella, au lait demi-écrémé	30 g
Emmenthal	30 g
Crème de blé, à cuisson rapide	160 g
Flan	140 g
Feuilles de choux à rosettes, surgelées, cuites	130 g
Pissenlit, frais, cuit	100 g
Crème glacée ou glace au lait	130 g
Chou vert (frisé), frais, cuit	130 g
Lait, écrémé, demi-écrémé ou entier	235 ml
Huîtres, crues	115 g
Yaourt, maigre, aux fruits ou aromatisé	250 g
Yaourt, au lait entier, nature	250 g

Un régime pour abaisser la pression artérielle

Les menus proposés ci-dessous visent à vous simplifier les choses le plus possible. Ce régime de sept jours est fondé sur les dernières stratégies diététiques préconisées pour réduire l'hypertension - un minimum de sel et de graisses saturées possible, mais une bonne quantité de calcium, de potassium et de graisses polyinsaturées. Et de plus, il est bon!

Si le régime réduit votre pression artérielle, il y aura peut-être lieu de modifier les doses des médicaments antihypertenseurs que vous prenez éventuellement. Par conséquent, dans l'hypothèse où vous auriez entrepris ce régime de votre propre initiative, n'oubliez pas de le signaler à votre médecin traitant.

Jour 1

Petit déjeuner
>   30 g de céréales All-Bran®
>   120 ml de lait demi-écrémé
>   1 pamplemousse
>   Café ou thé

Déjeuner
>   115 g de thon blanc, en conserve, au naturel
>   1 cs de mayonnaise ou de vinaigrette allégée
>   90 g de brocoli
>   235 ml de lait demi-écrémé

Collation
>   250 g de yaourt allégé aux fruits

Dîner

>   115 g de côte de veau rôtie
>   1 pomme de terre au four
>   130 g de feuilles de choux à rosettes cuites
>   235 ml de lait demi-écrémé
>   7 g de margarine riche en graisses polyinsaturées, sans sel

(suite)

Un régime pour abaisser la pression artérielle (suite)

Jour 2

Petit déjeuner
  1 tranche de pain aux céréales, grillée
  15 g de margarine allégée, sans sel
  1 banane
  235 ml de lait demi-écrémé

Déjeuner
  Assiette de fruits et fromage (250 g ml de ricotta
      demi-écrémée, 250 g de pêches en conserve dans leur jus,
      1 tomate en rondelles, 2 cc d'huile à salade)
  Thé glacé

Collation
  75 g de raisins secs

Dîner
  115 g de dinde rôtie
  90 g de brocoli
  5 g de margarine riche en graisses polyinsaturées, sans sel
  170 g de rhubarbe, cuite, sucrée à votre goût
  235 ml de lait demi-écrémé

Jour 3

Petit déjeuner
  140 g de papaye en tranches
  2 tranches de pain aux céréales, grillées
  5 g de margarine
  175 ml de lait demi-écrémé
  Café

Déjeuner
  1 cube (30 g) de cheddar naturel ou d'emmenthal
  115 g de carrelet ou de sole, cuits sans matières grasses
  200 g de riz brun
  15 g de margarine allégée sans sel ou 7,5 ml d'huile
  1 cs de jus de citron
  235 ml de lait demi-écrémé

Dîner
  250 g de spaghettis à la sauce tomate sans sel et au fromage
  170 g de haricots de Lima
  5 g de margarine riche en graisses polyinsaturées, sans sel
  1 branche de céleri
  150 g de fraises fraiches
  235 ml de lait demi-écrémé

Jour 4

Petit déjeuner
  30 g de céréales All-Bran®
  120 ml de lait demi-écrémé
  175 ml de jus d'ananas et de pamplemousse
  Café ou thé

Déjeuner
  2 morceaux de blanc de dinde rôti
  30 g d'emmenthal
  1 cs de mayonnaise allégée
  1 tranche de pain de seigle
  250 g de yaourt allégé aux fruits
  235 ml de lait demi-écrémé

Collation
  200 g de sorbet

Dîner
  85 g de saumon cuit au four
  155 g de choux de Bruxelles
  15 g de margarine riche en graisses polyinsaturées, sans sel, ou
     1/2 cs d'huile
  1 pomme, au four ou crue
  235 ml de lait demi-écrémé

(suite)

Un régime pour abaisser la pression artérielle (suite)

Jour 5

Petit déjeuner
240 g de crème de blé sans sel
1 banane
235 ml de lait demi-écrémé
Café ou thé

Déjeuner
Assiette de fruits et fromage (185 g de ricotta demi-écrémée ou
de fromage blanc à 10% de matière grasse, 2 feuilles de
laitue, 155 g d'ananas frais coupé en dés)
1 tranche de pain aux céréales
7 g de margarine riche en graisses polyinsaturées, sans sel
235 ml de lait demi-écrémé

Collation
125 g de yaourt maigre aux fruits
35 g d'amandes sans sel

Dîner
120 g de compote de pommes, en conserve, sans sucre ajouté
70 g de bifteck d'aloyau cuit au gril
70 g de feuilles de navet, cuites
5 g de margarine riche en graisses polyinsaturées, sans sel
235 ml de lait demi-écrémé

Jour 6

Petit déjeuner
30 g de céréales All-Bran®
120 ml de lait demi-écrémé
Café

Déjeuner
185 g de macaronis au fromage faits maison avec de la
margarine riche en graisses polyinsaturées sans sel
4 asperges
235 ml de lait demi-écrémé
1 orange

Dîner
Salade (1 carotte, 1 branche de céleri, 1 tomate, 1 cs d'huile à salade, 1 cc de vinaigre de vin blanc)
85 g de blanc de poulet rôti
85 g de haricots de Lima
235 ml de lait demi-écrémé
280 de flan fait maison avec du lait écrémé

Jour 7

Petit déjeuner
130 g de papaye en tranches
30 g de Weetabix®
175 ml de lait demi-écrémé
Café ou thé

Déjeuner
85 g de thon blanc en conserve, au naturel
1 cs de mayonnaise ou de vinaigrette allégée
60 g d'épinards crus
5 g de margarine riche en graisses polyinsaturées, sans sel
1 poire fraîche
2 tranches de pain
30 ml St. Morêt® léger
175 ml de jus d'orange

Collation
145 g de myrtilles fraîches
2 cs de crème fraîche fouettée
235 ml de lait demi-écrémé

Dîner
1 côtelette de porc (dégraissée)
95 g de haricots rouges
1 tranche de pain d'avoine
10 g de margarine riche en graisses polyinsaturées, sans sel
235 ml de lait demi-écrémé
Café ou thé

INSOMNIE

Bien manger pour bien dormir

La plupart des gens pensent qu'une bonne alimentation les maintient en grande forme. Aussi étrange que cela puisse paraître, une bonne alimentation peut aussi avoir l'effet inverse, c'est-à-dire détendre l'organisme et favoriser le sommeil. En fait, certains nutriments sont en passe de devenir les "meilleurs amis des insomniaques".

Cette réputation est-elle méritée? Les faits sont peut-être peu concluants, mais ils sont beaucoup trop intéressants pour être ignorés.

Le cas du tryptophane

Actuellement, le tryptophane, un acide aminé, retient beaucoup l'attention. En 1989, par exemple, des compléments en tryptophane ont été impliqués dans plusieurs décès provoqués par une affection rare appelée syndrome myalgique éosinophile. En raison de la gravité potentielle de ce syndrome, la FDA (office de contrôle pharmaceutique et alimentaire) a, au moment de la publication du présent ouvrage, demandé aux fabricants de retirer les compléments en tryptophane du marché et vivement recommandé à la population d'éviter d'en prendre, même à faible dose. En revanche, les aliments contenant du tryptophane n'ont jamais été en cause.

Le tryptophane a d'abord attiré l'attention du public pour sa réputation de favoriser le sommeil. Par exemple, selon le Dʳ Dietrich Schneider-Helmert, spécialiste du sommeil à l'Université d'Amsterdam, quatre ou cinq études rigoureuses montrent que le tryptophane a des "effets marqués et fiables" sur les désorganisations du sommeil. En outre, des chercheurs du Centre Hospitalier Universitaire de Francfort ont testé le tryptophane sur des patients présentant des troubles du sommeil. Une dose de 2.000 milligrammes a remédié à l'insomnie chez environ les trois quarts des patients. Le traitement a été très bien toléré par tous les patients, sauf un qui a éprouvé des nausées et une diarrhée.

Naturellement, même lors des études les plus prometteuses, le complément en tryptophane n'a pas été efficace pour tout le monde. Tenter d'obtenir par l'alimentation suffisamment de tryptophane pour induire le sommeil serait probablement impossible. Par exemple, la dinde contient pas mal de tryptophane, mais elle est également riche en protéines. Or en présence de protéines, le tryptophane parvient plus difficilement dans le cerveau, où se trouve le centre du sommeil. D'autres acides aminés présents dans les aliments renfermant du tryptophane entrent aussi en compétition avec cette substance. Il semble que le tryptophane ne favorise le sommeil que s'il est seul. De toute façon, il faudrait manger d'énormes quantités d'aliments contenant du tryptophane pour obtenir un effet somnifère.

Quelques conseils sur la caféine et le calcium

Le tryptophane est le plus controversé, mais il est loin d'être le seul nutriment en rapport avec le sommeil. Le conseil traditionnel d'éviter les aliments riches en caféine, surtout le soir, n'est pas démodé. Pour un maximum d'effet, il vaut mieux supprimer le café, le thé et les aliments riches en caféine pendant toute la journée. Heureusement, il existe maintenant beaucoup de produits décaféinés ou sans caféine et il est beaucoup plus facile pour un insomniaque de suivre ce conseil.

Concernant l'aptitude du calcium à induire le sommeil, les avis sont partagés. Certains disent qu'il marche et d'autres soutiennent le contraire.

Pour ce qui est du lait chaud, il semble avoir ses avantages et ses inconvénients. Il fournit du tryptophane et du calcium, mais sa richesse en protéines réduit le passage du tryptophane dans le cerveau.

Quel est notre conseil? Si un verre de lait chaud vous aide à dormir, ne vous en privez pas.

INTOLÉRANCE AU LACTOSE

Le mal du lactose revisité

Aucun trouble digestif n'est mieux nommé que l'intolérance au lactose. Les ballonnements, les flatulences, les coliques, la gêne et la diarrhée induits par cette intolérance amènent même les plus stoïques à se plaindre.

Ce n'est pas une grande consolation si vous avez une intolérance au lactose, mais beaucoup de personnes sont dans votre cas. Dans le monde, environ 75 pour cent des gens sont intolérants au lactose (même si tous n'ont pas de symptômes). Cette affection est très courante chez les personnes d'ascendance orientale, noire ou méditerranéenne, et un peu moins parmi les personnes originaires du nord-ouest de l'Europe.

La cause de l'intolérance au lactose est simple. Pour digérer le lactose (le sucre dans le lait) l'organisme doit le scinder en deux glucides plus petits. Cette scission est assurée par une enzyme appelée la lactase, qui est produite par l'organisme comme d'autres enzymes indispensables. Si l'organisme produit trop peu de lactase, le sucre du lait n'est pas digéré, ce qui provoque les symptômes désagréables de l'intolérance au lactose.

Vous avez peut-être très bien toléré le lait pendant longtemps, avant d'y devenir intolérant à un âge mûr ou plus avancé. C'est fréquent. Au fil du vieillissement, notre organisme produit de moins en moins de lactase. C'est pourquoi l'intolérance au lactose peut se déclarer tardivement, à un moment variable selon les individus.

Une multitude de causes

Si votre intolérance au lactose est génétique, vous avez une forme "primaire" de cette affection, disent les médecins. En d'autres termes, votre intolérance n'est pas consécutive (ou secondaire) à un autre trouble.

Les cas d'intolérance primaire au lactose sont très nombreux. Cependant, les formes secondaires ne sont pas rares. Dans ce cas, l'intolérance peut être due aux causes suivantes.

Les infections ou l'inflammation du tube digestif. Les infections bactériennes ou virales du tube digestif peuvent nuire à la production normale de lactase et entraîner une intolérance transitoire au lactose.

Dites "cheese" s'il vous plaît !

Les fromages contiennent d'habitude moins de lactose qu'une quantité équivalente de lait. Par conséquent, les personnes intolérantes au lactose tolèrent souvent bien des quantités modérées de fromage.

Prenez garde, cependant. Tous les fromages ne sont pas identiques à cet égard. Vous devez naturellement éviter tous les fromages qui vous provoquent des troubles, même s'ils sont bien placés dans la liste ci-dessous. Si vous êtes très sensible au lactose, examinez cette liste attentivement.

Fromages pauvres en lactose

Américain

Bleu

Fromage au carvi

Cheddar

Gouda

Gruyère

Fromages très allégés

Mozzarella

Parmesan

Port-Salut

Provolone

Roquefort

Emmenthal suisse (naturel)

Les opérations de l'estomac ou de l'intestin. Une intervention chirurgicale peut avoir des effets temporaires ou permanents sur la capacité de production de la lactase.

Le syndrome du côlon irritable ou la maladie cœliaque. Chez certains patients, ces deux affections chroniques du tube digestif s'accompagnent d'une intolérance au lactose. (Pour de plus amples informations, consultez les rubriques sur la maladie cœliaque, page 267, et le syndrome du côlon irritable, page 424.)

L'alcoolisme. L'expérience montre que les alcooliques ont un risque plus élevé d'intolérance au lactose.

Les médicaments. Les médicaments actifs ont souvent des effets secondaires, et l'intolérance au lactose peut en être un. Certains antibiotiques et antirhumatismaux peuvent induire une intolérance au lactose, généralement temporaire.

La radiothérapie. L'intolérance au lactose est aussi un effet secondaire possible des irradiations de la région de l'estomac ou du bassin, car celles-ci peuvent léser les tissus qui produisent la lactase.

La prématurité. Bien que l'intolérance au lactose soit rare chez les nouveaux-nés à terme, les bébés prématurés peuvent en être affectés temporairement.

L'épreuve de tolérance au lactose

Naturellement, les symptômes de l'intolérance au lactose se manifestent après la consommation de lait ou de produits laitiers. Ils durent quelques heures voire une demi-journée. Si cela vous arrive ou si vos troubles digestifs disparaissent lorsque vous évitez le lait pendant quelques jours, vous avez ce que l'on appelle une présomption ou une suspicion d'intolérance au lactose.

Les médecins cherchent bien sûr des arguments plus probants pour confirmer cette suspicion. Plusieurs examens permettent d'obtenir cette confirmation.

L'épreuve de tolérance (ou d'hyperglycémie provoquée). Cet examen est destiné à évaluer l'effet du lactose sur le taux de sucre dans le sang (ou glycémie). Si boire une dose standard de lactose provoque une augmentation de la glycémie, c'est une réaction normale. Si la glycémie augmente peu, c'est que le lactose est mal digéré et absorbé et ceci indique la présence d'une intolérance au lactose. (En outre, cette épreuve peut déclencher les symptômes et permet au médecin de les observer directement.)

Le dosage de l'hydrogène dans l'air expiré. Ce dosage sophistiqué est basé sur un principe simple : l'hydrogène expiré provient de glucides non digérés dans le tube digestif. Si la teneur en hydrogène de l'air expiré est anormalement élevée après l'ingestion de lactose, c'est un signe évident d'intolérance au lactose.

La biopsie de l'intestin. A une époque, on diagnostiquait l'intolérance au lactose en prélevant un petit fragment du revêtement intestinal (pour doser la lactase). Cet examen a été abandonné au profit des méthodes de diagnostic actuelles, plus fiables et beaucoup plus simples.

La vie sans lactase

Vous avez peut-être une intolérance au lactose déjà confirmée. Ou vous voulez simplement savoir ce qui se passerait si vous réduisiez les aliments contenant du lactose. Dans les deux cas, vous avez besoin d'une information que beaucoup de tableaux nutritionnels ne fournissent pas : la teneur en lactose des aliments.

Les régimes préconisés pour l'intolérance au lactose visent habituellement à restreindre et non à supprimer l'apport de lactose. Par conséquent, la plupart des personnes intolérantes au lactose peuvent en garder un peu dans leur alimentation. Selon le Dr Armand Littman, un spécialiste de l'intolérance au lactose à l'Université de Chicago, la plupart des patients vont bien tant que leur consommation quotidienne de lactose n'excède pas 10 à 12 grammes, soit l'équivalent d'environ un verre de lait. Le tableau suivant intitulé "La teneur en lactose des aliments" vous indique quels aliments contiennent du lactose et combien vous pouvez en manger pour rester dans les limites recommandées.

Si vous êtes ultrasensible au lactose, 3 grammes de lactose par jour peuvent suffire à entraîner une réaction. Pour ces cas sévères, le Dr Littman préconise de réduire la consommation de lactose à moins de 3 grammes par jour. Cependant, le résultat n'est pas toujours proportionnel à la restriction.

Les diététiciens craignent que les personnes intolérantes au lactose manquent des nutriments apportés par le lait, à savoir le calcium, la riboflavine (ou vitamine B2) et la vitamine D. Pour éviter une carence vitaminique, il suffit de prendre quotidiennement un complément polyvitaminé. Si les autres produits laitiers, comme le fromage et le yaourt, doivent aussi être évités, la prise d'un complément en calcium peut être envisagée.

Grâce à d'importantes découvertes récentes, les régimes préconisés pour l'intolérance au lactose ne visent plus seulement à restreindre les aliments contenant du lactose. Ils permettent au contraire d'élargir l'éventail des aliments autorisés. Les nouveaux facteurs considérés sont les suivants.

Le facteur repas. Manger des aliments contenant du lactose pendant les repas permet à certaines personnes de mieux les tolérer. Selon les observations du D^r Nœl W. Solomons, attaché à l'Institut de Nutrition d'Amérique Centrale, seule la moitié du lactose contenu dans le lait n'est pas digérée quand le lait est bu avec des aliments solides comme des pétales de maïs, des bananes ou des œufs durs.

Le facteur lactase. La technologie moderne a permis de synthétiser de la lactase. Dans certains pays, on peut d'ores et déjà se procurer des sachets de lactase pour dégrader le lactose des aliments avant de les consommer. Ce produit est vendu dans les pharmacies américaines sous le nom de LactAid, mais pas en France. On peut en commander directement au fabricant en écrivant à : LactAid Company, P.O. Box 111, Pleasantville, New Jersey 08232 USA.

Produits laitiers à teneur réduite en lactose. Devant le succès de LactAid en sachets, le fabricant a commencé à commercialiser une gamme de produits (lait, fromage blanc, fromages et crèmes glacées) traités au LactAid. Etant prétraités à la lactase, ces produits sont prêts à manger. Pour savoir où vous procurer ces produits, vous pouvez le demander au fabricant.

Le facteur yaourt. Ce n'est pas seulement la quantité de lactose qui importe, mais aussi sa présentation. Le Dr Joseph C. Kolars, de Minneapolis

"La teneur en lactose des aliments"

Le tableau suivant peut guider pour garder votre consommation de lactose dans les limites qui vous conviennent.

Aliment	Portion	Lactose (g)
Beurre	10 g	0,1
Camembert	30 g	0,1
Cheddar	30 g	0,4 - 0,6
Emmenthal suisse, traité	30 g	0,4 - 0,6
Bleu	30 g	0,7
Crème de fromage	30 g	0,8
Crème glacée, à la vanille	130 g	9
Lait demi-écrémé	235 ml	9 - 13
Lait chocolaté	235 ml	10 - 12
Lait entier	235 ml	11
Lait écrémé	235 ml	12 - 14

Remarque : Si vous êtes extrêmement sensible au lactose, vous devrez peut-être aussi éviter les aliments contenant l'une des substances suivantes : caséine, crème fraîche, lactose, margarine, chocolat au lait, lait en poudre et petit lait (ou lactosérum).

a observé que, parmi des sujets intolérants au lactose, 80 pour cent se plaignaient de symptômes après avoir bu du lait, contre seulement 20 pour cent après la consommation d'un yaourt contenant la même dose de lactose! Selon le Dr Kolars, les ferments du yaourt fournissent des enzymes capables de digérer le lactose.

Comme le souligne le Dr Kolars, il n'est pas étonnant que le yaourt soit si populaire dans les pays où l'intolérance au lactose est monnaie courante!

Un régime pauvre en lactose

Nous espérons vous avoir convaincu que l'intolérance au lactose n'a rien de désespérant. Vous pouvez encore manger d'innombrables aliments savoureux pour combler vos besoins nutritifs. Ces menus vous le prouveront!

Ces menus apportent une bonne dose de calcium (1.000 mg par jour) sans nécessiter une consommation importante de lait. Si vous avez besoin de plus de calcium en raison de votre âge ou d'une maladie, songez à prendre des compléments pour combler la différence.

Lorsque vous aurez déterminé votre tolérance aux produits laitiers, vous pourrez ajuster ces menus à vos besoins.

Jour 1

Petit déjeuner
    240 g de flocons d'avoine, cuits
    235 ml de jus d'orange
    250 g de yaourt allégé

Déjeuner
    85 g de sardines, en boîte (avec les arêtes)
    2 tranches de pain ou 2 morceaux de baguette
    120 ml de laitue

(suite)

Un régime pauvre en lactose (suite)

9 tranches de concombre
30 g d'emmenthal suisse naturel
235 ml de jus de pomme en conserve

Goûter
1 morceau de melon à chair verte
9 tranches de concombre
30 g d'emmenthal suisse naturel
235 ml de jus de pomme en conserve

Goûter
1 morceau de melon à chair verte

Dîner
85 g de bifteck d'aloyau maigre
90 g de brocoli
30 g de cheddar ou conté râpé
1 pomme de terre au four
7 g de margarine

Jour 2

Petit déjeuner
235 ml de jus d'ananas en conserve
2 tranches de pain
7 g de margarine
240 g de crème de blé cuite

Déjeuner
30 g d'emmenthal suisse naturel
4 radis
1/2 poivron vert
70 g de châtaignes d'eau en conserve
250 g de yaourt allégé

Goûter
>   55 g de cheddar

Dîner
>   85 g de blanc de poulet (sans la peau)
>   65 g de feuilles de choux à rosettes
>   100 g de riz brun
>   15 g de margarine
>   235 ml de thé glacé

Jour 3

Petit déjeuner
>   1 banane
>   30 g de céréales, au choix
>   120 ml de lait à teneur réduite en lactose
>   1 tranche de pain aux raisins
>   15 g de margarine

Déjeuner
>   85 g de thon en conserve au naturel
>   1/2 cs de mayonnaise allégée
>   2 tranches de pain
>   30 g d'emmenthal suisse
>   10 g de pousses de luzerne (alfalfa)
>   235 ml de jus d'orange

Goûter
>   150 g de fraises fraîches avec 250 g de yaourt allégé à la vanille

Dîner
>   240 g d'huîtres
>   115 g de brocoli à la sauce au fromage
>   1 pomme de terre au four
>   15 g de margarine
>   160 g de melon cantaloup avec 70 g de sorbet

(suite)

Un régime pauvre en lactose (suite)

Jour 4

Petit déjeuner
    240 g de crème de blé, cuite
    1 tranche de pain
    1/2 cs de gelée

Déjeuner
    85 g de bifteck haché (dans le rond)
    2 tranches de pain
    30 g d'emmenthal suisse
    70 g de brocoli
    235 ml de jus d'orange
    250 g de yaourt allégé

Dîner
    85 g de blanc de dinde (sans la peau)
    120 g de petits pois
    65 g de feuilles de choux à rosettes
    75 g de chou-fleur
    15 g de margarine

Goûter
    350 ml de soda
    1 poire fraîche

Jour 5

Petit déjeuner
    240 g de flocons d'avoine instantanés
    1 tranche de pain aux raisins
    5 g de margarine
    120 ml de jus de pomme

Déjeuner
    45 g d'épinards frais

1/2 oignon
12 tranches de concombre
6 radis
55 g de fromage bleu, émietté
1 tranche de pain avec du fromage blanc
1 boisson au yaourt

Goûter

30 g de camembert
2 prunes
Thé au lait à teneur réduite en lactose

Dîner

110 g de noix de Saint-Jacques cuites à l'étuvée
150 g de bok choy ou de blette à carde
1 pomme de terre au four avec du yaourt
15 g de margarine

Jour 6

Petit déjeuner

250 g de yaourt allégé aux fruits
1 tranche de pain avec 30 g de provolone fondu
235 ml de jus d'orange

Déjeuner

85 g de sardines du Maine ou de Norvège, en boîte (avec les
  arêtes)
1 muffin anglais ou 2 tranches de pain
1 tranche de fromage allégé
moutarde à volonté
150 g salade de fruits avec 125 g de yaourt à la vanille

Goûter

Café ou thé au lait à teneur réduite en lactose
1 pomme au four

Dîner

85 g de blanc de poulet (sans la peau)
155 g de brocoli, cuit
190 g de haricots blancs à la sauce de tomate cuits au four

(suite)

Un régime pauvre en lactose (suite)

235 ml d'eau de Seltz
1 morceau de melon cantaloup

Jour 7

Petit déjeuner
1 tranche de pain complet
125 g de yaourt allégé
1 tranche de tomate
160 g de melon cantaloup
120 ml de jus d'orange

Déjeuner
110 g de saumon en conserve au naturel
1 cs de mayonnaise allégée
2 tranches de pain
250 g de yaourt allégé
155 g d'ananas frais

Goûter
100 g d'amandes
125 g de yaourt allégé aux fruits

Dîner
85 g de bifteck haché (dans le rond)
75 g de gombos
115 g de brocoli, cuit
1 pomme de terre au four
15 g de margarine
235 ml de thé glacé
150 g de fraises fraîches

KIWIS

Ou groseilles vertes, comme les appellent les Chinois

46 calories par fruit moyen (pelé)

En Chine, on appelle le kiwi la "groseille de Chine", et c'est ainsi qu'on le dénommait initialement aux États-Unis. Mais les producteurs néozélandais ont estimé qu'un nom plus exotique attirerait plus la clientèle et ils ont choisi "kiwi" en l'honneur de leur oiseau national.

Certain aiment le kiwi pour son aspect particulier et d'autres pour son goût. En Chine, où l'on appelle encore groseille verte, on apprécie surtout ses bienfaits pour la santé.

Les vertus de ce fruit ont été découvertes au cours des efforts de recherche entrepris pour réduire le taux extrêmement important de cancers de l'œsophage dans des provinces chinoises comme le Lin Xian. Suspectant le rôle majeur des nitrites dans ce cancer, les chercheurs ont dosé ces substances dans l'organisme des résidents de cette province, et ils ont trouvé des taux très élevés.

Il restait alors à déterminer la cause de cet excès de nitrites. Les résultats d'études antérieures ont orienté les chercheurs vers la vitamine C. Ils ont constaté que l'excès de nitrites allait de pair avec un faible taux de vitamine C. Ils ont administré de la vitamine C à un groupe de femmes et, au bout d'une semaine, ils ont observé une diminution énorme de leurs taux de nitrites.

De toute évidence, les résidents de cette région manquaient de vitamine C parce qu'ils ne mangeaient pour ainsi dire pas de fruits riches en cette vitamine. Une campagne d'information sur les bienfaits des fruits a donc été entreprise. Aujourd'hui, les guérisseurs insistent sur l'importance des fruits un peu comme nos médecins mettent en garde contre l'hypertension artérielle. (Les kiwis sont excellents pour les hypertendus, car ils sont riches en potassium et pratiquement dénués de sodium et de graisses.)

Au marché : Si vous ne savez pas choisir les fruits, les kiwis sont faits pour vous. Il se conservent si bien qu'il est difficile de trouver des kiwis avariés. A moins qu'ils soient, très durs, desséches ou meurtris, les kiwis ont de fortes chances d'être bons. Si ces fruits dégagent une délicieuse odeur de fraise, de banane et de citron vert à la fois à température ambiante, ils doivent être de bonne qualité.

Trucs culinaires : Enveloppez vos kiwis dans un sac en plastique perforé. Si vous les mettez au réfrigérateur, ils se garderont environ un mois. La plupart des gens préfèrent les kiwis pelés (c'est facile à faire avec un couteau bien aiguisé), mais la peau est comestible si vous l'aimez. Les kiwis crus renferment une enzyme qui inhibe la gélification; il faut donc les faire cuire avant de les ajouter aux plats contenant de la gélatine.

Le plaisir : Vous pouvez servir des kiwis n'importe quand, personne ne s'en plaindra. Ils sont délicieux à tout moment de l'année, mais ils agrémentent bien un pique-nique. S'il vous en reste :

- Tranchez-les et ajoutez-en dans les salades de fruits ou les tartes.
- Pelez-les et réduisez-les en purée pour faire des sorbets ou des desserts glacés.
- Utilisez-les en tranches fines pour garnir une tarte, un gâteau ou un plat de poisson ou de poulet.

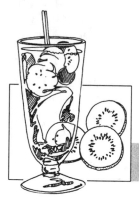

Lait frappé au kiwi

4 kiwis, pelés et coupés
   grossièrement
125 g de glaçons
155 ml de lait
1 cs de sirop d'érable

Mélangez tous les ingrédients dans un mixeur ou un robot culinaire jusqu'à l'obtention d'un liquide homogène. Versez dans des verres à jus de fruits et réfrigérez. Servez frais au petit déjeuner ou au goûter.

Donne 4 portions

LAIT

Préférez-le écrémé ou en partie

Lait écrémé en poudre : 31 calories par 30 ml
Lait écrémé frais : 80 calories par 235 ml
Lait demi-écrémé (1,5 pour cent) : 102 calories par 235 ml

Certains aiment le lait, mais d'autres pas. Nous n'allons pas vous inciter à boire du lait si vous n'y tenez pas. D'autres aliments apportent les mêmes bonnes choses. Si vous aimez le lait, ne buvez que du lait maigre, c'est-à-dire écrémé ou demi-écrémé (à 1,5 pour cent). Le lait entier est riche en calcium, mais il contient trop de graisses pour être considéré comme un aliment salutaire.

Si vous êtes un buveur de lait (et nous connaissons des adultes qui en boivent plus que les enfants), prenez note des dernières nouvelles concernant cette boisson millénaire. Elles sont excellentes et le lait est à l'honneur dans trois cas particuliers.

Une meilleure pression artérielle. Lors d'un sondage effectué auprès de 5.000 habitants de Californie, le Dr Scott Ackley et ses collègues de l'American Heart Association (l'Association Cardiologique Américaine) ont observé que la plupart des hommes ayant une pression artérielle normale buvaient deux fois plus de lait que les hommes hypertendus.

Des os en meilleure santé. À l'Université de Pittsburgh, le Dr Rivka Black Sandler et ses collègues ont interrogé des femmes d'âge moyen sur leurs habitudes alimentaires depuis l'enfance. Les femmes qui se souvenaient avoir bu du lait à tous les repas pendant leur enfance et leur adolescence avaient des os plus denses et plus sains que celles qui en avaient bu moins souvent. En comparant les femmes ayant bu du lait à tous les repas jusqu'à l'âge de 35 ans à celles qui en avaient bu rarement, le Dr Sandler a constaté des différences de santé osseuse encore plus marquées.

Une meilleure résistance au cancer. En analysant les statistiques sur la nutrition et la santé recueillies au cours d'une étude de vingt ans sur la santé cardiaque d'ouvriers d'usine, le Dr Cedric Garland et ses collègues ont noté que les non buveurs de lait avaient presque trois fois plus de risques de présenter un cancer du côlon ou du rectum que les ouvriers habitués à en boire plusieurs verres par jour.

Dans chacune de ces études, le facteur protecteur semble bien sûr être le calcium du lait. Il est donc important d'avoir un apport suffisant en cet élément minéral. Et pour éviter de consommer trop de graisses en même temps, buvez de préférence du lait écrémé ou demi-écrémé. Il contient autant de calcium que le lait entier.

Lait écrémé en poudre

Au marché : Le lait écrémé en poudre se vend sous deux formes : instantané ou ordinaire. L'ordinaire est généralement moins cher et convient pour la pâtisserie. L'instantané se dissout plus facilement dans les liquides et on le préfère pour la boisson.

Trucs culinaires : Pour préserver sa fraîcheur, conservez le lait écrémé en poudre au réfrigérateur, dans un bocal de verre à couvercle hermétique. Pour éviter les grumeaux, reconstituez-le au robot culinaire ou au mixeur. Le cas échéant, faites-le chauffer dans une casserole à fond épais sur feu moyen ou au bain-marie pour l'empêcher de coller au fond.

Le plaisir : Il n'est pas indispensable de diluer le lait en poudre pour profiter de ses bienfaits sur la santé et le budget. Vous pouvez ajouter directement du lait en poudre dans les pâtes à crêpes, à gaufres ou à pain, les céréales chaudes ou les potages. Pour consommer davantage de calcium, certaines personnes gardent toujours du lait en poudre à portée de main et en mettent une cuiller ou deux dans toutes sortes d'aliments.

Pour vous habituer au goût du lait en poudre, commencez par mélanger la poudre de lait dans du lait écrémé. Puis, remplacez progressivement le lait écrémé par de l'eau.

Lait liquide

Au marché : Achetez du lait étiqueté à demi-écréme (1 pour cent de matières grasses) ou écrémé (0% de matière grasse). Avec un produit aussi courant, il est facile d'oublier certaines précautions d'achat simples mais importantes. Prenez l'habitude de lire la date limite de consommation et de passer la main sous l'emballage pour vérifier s'il ne fuit pas.

Trucs culinaires : Il va sans dire que le lait frais doit être mis au réfrigérateur dans les plus brefs délais.

Le lait pose parfois des problèmes en cuisine. Il faut le faire chauffer doucement, en le fouettant de temps en temps pour éviter la formation d'une peau à la surface. Si vous mélangez du lait écrémé avec un ingrédient acide, comme de la tomate ou du citron, ajoutez lentement la substance acide au lait et non le contraire. Cela contribuera à empêcher le lait de tourner.

Le plaisir : Ce n'est pas parce que vous restreignez votre apport calorique qu'il faut renoncer à la consistance veloutée des produits laitiers entiers. Voici quelques idées pour le bonheur de vos papilles gustatives.

• Remplacez la crème ou le lait entier par du lait demi-écrémé ou écrémé dans les soupes, gâteaux, ragoûts ou puddings.
• Confectionnez des milk-shakes fruités crémeux en mélangeant du lait demi-écrémé glacé avec une purée de fruits ou du jus de fruits. Par exemple, mettez 235 ml de lait demi-écrémé avec 120 ml de fraises fraîches dans un robot culinaire ou un mixeur et mixez jusqu'à l'obtention d'un mélange lisse. Servez bien frais.
• Remplacez la crème fouettée par du lait demi-écrémé. Versez du lait dans un bol et laissez-le au congélateur jusqu'à ce qu'il se forme de minuscules cristaux à la surface. Fouettez-le comme vous fouetteriez de la crème. Le lait demi-écrémé ne reste pas fouetté comme la crème, mais c'est une garniture parfaite pour les personnes au régime.

Essayez ces milk-shakes

Mélangez chaque série d'ingrédients dans un robot culinaire ou un mixeur jusqu'à l'obtention d'un mélange lisse. Chaque recette est pour deux personnes.

• 475 ml de lait demi-écrémé, 245 g d'abricots dénoyautés en conserve, 2 cs de sirop d'érable.
• 235 ml de lait demi-écrémé, 250 g de yaourt allégé nature, 1 banane, 65 g de purée de cacahuète, 2 cs de miel.
• 475 ml de lait demi-écrémé, un avocat pelé et dénoyauté, 1/2 cc de zeste de citron.
• 235 ml de lait demi-écrémé, 235 ml de jus de pomme, 120 g de compote de pommes, 1 cs de sirop d'érable, une pincée de cannelle en poudre.
• 235 ml de lait demi-écrémé, 235 ml de jus d'orange, une pêche pelée et dénoyautée et une pincée de muscade fraîchement râpée.

LAITUE

Mettez-vous au vert

(Voir aussi *Légumes verts, feuilles*)
18 calories par 100 g de romaine (crue)

Aimez-vous la salade ? Si oui, vous savez probablement qu'elles constituent une façon très agréable d'augmenter sa consommation de fruits et légumes.

Les laitues vert foncé sont les plus nutritives. Comme les feuilles de légumes que l'on mange généralement cuites, elles renferment beaucoup de carotène et de la vitamine C. Or, elles ont des quantités de graisse, sodium et calories très favorables pour le cœur (c'est-à-dire, très peu).

La laitue a l'intérêt particulier d'être souvent mentionnée dans les articles sur la prévention du cancer. Le groupe de travail sur l'alimentation, la nutrition et le cancer de l'Académie Nationale des Sciences des États-Unis a signalé que la consommation de lait, de légumes verts ou jaunes crus, notamment de laitue, et d'autres aliments renfermant de la vitamine C pouvait protéger du cancer de l'estomac. Alors, pour combattre le cancer avec votre fourchette, mangez souvent de la salade.

Au marché : Il faut acheter uniquement les laitues bien croquantes et colorées. Comme les feuilles séchées sont impossibles à récupérer, évitez les laitues fanées et décolorées.

Nous avons le choix entre diverses variétés de laitue tout au long de l'année, et chacune possède ses propres caractéristiques. Ainsi, la feuille de chêne, la batavia et d'autres laitues petites et délicates sont parfaites avec des vinaigrettes légères. La romaine, avec ses feuilles plus longues et plus vertes, est moins délicate. Qu'elles soient à feuilles vertes ou rouges, toutes les laitues sont bonnes.

Trucs culinaires : Mettez la laitue dans un sac en plastique bien fermé, sans la laver ni la couper, et gardez-la au réfrigérateur. La plupart des variétés se gardent environ une semaine. Avant de l'utiliser, rincez la laitue à l'eau froide et séchez-la avec un torchon ou une essoreuse à salade pour que les feuilles prennent mieux la vinaigrette. Comme le bord des feuilles brunit quand on les coupe au couteau, mieux vaut les déchirer à la main.

Le plaisir : La laitue se mange principalement comme salade, mais elle a bien d'autres usages, par exemple :

• Utilisez des feuilles croquantes en guise de petite cuiller (ou à la place de biscuits salés) pour prendre de la sauce.

• Faites mijoter de la laitue émincée avec des petits pois frais.

• Au lieu de jeter les feuilles de laitue ramollies, incorporez-les dans une soupe après les avoir émincées.

• Faites sauter de la laitue émincée avec un peu d'oignon, puis laissez-la cuire à feu doux jusqu'à ce qu'elle ramollisse. Réduisez-la en purée avec un peu d'aneth frais et servez-la chaude avec du poulet grillé.

Aux États-Unis, la salade se mange généralement avant le plat principal. En Europe, on la sert plutôt après, ce qui remplace un dessert pour certains.

D'autres variétés de salade

La laitue est un classique, mais on peut agrémenter une salade avec d'autres feuilles de légumes, en particulier le cresson, les feuilles de betterave, la roquette, les feuilles de radis, le pissenlit, le pourpier potager, la salade trevisse et même le persil.

Mélangez plusieurs sortes de feuilles pour faire contraster les goûts et les consistances. Par exemple, le cresson, les épinards et le chou frisé font un heureux trio.

Prenez garde! Vous pouvez gâcher une bonne salade verte en la noyant dans une vinaigrette grasse. Ne mettez pas trop de vinaigrette; une cuiller à soupe suffit pour assaisonner une salade pour quatre personnes. Voici quelques idées pour ne pas ajouter beaucoup de calories aux salades:

• Comme base de sauce sans gras, utilisez de la purée de tomates fraîches ou de concombres pelés et épépinés. Aromatisez la tomate avec un peu de zeste de citron, et le concombre avec du jus de citron et de l'aneth.

• On peut assaisonner les salades croquantes avec du yaourt allégé nature additionné de fines herbes fraîches.

• Pour un goût plus original, essayez le vinaigre de cidre avec un zeste d'agrume.

• Utilisez du babeurre mélangé avec un peu de moutarde de Dijon pour assaisonner les salades à goût prononcé, comme la roquette et le cresson.

• Touillez bien la salade (30 fois) avec des couverts à salade pour répartir la sauce uniformément.

• Evitez de mettre vos salades assaisonnées au réfrigérateur. Le froid anesthésie les papilles gustatives, et si vous avez moins de goût, vous aurez tendance à mettre plus de vinaigrette.

LAPIN

Une viande de plus en plus appréciée

217 calories par 100 g (cuit)

Autrefois, il fallait connaître un chasseur pour manger du lapin. Aujourd'hui, on en vend dans le commerce et, compte tenu de la popularité grandissante des viandes maigres, on en trouve dans tous les supermarchés.

Si vous devez surveiller votre pression artérielle, le lapin est tout indiqué, car il contient plus de potassium et moins de sodium que les viandes plus courantes. Or vous savez sans doute déjà qu'il faut augmenter sa consommation de potassium et réduire le sel pour éviter l'hypertension. Le lapin est également riche en niacinamide (ou vitamine PP) : une portion de 115 grammes fournit plus de la moitié de l'apport journalier recommandé (RDA).

Le lapin est plus maigre que les viandes grasses, mais il contient tout de même plus de graisses que le carrelet ou le blanc de poulet sans peau, surtout s'il s'agit d'un lapin d'élevage. Il est donc important de retirer toute la graisse visible.

Au marché : Aujourd'hui, la plupart des marchands de volaille vendent du lapin, mais il est parfois utile de commander, notamment au moment des fêtes. Choisissez un lapin d'un kilo maximum, il sera plus tendre. La chair doit être lisse et pâle. Pour en faciliter la préparation, demandez au boucher de le couper en sept morceaux : quatre pattes et trois râbles.

Trucs culinaires : Gardez le lapin dans le compartiment le plus froid du réfrigérateur, dans un sac en plastique bien fermé. Il peut se garder deux jours. Les râbles sont très charnus, mais la chair ventrale est plus mince. Pendant une longue cuisson, repliez cette chair vers le centre pour éviter qu'elle cuise trop.

Le plaisir : Pour adopter le lapin dans votre répertoire culinaire, substituez-le au poulet dans vos recettes préférées. La chair de lapin étant un peu plus dense que celle du poulet, vous devrez allonger légèrement les temps de cuisson.

Voici quelques suggestions pour vous faire mieux connaître le lapin.

• Faites mijoter le lapin avec des tomates écrasées, de l'oignon, des poivrons et une feuille de laurier.

• Faites sauter le lapin avec des champignons et des échalotes, puis faites-le mijoter dans du bouillon avec un peu de moutarde.

• Pochez le lapin, coupez-le en morceaux et servez-le avec du riz frit ou des pâtes.

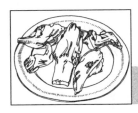

Sauté de lapin épicé

1/4 cc de poivre noir fraîchement moulu
1/4 cc de poivre blanc fraîchement moulu
1/4 cc de poivre de Cayenne (ou à votre goût)
1/2 cc de thym sec
1/2 cc d'origan sec
2 cs de farine
1 lapin (environ 1 kilo) coupé en 7 morceaux
1 cs d'huile d'olive
2 gousses d'ail émincées
3 feuilles de laurier
360 ml de bouillon de poulet

Dans un petit bol, mélangez les trois poivres, le thym, l'origan et la farine. Saupoudrez le lapin de ce mélange.

Faites chauffer l'huile à feu moyen dans une grande poêle anti-adhésive. Ajoutez le lapin et faites sauter à feu moyen jusqu'à ce qu'il soit odorant et légèrement doré (environ 7 minutes).

Ajoutez l'ail, les feuilles de laurier et le bouillon et portez à ébullition. Réduisez immédiatement le feu, couvrez légèrement avec du papier d'aluminium et laissez mijoter jusqu'à ce que le lapin soit cuit à coeur (environ 25 minutes). Enlevez les feuilles de laurier. Servez chaud avec du riz ou du pain de maïs et des légumes verts sautés.

Donne 4 portions

LÉGUMES VERTS, FEUILLES

Mettons la cuisine au vert

Feuilles de betteraves : 26 calories par 100 g (cuites)
Chicorée (variété frisée) : 23 calories par 100 g (crue, émincée)
Feuilles de choux à rosettes : 20 calories par 100 g (cuites)
Chou vert (frisé): 32 calories par 100 g (cuit)
Feuilles de moutarde : 14 calories par 100 g (cuites)
Épinards : 22 calories par 100 g (crus)
            23 calories par 100 g (cuits)
Blette à carde (poirée) : 20 calories par 100 g (cuite)
Feuilles de navet : 20 calories par 100 g (cuites)

Prends garde brocoli! Les feuilles de légumes sont de sérieuses rivales sur le plan nutritif. La liste de leurs constituants bénéfiques ne cesse de s'allonger, mais elle comprend déjà :

La vitamine A sous forme de carotène. Les feuilles en contiennent beaucoup : 50 à 100 pour cent de l'apport journalier recommandé (RDA) par environ 150 g.

La vitamine C. En plus du carotène, les feuilles apportent entre le tiers et les trois quarts du RDA en cette vitamine anti-oxydante.

Les fibres. Les feuilles ont également une teneur élevée en fibres : 2 à 5 grammes par environ 150 g.

Peu de calories. Combien d'aliments procurent autant de substances nutritives pour moins de 50 calories par portion?

Peu de graisses. Etant très peu caloriques, les feuilles ont bien sûr un contenu négligeable en graisses.

Certaines sortes de feuilles de légumes, comme le chou à rosettes, les feuilles de moutarde et de navet et le chou vert (frisé), ont un intérêt particulier. Elles appartiennent à la famille des crucifères, des légumes actuellement réputés pour leur aptitude à prévenir le cancer.

Bref, les diverses sortes de feuilles sont excellentes pour la santé. Elles sont parfaites pour aider à réduire le cholestérol, prévenir le cancer, perdre du poids et équilibrer le diabète.

Au marché : Lorsque vous achetez des feuilles de légumes, elles doivent être vert vif et tendres. Évitez les feuilles molles et jaunies. Les feuilles plus grosses sont souvent amères. La chicorée doit être épanouie et avoir des feuilles frisées à bords dentelés.

Si vous ne trouvez pas de feuilles fraîches, les feuilles surgelées font aussi bien l'affaire.

Trucs culinaires : A la maison, enveloppez les feuilles de légumes dans du plastique perforé. Les épinards et la blette poirée se gardent environ cinq jours, et les autres sortes de feuilles environ une semaine.

Comme les feuilles de légumes peuvent être sableuses, rincez-les bien, sans les faire tremper, avant de les cuire ou d'en faire une salade. Une essoreuse à salade est idéale à cet effet. Ensuite, si vous aimez, vous pouvez simplement émincer les feuilles de légumes et les faire cuire dans une casserole couverte ou au four à micro-ondes - inutile de sécher les feuilles ou d'ajouter de l'eau. (Si les feuilles de légumes ont des tiges durcs, retirez-les avant la cuisson.)

Une cuisson rapide fait ressortir le goût des différentes sortes de feuilles, notamment celles de navet. Vous pouvez donc en utiliser dans vos sautés de légumes.

Flash sur les feuilles de légumes

Les feuilles de légumes vous paraissent peut-être démodées ; pourtant, elles conviennent parfaitement à la vie moderne. La cuisson à micro-ondes permet maintenant de confectionner de délicieux plats à base de feuilles de légumes en un clin d'œil ! Voici comment procéder :

• Placez des feuilles de choux à rosettes émincées dans un plat à gâteau en verre de 22 cm de diamètre.

• Arrosez-les d'un peu de bouillon et couvrez-les avec du film plastique percé.

• Faites-les cuire au four à micro-ondes, réglé au maximum, le temps de les attendrir (environ 2 minutes pour 120 g cru de feuilles). Ensuite, laissez-les reposer pendant 2 minutes et égouttez-les.

• Ajoutez-en aux légumes sautés, aux plats de riz ou aux ragoûts pour les repas simples. Pour une présentation plus élégante, parsemez des miettes de féta et des amandes effilées sur les feuilles et servez-les avec de l'agneau.

Le plaisir : Les feuilles de légumes sont aussi polyvalentes que nutritives. Si vous êtes à court d'idées, en voici quelques unes.

• Égayez vos salades avec de belles feuilles de légumes de toutes sortes ; la chicorée et les épinards se prêtent particulièrement bien à cet usage.

• Emincez des feuilles de légumes et ajoutez-en dans vos potages. Une mise en garde : les feuilles de betteraves déteignent et colorent le jus de cuisson en rouge.

• Préparez des lasagnes plus saines en remplaçant une partie de la viande hachée par des épinards ou des bettes poirées.

• Remplacez les épinards par d'autres sortes de feuilles ; la plupart sont plus résistantes que les épinards à une cuisson prolongée et les novices en cuisine peuvent les faire cuire en toute confiance.

• Farcissez des feuilles de légumes comme vous feriez avec des feuilles de chou.

• Servez du poulet poché ou des salades consistantes sur un lit de feuilles de légumes crues bien croquantes.

• Aromatisez vos feuilles de légumes avec différentes épices : ail frais, muscade, quatre-épices, piment fort, thym ou origan. Vous pouvez aussi essayer ces assaisonnements : oignon, ciboulette, échalotes, ail, gingembre, cacahuètes et pignons. Si vous devez y ajouter une matière grasse, choisissez de préférence de l'huile d'olive pour le goût et votre santé.

• Ajoutez des feuilles de légumes émincées dans le riz cantonnais deux minutes avant la fin de la cuisson. Garnissez ensuite d'amandes ou de graines de sésame grillées.

Congelez vous-même les feuilles de légumes

Il est agréable de pouvoir manger des feuilles de légumes toute l'année, mais ce n'est pas toujours la saison. Certaines personnes se contentent du rayon des surgelés, mais d'autres, plus audacieuses, achètent des feuilles de légumes en pleine saison et les congèlent elles-mêmes, à la maison. Pour le faire aussi, voici comment procéder :

• Portez de l'eau à ébullition dans une grande marmite.

• Mettez les feuilles dans un panier à légumes à anse et plongez-le directement dans l'eau bouillante.

• Laissez les feuilles blanchir pendant deux minutes maximum, en sachant que les jeunes feuilles délicates cuisent plus vite. (Dès que les feuilles deviennent vert vif, elles sont assez blanchies.)

• Plongez les feuilles de légumes blanchies dans de l'eau glacée et laissez-les refroidir pendant environ 30 secondes.

• Égouttez-les puis mettez-les dans des récipients pour congélateur ou répartissez-les dans des sacs de congélation (une dose pour une recette par sac). Congelez les feuilles de légumes à plat pour pouvoir les introduire aisément dans le four à micro-ondes au moment de l'emploi ; elles seront aussi plus faciles à émincer congelées quand vous les utiliserez pour des potages, sauces ou ragoûts.

Laissez les feuilles de légumes au congélateur jusqu'à l'emploi et consommez-les dans les six mois.

Si le sodium vous est compté

Les feuilles de légumes ont des tas d'avantages, sauf leur teneur en sodium. Celle-ci est néanmoins variable : les feuilles de moutarde en contiennent juste 22 milligrammes par 140 g, mais la blette poirée en renferme 151 milligrammes par 180 g. Ajouter du sel pendant la préparation ou à la table ne ferait qu'augmenter ces chiffres, inutile de le dire.

Pour la plupart d'entre nous, la teneur naturelle en sodium des feuilles de légumes ne pose pas de problèmes ; beaucoup d'aliments en contiennent bien davantage et s'il l'on doit restreindre son apport sodé, c'est par eux qu'il faut commencer. Toutefois, si vous suivez un régime hyposodé strict, chaque milligramme compte et le tableau suivant vous guidera dans vos choix. Les teneurs en sodium indiquées valent pour environ 150 g de légumes.

Type de feuilles	Sodium (mg)
Feuilles de moutarde, cuites	22
Chou à rosettes, cuit	36
Feuilles de navet, cuites	42
Chou vert, cuit	47
Chicorée, cru	80
Feuilles de betterave, cuites	110
Épinards, cuits	126
Bette poirée, cuite (sans sel)	151

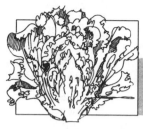

Salade d'oranges et chicorée aux graines de pavot

2 oranges navel,
  en quartiers
360 g de chicorée, côtes
  retirées, déchirée en
  morceaux de la taille
  d'une bouchée
1 petit oignon rouge,
  émincé
4 cs de graines
  de tournesol
1 cs de jus de citron
1 cs de jus d'orange
1 cs d'huile d'olive
1 cs de graines de pavot

Coupez chaque quartier d'orange en trois et enlevez tous les pépins, mélangez-les avec les morceaux d'orange, la chicorée, l'oignon et les graines de tournesol dans un saladier.

Dans un bol, fouettez les jus de citron et d'orange avec l'huile.

Faites chauffer les graines de pavot dans une poêle anti-adhésive, sur feu moyen, jusqu'à ce qu'elles soient odorantes et dorées (environ 3 minutes). Ajoutez les graines de pavot à la salade, puis versez la vinaigrette et mélangez bien. Servez à température ambiante ou frais.

Donne 4 portions

Bette à carde sautée à l'ail et aux oignons nouveaux

2 cc d'huile d'olive
100 g de feuilles de bette,
  émincées
1 gousse d'ail, émincée
2 oignons nouveaux,
  émincées
1 cs de féta émietté

Faites chauffer l'huile sur feu moyen dans un wok ou une grande poêle anti-adhésive.

Ajoutez les feuilles de chou et l'ail et faites revenir en remuant constamment, jusqu'à ce que les feuilles soient à peine ramollies (environ 4 minutes). Ajoutez les oignons juste avant la fin de la cuisson des feuilles de bette. Servez chaud, garni de féta.

Variante : Faites sauter une tomate bien mûre en morceaux avec la bette et l'ail.

Donne 4 portions

Feuilles de légumes et pommes de terre sautées au romarin

1 cs d'huile d'olive
2 gousses d'ail, émincées
1/2 cc de romarin, ciselé
2 pommes de terre
  moyennes (environ
  340 g) en petits dés et
  cuites à l'étuvée
65 g de feuilles de
  moutarde crues
  émincées
Parmesan fraîchement
  râpé

Feuilles de légumes et pommes de terre sautées au romarin

Faites chauffer l'huile sur feu moyen dans une poêle en fonte bien séchée (ou bien une poêle anti-adhésive).

Ajoutez l'ail, le romarin, les pommes de terre et les feuilles de légumes. Mélangez bien. Faites sauter le tout jusqu'à ce que les feuilles de légumes ramollissent (environ 4 minutes). Aplatissez le mélange avec une spatule pour lui donner la forme d'une crêpe. Laissez cuire pendant encore 3 ou 4 minutes, puis saupoudrez de parmesan. Servez chaud, pour accompagner des viandes grillées. Vous pouvez aussi servir ce légume avec du pain de maïs et une assiette de soupe aux haricots.

Donne 4 portions

LENTILLES

Les avantages des haricots secs sans leurs inconvénients

200 g calories par 100 g (cuites)

Si vous souhaitez manger moins de viande sans restreindre votre apport protéique, pensez aux lentilles.

Le contenu en protéines des lentilles est comparable à celui de la viande et des produits laitiers : il y a 16 grammes de protéines dans 200 g de lentilles cuites, contre 15 grammes dans 85 g de bœuf maigre. Les protéines du bœuf ont la réputation d'être de meilleure qualité, mais la qualité des protéines est à considérer pour les personnes sous-alimentées. Quand on mange à sa faim, on consomme suffisamment de protéines, même si elles ne proviennent pas des soi-dites meilleures sources.

Les lentilles sont non seulement plus riches en protéines que le bœuf, mais aussi moins grasses. En fait, les lentilles ne contiennent pratiquement pas de graisses - avec ses 18 grammes de matières grasses, un hamburger est loin de pouvoir rivaliser.

Au marché : Les lentilles ressemblent à des petites pastilles habituellement brun-rouge. On en trouve parfois d'autres couleurs : orange vif, kaki, vert olive ou gris. Elles se vendent sèches. Recherchez des lentilles entières, qui dégagent une odeur fraîche légèrement noisetée.

Trucs culinaires : Conservez les lentilles dans un bocal de verre à couverche hermétique, au réfrigérateur. Ces légumineuses se gardent pendant un an. Cependant, plus vous les gardez longtemps, plus vous devrez allonger le temps de cuisson.

Contrairement aux haricots secs, d'autres membres de la famille des légumineuses, les lentilles se préparent en un clin d'œil. Il suffit de mettre 200 g de lentilles sèches dans 1 litre d'eau. Portez à ébullition, puis réduisez le feu et laissez mijoter, à demi couvert, jusqu'à ce que les lentilles soient tendres (environ 30 minutes). Un volume de lentilles crus donne un peu moins de trois fois le volume de lentilles cuits. Vous pourrez en utiliser dans des ragoûts, des potages, des civets, des salades ou des plats de riz.

L'eau calcaire peut durcir les lentilles pendant la cuisson. Si votre eau est très dure, vous pouvez faire cuire les lentilles dans de l'eau minérale.

Le plaisir : Les lentilles sont délicieuses avec différents assaisonnements : ail, oignon, poireaux, coriandre, cumin, curry, poivrons verts et rouges, piments, yaourt ou fromage. On peut utiliser de la purée de lentille pour préparer des sauces froides. Nous aimons aussi farcir des aubergines ou des poivrons doux avec une purée de lentilles et de riz cuits, y ajouter une couche de fromage et les passer au four jusqu'à ce que le fromage soit fondu.

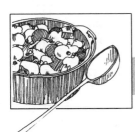

Ragoût de lentilles au curry

1 cs d'huile d'olive
1 oignon moyen, émincé
1 carotte moyenne,
  émincée
1 branche de céleri avec
  les feuilles, émincée
1 litre de bouillon de
  poulet ou de bœuf
Jus et pulpe d'un citron
100 g de lentilles sèches
160 g de grains de maïs
  sucré
2 gousses d'ail
1 cc de graines de cumin
1 cc de graines de
  coriandre
1/2 cc de curcuma
1/2 cc de sauce au poivre
  fort, ou à votre goût

Faites chauffer l'huile à feu moyen dans une grande cocotte. Ajoutez l'oignon, la carotte, le céleri et faites sauter le tout en remuant de temps en temps, jusqu'à ce que les légumes soient ramollis et odorants (environ 7 minutes).

Ajoutez le bouillon, le jus et la pulpe de citron, les lentilles et le maïs, et portez à ébullition. Réduisez le feu, couvrez et laissez mijoter pendant environ 20 minutes.

Dans un moulin à épices ou dans un mortier, mélangez l'ail, le cumin, la coriandre, le curcuma et la sauce au poivre, puis broyez pour en faire une pâte.

Lorsque le ragoût est prêt, ajoutez cette pâte et mélangez bien pour l'incorporer. Laissez mijoter pendant encore 15 minutes ou jusqu'à ce que les lentilles soient tendres. Servez chaud. Ce plat est délicieux avec des pitas ou garni de yaourt allégé nature.

Donne 4 portions

LITHIASES (OU CALCULS) URINAIRES

Des douleurs dont on se passerait volontiers

Bien que les calculs urinaires et biliaires diffèrent à divers égards, ils ont des points communs. Ces deux types de calculs se forment à un endroit (la vésicule biliaire ou les reins) et ont tendance à en être éliminés (par le canal cholédoque ou les uretères), ce qui ne se fait pas sans mal s'ils sont gros. Un calcul logé dans l'urètre peut bloquer l'écoulement de l'urine et entraîner des troubles sévères.

Les calculs urinaires ne provoquent pas tous des symptômes. Comme les calculs biliaires qui restent dans la vésicule, les calculs urinaires qui restent dans les reins sans causer d'irritation ou d'obstruction peuvent être silencieux. Comme les calculs biliaires asymptomatiques, ces calculs urinaires sont généralement une découverte d'autopsie. Ils ne sont hélas pas tous comme cela, et certains calculs urinaires provoquent des douleurs intolérables (ou coliques néphrétiques). Ces douleurs intenses sont le symptôme le plus connu, mais ces calculs peuvent aussi se traduire par :

- des nausées et du vomissement,
- une fièvre et des frissons,
- la présence de sang dans l'urine,
- une irritabilité de la vessie,
- des ballonnements abdominaux.

Etrangement, certains calculs ont la taille d'un grain de sable et d'autres sont beaucoup plus gros. Si jamais vous avez l'occasion d'en voir, vous aurez peine à croire que d'aussi petites choses puissent provoquer de telles douleurs.

Qui sont les victimes et pourquoi?

Tout le monde peut avoir des calculs urinaires, mais certaines personnes sont beaucoup plus prédisposées que d'autres. Votre risque est plus élevé si :

- vous êtes un homme de plus de 40 ans,
- vous souffrez de crises de goutte ou d'une absorption digestive excessive du calcium,
- vous avez des antécédents familiaux de calculs urinaires,
- vous buvez beaucoup d'alcool,
- vous êtes alité depuis longtemps.

Le facteur de risque le plus important de lithiase urinaire est sans doute la composition de l'urine. Les éléments prédisposants énumérés ci-dessus affectent souvent le contenu de l'urine en calcium, oxalate et autres substances susceptibles de former des calculs.

Pour les médecins, le fait de boire peu semble aussi augmenter le risque de calculs urinaires et prendre l'habitude de boire beaucoup d'eau peut contribuer à prévenir leur formation.

Traitement à long terme

Le meilleur traitement des calculs urinaires symptomatiques doit permettre de remédier aux symptômes actuels et de prévenir les éventuels problèmes futurs. Si les calculs ne sont pas éliminés spontanément, les moyens de la médecine moderne (médicaments, désagrégation des calculs aux ultra-sons ou intervention chirurgicale) les y aideront. Un traitement apte à prévenir une infection ou des lésions des reins peut aussi être indiqué.

Une fois la crise passée, on peut être tenté de tout oublier au plus vite. Mais comme vous le dira votre médecin, il n'est pas encore temps de clore le chapitre. Il est temps de passer à l'étape suivante, c'est-à-dire faire le nécessaire pour éviter une nouvelle crise.

Une fois évacué, un calcul rénal doit être analysé en laboratoire. Les résultats de l'analyse conditionnent les mesures préventives à adopter. Par exemple, si le calcul est riche en calcium ou en oxalate, un régime restreignant l'une ou l'autre de ces substances peut être indiqué. Vous en trouverez un exemple dans "Dehors les oxalates!".

Quelques conseils sur les compléments nutritionnels

La question des compléments et des calculs urinaires a soulevé des controverses parmi les nutritionnistes. A notre avis, le rôle des compléments dans la formation de calculs urinaires est plausible, mais il a été exagéré.

Nous aimerions nous arrêter en particulier sur trois nutriments.

Dehors les oxalates !

Si on vous recommande de restreindre votre consommation d'oxalates pour éviter la formation de calculs urinaires, cette liste vous sera utile (mais elle n'est pas exhaustive). En la lisant, vous n'allez pas en croire vos yeux. Bon nombre des aliments à éviter sont les chouchous des diététiciens.

En fait, ces aliments sont bénéfiques pour prévenir les maladies cardiaques, le cancer ou d'autres affections courantes, mais si vous avez des calculs urinaires, ce problème doit passer en premier. Malgré leurs autres bienfaits, les aliments riches en oxalate sont à éviter ou à réduire dans votre cas. Demandez à votre médecin jusqu'à quel point vous devez les restreindre.

Si vous devez aussi limiter votre consommation de calcium, consultez la liste des aliments riches en calcium dans l'Annexe de la rubrique sur le calcium.

Fruits
Mûres
Airelles
Raisins de Corinthe
Figues
Groseilles
Raisins
Zeste de citron
Oranges
Prunes
Framboises noires
Rhubarbe
Fraises*

La vitamine C. Une partie de la vitamine C se convertit en acide oxalique, une substance couramment trouvée dans les calculs urinaires. Des doses élevées de vitamine C (au moins 4.000 milligrammes) ont induit des récidives de calculs urinaires dans un petit nombre de cas. Par précaution, les personnes sujettes aux calculs ont donc intérêt à éviter de prendre de la vitamine C à forte dose.

Le calcium. Beaucoup de calculs urinaires contiennent du calcium. Si vous avez eu des calculs de ce type, vous faites peut-être partie des per-

Légumes
Asperges
Haricots verts et haricots beurre
Betteraves*
Feuilles de betteraves*
Blettes*
Endives
Chénopodes blancs*
Gombos
Persil*
Pourpier potager*
Épinards*
Patates douces
Tomates

Noix
Amandes*
Noix de cajou*
Poivre*
Graines de pavot*

Boissons
Chocolat*
Cacao*
Boissons au cola

* Ces aliments renferment les plus fortes concentrations d'oxalate.

sonnes qui absorbent trop le calcium. Dans ce cas, ne prenez de compléments de calcium sans le consentement de votre médecin.

La vitamine D. Cette vitamine influence beaucoup l'absorption du calcium, et parfois même plus que l'apport de calcium. Si vous avez tendance à trop absorber de calcium, prendre de fortes doses de vitamine D est évidemment la dernière chose à faire. A notre avis, les compléments n'ont pas dû causer beaucoup de calculs urinaires, mais nous préconisons tout de même la prudence si vous avez déjà eu des calculs.

MAÏS

Une véritable corne d'abondance

109 calories par 100 g (cuit)

Il y a des années, le maïs a été injustement accusé de provoquer la pellagre, une maladie autrefois épidémique due à une carence nutritionnelle en niacine (ou vitamine PP, pellagro-préventive). Plus tard, des recherches ont montré que le maïs n'était pas la cause directe de cette maladie. Le maïs a néanmoins gardé la réputation d'être peu nutritif. Or c'est tout le contraire!

Voyez les Indiens Tarahumaras du Mexique : ils se nourrissent surtout de maïs et de haricots. Pourtant, selon le Dr W. Virgil Brown, l'excès de cholestérol et le durcissement des artères (artériosclérose) sont pratiquement inexistants dans cette peuplade.

Pour rendre justice au maïs, il faut mentionner son contenu respectable en fer, zinc et potassium, et sa très faible teneur en sodium (28 mg par 165 g). De plus, selon des recherches menées à l'Université du Nebraska, la qualité des protéines contenues dans le maïs est meilleure que les nutritionnistes ne le supposaient au départ. Ne vous tracassez donc pas si vos enfants n'aiment que le maïs comme légume.

Au marché : De bons épis de maïs ont une enveloppe bien verte. Si les grains sont visibles, ils doivent être charnus et sans taches. S'il est chaud au toucher, le maïs n'est peut-être pas frais.

Trucs culinaires : Le maïs frais cueilli a meilleur goût, mais il faut souvent se contenter de ce que l'on trouve. En le ramenant à la maison, ne l'épluchez pas et mettez-le dès que possible au réfrigérateur pour ralentir l'inévitable transformation du sucre en amidon. Même dans les meilleures conditions, le maïs ne se conserve qu'un jour ou deux.

Pour préparer le maïs, épluchez les épis puis ébarbez-les en les frottant sous l'eau courante ou avec une brosse à légumes sèche. Portez de l'eau à ébullition, plongez-y les épis et laissez bouillir le temps de les attendrir (7 à 10 minutes). Le maïs peut aussi être cuit à la vapeur ou au four à micro-ondes. Vous pouvez égrener les épis et faire cuire les grains à la vapeur pendant 5 à 8 minutes. Deux épis moyens donnent environ 165 g de grains de maïs.

Le maïs nain frais peut être grillé dans son enveloppe. Il cuit vite et a un goût délicieux.

Le plaisir : Si vous avez envie d'accommoder le maïs différemment, voici quelques idées.

- Farcissez des poivrons verts avec un mélange de maïs, de fromage doux et d'oignons sucrés
- Ajoutez des grains de maïs aux salades mixtes, aux légumes marinés ou à la salade de poulet.
- Saupoudrez de l'estragon ou du basilic sur les épis de maïs au lieu de sel.

Quelques idées d'assaisonnement pour le popcorn

- Aromatisez du maïs soufflé avec un mélange de sauce Worcestershire et de poudre de curry, en utilisant juste ce qu'il faut pour humecter les grains. Ajoutez ensuite un peu de raisins secs et de cacahuètes et faites cuire le maïs au four à 150° jusqu'à ce qu'il soit sec (environ 45 minutes), en remuant plusieurs fois. Servez chaud ou à température ambiante.
- Étalez du maïs soufflé sur une plaque de cuisson et saupoudrez-le de cheddar râpé (environ 40 g de fromage pour 55 g de maïs.) Faites cuire au four à 175° jusqu'à ce que le fromage soit fondu (environ 10 minutes). Servez chaud.
- Mélangez le maïs soufflé avec des fruits secs, comme des dattes, des abricots et des raisins, ou des graines de tournesol ou de sésame.

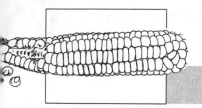

Soupe de maïs sucré rôti

8 épis de maïs sucré rôtis
15 g de beurre doux
1 oignon moyen émincé
1 feuille de laurier
1 cc de thym sec
475 ml de lait
lamelles de poivron
   rouge et vert comme
   garniture

Egrenez les épis. (Une méthode d'égrenage facile : tenez l'épi à la verticale sur une planche à découper, puis détachez les grains à partir du haut avec un économe.)

Faites fondre le beurre à feu moyen dans une grande poêle anti-adhésive. Ajoutez l'oignon, la feuille de laurier et le thym et faites sauter jusqu'à ce que l'oignon soit doré et odorant (environ 5 minutes).

Mettez l'oignon dans un moulin à légumes ou un mixeur (jetez la feuille de laurier), ajoutez-y le maïs plus 120 ml de lait et réduisez le tout en purée.

Versez la purée dans une grande casserole et ajoutez le reste du lait. Chauffez à feux doux pendant 5 minutes sans faire bouillir. Servez la soupe chaude, garnie de lamelles de poivron.

Note : Pour faire rôtir le maïs, épluchez-le et emballez-le dans du papier d'aluminium. Faites-le rôtir au four préchauffé à 190 °C pendant 30 à 40 minutes ou le temps de l'attendrir.

Donne 4 portions

MALADIE CŒLIAQUE

Ce qui est bon pour l'un est un poison pour l'autre

Dans certains cas, les symptômes de la maladie cœliaque apparaissent dès la petite enfance. Dans d'autres, ils débutent pendant l'adolescence ou à l'âge adulte. Mais, dans tous les cas, la symptomatologie associe :

- une perte de poids et d'appétit,
- une anémie,
- une fatigue,
- des selles volumineuses, grasses et pâles.

Ces symptômes évocateurs permettent souvent un diagnostic précoce et donc un traitement efficace. Mais en l'absence de traitement précoce, cette maladie peut se compliquer de névralgies, de douleurs osseuses ou même de fractures.

Heureusement, la maladie cœliaque n'est plus une affection d'origine mystérieuse. On sait maintenant que ce n'est pas une maladie imaginaire ou consécutive au stress, mais le résultat d'une intolérance au gluten, une protéine présente dans les céréales courantes comme le blé, le seigle, l'orge et l'avoine. Bien que les céréales soient le soutien de la vie pour beaucoup d'entre nous, elles provoquent de graves problèmes chez les personnes souffrant de la maladie cœliaque. Elles leur causent non seulement des symptômes désagréables, mais aussi des lésions intestinales.

La maladie cœliaque est beaucoup moins fréquente aux États-Unis, où elle touche environ 1 personne sur 5.000, que dans d'autres pays. Comme cette maladie est relativement rare, l'annonce du diagnostic peut laisser le patient désemparé, comme si personne ne pouvait comprendre ses symptômes. Pourtant, il n'y a pas lieu de dramatiser. La maladie cœliaque fait partie d'un groupe d'affections appelées les malabsorptions et les personnes présentant une malabsorption sont en fait nombreuses.

Quelles sont les causes de la maladie cœliaque? Trois explications ont été proposées.

- La théorie du déficit immunitaire : c'est la plus plausible, mais elle ne fait pas l'unanimité.
- La théorie lésionnelle : certaines lésions de l'intestin grêle peuvent induire les symptômes de la maladie cœliaque, même chez des sujets assez âgés n'ayant jamais ressenti ce type de trouble auparavant.

• La théorie de l'hérédité : une prédisposition génétique serait à l'origine de la maladie.

Quelle conduite faut-il adopter ?

Devant des symptômes évoquant la maladie cœliaque, la première chose à faire est bien sûr de s'assurer du diagnostic. (Cette maladie est parfois appelée sprue non tropicale, sprue induite par le gluten, stéatorrhée idiopathique ou entéropathie chronique par intolérance au gluten).

Même si la suspicion est forte, les médecins demandent une biopsie de l'intestin grêle pour confirmer le diagnostic. Si cette biopsie est positive, le médecin recommandera un régime spécial excluant le gluten. Au début, il pourra aussi conseiller de limiter la consommation de lactose, un glucide présent dans le lait et ses dérivés, car une intolérance sévère au gluten s'accompagne parfois d'une mauvaise digestion du lactose. En général, ce problème disparaît quand les symptômes de la maladie cœliaque régressent.

Si vous devez suivre un régime sans gluten, voici quelques indications pour vous y aider.

• Écrivez aux fabricants de produits alimentaires pour leur demander la liste de leurs produits sans gluten. La plupart des fabricants ont une liste toute prête.

• Vous pouvez vous procurer des aliments sans gluten dans les boutiques (ou les rayons) de produits diététiques.

• En France la compagnie Glutano offre une ligne de produits sans gluten.

Le pronostic à long terme

Lors d'un accès de la maladie cœliaque, on cherche surtout à remédier aux symptômes actuels. Mais, une fois la crise passée, on commence à se préoccuper de sa santé à long terme. Certains point doivent alors être précisés avec le médecin, notamment :

• l'apport d'un complément en vitamines et en éléments minéraux pour compenser la faible absorption des nutriments alimentaires.

• la prévention (ou le traitement précoce) des complications de la maladie cœliaque, comme le rachitisme chez les jeunes enfants.

• le dépistage des tumeurs malignes de l'abdomen, car au bout de plusieurs années d'évolution, la maladie cœliaque favorise le développement de ces cancers.

Peut-être souhaiterez-vous adhérer à une association d'aide aux personnes atteintes de la maladie cœliaque ou types de malabsorption. Il n'y a rien de tel que parler avec des gens qui ont été confrontés au même problème et ont pu le surmonter.

Bannir le gluten de son alimentation

Pour adopter un régime sans gluten, vous devez, avant toute chose, identifier tous les aliments contenant du gluten que vous consommiez. Connaissant les aliments à supprimer, vous pourrez alors vous concentrer sur ceux que vous pouvez manger sans problème.

Aliments à éviter

• Pain, gâteaux secs, gâteaux, biscuits salés, biscottes, beignets, farine (froment blanche ou de céréales entières), muffins, crêpes, pâtisseries, tartes, bretzels, biscuits roulés, petit pains, pain de mie et gaufres.

• Céréales pour le petit déjeuner à base de blé ou de flocons d'avoine (comme All-Bran, les flocons de blé, le blé soufflé ou moulu, le germe de blé, etc.)

• Pâtes (macaronis, nouilles, spaghettis, vermicelles, etc.) et semoule de blé.

• Pâtés en croûte, sandwiches du commerce, viande en conserve, pain de viande, hamburgers du commerce, saucisson, mortadelle, saucisses de Francfort.

• Soupes en conserve ou en poudre.

• Légumes en sauce à la crème ou à la chapelure, comme les haricots cuisinés.

• Sauces, ketchup et vinaigrettes du commerce.

• Préparations pour pudding ou pour pâtisserie.

• Lait malté, Ovomaltine®, bière ou arômes pour le lait du commerce.

• Levure chimique.

• Fromages à tartiner.

• La plupart des glaces (sauf celles garanties sans gluten)

• Chocolats et réglisses du commerce.

Vous avez sans doute l'impression de ne plus rien pouvoir manger. Au contraire, il vous reste encore beaucoup de choix.

Aliments autorisés

• Lait de toutes sortes et yaourt (vous devrez peut-être les éliminer au début), que vous pouvez aromatiser avec du sirop maison ou du cacao non traité.

• Viandes fraîches, volaille, bacon, poisson (frais ou en conserve), fruits de mer et abats.

• Sauces à base de fécule de maïs ou de farine de riz.

• Fromage et œufs (à la coque, pochés, brouillés, en omelette ou dans des plats cuisinés).

• Légumes (frais, surgelés, en boîte), crus ou cuits.

• Pommes de terre et riz.

• Noix.

• Tous les fruits et jus de fruits.

• Pain et farine à base d'amidon de blé, de farine de maïs, de fèves de soja, de riz ou de fécule de pomme de terre.

• Céréales à base de riz ou de maïs seulement.

• Crème, beurre, margarine, beurre de cacahuètes, graisses de cuisson et huiles.

• Sucre, confiture, gelée, marmelade, miel, sirop, bonbons durs ou faits maison et chocolat noir.

• Desserts et puddings à base de gélatine, de tapioca, de riz et de fécule de maïs.

• Gâteaux et biscuits à base de farine sans gluten.

• Café, thé et boissons gazeuses.

• Sel, poivre, épices, ail et vinaigre.

• Glaces garanties sans gluten.

Pour prévenir l'apparition des symptômes, il faut éviter l'amidon de blé contenant plus de 0,3 pour cent de protéines, une très petite quantité. Malheureusement, un grand nombre d'aliments préparés ou transformés contiennent trop de farine de blé. Vérifiez toujours la composition des aliments et mettez régulièrement à jour votre liste d'aliments interdits et autorisés. N'oubliez pas, chaque effort pour déceler un aliment problématique et l'éliminer de votre alimentation est payant pour vous.

Exemple de régime sans gluten

Pour être franc, réduire la teneur en gluten de son alimentation n'est pas si simple. Mais vous constaterez vite que votre soulagement valait bien ces efforts.

Si on vous a recommandé de commencer par limiter votre consommation de lactose en plus du gluten, vous devrez supprimer des aliments contenant du lactose dans les menus suivants. (Pour de plus amples informations, voir la rubrique "Intolérance au lactose", page 232.)

Jour 1

Petit déjeuner
    30 g de riz soufflé
    1 pomme
    300 ml de lait écrémé
    café

Déjeuner
    400 g de salade de thon
    1/4 d'une salade frisée
    1 tomate fraîche
    150 g de raisins sans pépins
    235 ml de lait écrémé

Goûter
    120 ml de pudding au tapioca

Dîner
    85 g de blanc de poulet (sans la peau)
    100 g de riz brun
    85 g de haricots verts
    7 g de margarine
    235 ml de lait écrémé
    1 orange

(suite)

Exemple de régime sans gluten (suite)

Jour 2

Petit déjeuner
> 30 g de Corn Flakes (flocons de maïs)
> 150 g de fraises fraîches
> 300 ml de lait
> café

Déjeuner
> Salade mixte (plusieurs feuilles d'épinards frais, 20 g de
>   champignons, 1 œuf dur en tranches, 2 petits oignons, 55 g
>   de fromage râpé, 60 g de blanc de dinde en morceaux,
>   4 radis, 1/2 poivron, 2 cs de vinaigrette allégée)
> 235 ml de thé glacé

Goûter
> 30 g de cacahuètes

Dîner
> 85 g de bifteck d'aloyau maigre (dégraissé)
> 1 pomme de terre au four
> 2 carottes
> 7 g de margarine
> 3 abricots frais et 125 g de yaourt aux fruits allégé

Jour 3

Petit déjeuner
> 245 g de crème de riz
> 1 banane
> 235 ml de lait écrémé
> café

Déjeuner
> 85 g de blanc de dinde
> 100 g de riz brun
> 55 g de haricots beurre
> 5 g de margarine
> 70 g de compote d'airelles
> 235 ml de thé glacé

Goûter
    250 g de yaourt aux fruits allégé

Dîner
    2 tortillas de maïs
    60 g de bifteck haché maigre
    1 petite carotte râpée
    1 tomate fraîche
    30 g de gruyère
    80 g de maïs
    150 g de fraises fraîches

Jour 4

Petit déjeuner
    30 g de riz soufflé
    1/2 pamplemousse blanc
    300 ml de lait écrémé
    café

Déjeuner
    6 huîtres
    1 carotte
    50 g de chou-fleur
    235 ml de lait écrémé
    2 nectarines

Goûter
    5 dattes hachées

Dîner
    70 g de bifteck d'aloyau (dégraissé)
    100 g d'aubergines cuites
    45 g de brocoli cru
    45 g de petits pois
    7 g de margarine
    25 g de champignons crus en tranches
    235 ml de lait écrémé
    1/2 melon cantaloup

(suite)

Exemple de régime sans gluten (suite)

Jour 5

Petit déjeuner
>   30 g de céréales de maïs
>   1 banane
>   200 ml de lait écrémé
>   120 ml de jus d'ananas
>   café

Déjeuner
>   60 g d'épinards frais
>   50 g de chou-fleur cru
>   45 g de gruyère
>   1 tomate fraiche
>   1/2 petit oignon
>   2 cs de vinaigrette allégée
>   235 ml de lait écrémé

Goûter
>   2 galettes de riz avec 2 cs de purée de cacahuète

Dîner
>   6 à 8 huîtres
>   80 g de petits pois
>   1 petite pomme de terre au four avec 125 g de yaourt nature allégé
>   15 g de margarine
>   150 g de salade de melon (cantaloup, gros melon à chair verte
>   ou pastèque)

Jour 6

Petit déjeuner
>   1 galette de riz
>   1 œuf brouillé au gruyère râpé
>   150 g de baies fraîches
>   300 ml de lait écrémé
>   café

Déjeuner
>   Salade au saumon (120 ml de saumon rose, 7 g de mayonnaise
>   allégée, 1/2 laitue, 6 tranches de concombre, 2 branches de
>   céleri, 80 g de champignons)
>   235 ml de lait écrémé

Goûter
   250 g de yaourt aux fruits allégé

Dîner
   85 g de blanc de poulet (sans la peau)
   100 g de riz brun
   1 épi de maïs
   115 g de choux de Bruxelles
   15 g de margarine
   235 ml de lait écrémé
   150 g de melon cantaloup

Goûter
   1 poire fraîche
   30 g St. Morêt Léger

Jour 7

Petit déjeuner
   1 verre de lait à la banane (lait écrémé, banane, miel, glaçons
      mélangés dans un mixeur)
   150 g de fraises fraîches
   2 galettes de riz
   café

Déjeuner
   85 g de blanc de dinde
   45 g de brocoli
   5 g de margarine
   235 ml de lait écrémé
   145 g de gâteau de riz (fait maison)

Goûter
   1 pomme
   30 g de fromage grec (féta)

Dîner
   85 g de côtelette de veau
   85 g de haricots verts
   1 épi de maïs
   10 g de beurre
   235 ml de lait écrémé
   1 orange fraîche en quartiers.

MALPIGHIES

Une foule de bonnes choses dans de tout petits fruits!

2 calories par fruit

Mais s'agit-il de baies ou de cerises? En fait, les malpighies sont les deux à la fois. Ces fruits exotiques acides portent aussi le nom de cerises des Antilles. Les diététiciens les connaissent pour leur teneur élevée en vitamine C : chaque fruit en contient 81 milligrammes, c'est-à-dire une dose de 25 pour cent supérieure à l'apport quotidien recommandé aux États-Unis (RDA). Une ou deux bouchées d'orange sont loin d'apporter autant de vitamine C!

La forte teneur en vitamine C des malpighies fait souvent oublier une autre caractéristique toute aussi importante : ce fruit ne contient que deux calories. À moins que vous n'aimiez le citron, vous trouverez les malpighies trop acides pour les manger sans les sucrer un peu. Au lieu du sucre, essayez du concentré de jus de pomme, mais n'oubliez pas que celui-ci ajoute aussi des calories. Cependant, même avec un édulcorant, vous serez encore gagnant du point de vue des graisses, du cholestérol et du sel.

Au marché : Les malpighies se vendent surtout sèches. Pour en vérifier la fraîcheur, secouez le paquet. Si vous entendez un bruit sec, les fruits doivent être bons.

Trucs culinaires : A la maison, conservez les malpighies dans un pot en verre à couvercle hermétique, que vous rangerez dans un endroit frais et sombre. Vérifiez les fruits de temps en temps et jetez tous ceux qui moisissent.

Le plaisir : Pour préparer les malpighies, laissez courir votre imagination ou essayez quelques unes de nos recettes préférées.

• En vous servant d'un rouleau à pâtisserie, écrasez les malpighies en très petits morceaux, que vous pourrez utiliser ensuite comme des raisins secs. Comme elles sont acides, ajoutez un peu plus de sucre (ou d'édulcorant) que n'en demande la recette.

• Laissez infuser les fruits secs et écrasés dans de l'eau bouillante pour en faire une tisane. Bien entendu, la chaleur a un effet sur la vitamine C, mais la saveur des fruits n'en est nullement modifiée.

• Ajoutez des malpighies dans vos conserves, vos confitures et vos compotes. Vous pouvez même utiliser une infusion de malpighies pour confectionner des gelées.

• Donnez un petit goût acide aux tartes aux fruits, aux punchs, aux grogs et même aux assaisonnements et marinades pour le porc ou le gibier en leur ajoutant des malpighies.

Il faut reconnaître que ce sont les habitants de l'Alaska qui ont trouvé la façon la plus ingénieuse que nous connaissions pour apprêter les malpighies. Ils prennent des fruits frais et les font cuire à petit feu jusqu'à ce qu'ils soient réduits en purée. Ils font ensuite sécher cette purée au four ou au soleil. Lorsqu'elle est bien séchée, ils la pulvérisent avec un rouleau à pâtisserie et s'en servent pour augmenter la valeur nutritive de leur pâte à pain, à crêpes ou à gaufres.

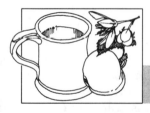

Jus de pomme épicé

1 cs de malpighies
    sèches, broyées
2 cc de citronnelle sèche,
    ciselée
1 bâton de cannelle
2 cc de zeste d'orange
    séché, émincé
475 ml d'eau
475 ml de jus de pomme

Mélangez tous les ingrédients dans une casserole de taille moyenne. Laissez mijoter à feu moyen pendant environ 5 minutes, filtrez et servez chaud.

Donne 4 portions

MANDARINES

Oranges orientales

37 calories par mandarine

Certaines personnes pensent que les mandarines sont une variation moderne de la bonne vieille orange que nous connaissons si bien. En fait, les mandarines appartiennent à la famille des oranges mandarines, originaires d'Orient, où elles poussent depuis des siècles. Dans l'industrie de l'alimentation, on utilise souvent le terme de "mandarines" pour désigner la douzaine de variétés de fruits qui composent cette famille, dont les clémentines.

Si vous avez envie d'autre chose que des oranges, sans renoncer à leurs bienfaits nutritifs, les mandarines sont ce que vous cherchez. Comme les oranges, les mandarines contiennent beaucoup de vitamine C. Deux mandarines fournissent l'apport journalier recommandé (RDA). En outre, les mandarines renferment plus de vitamine A que les oranges. La même portion procure presque un tiers du RDA.

Les mandarines sont excellentes pour les personnes qui surveillent leur poids. Comme elles sont de petite taille, elles contiennent moins de 40 calories. Voilà un goûter délicieux et substantiel, sans culpabilité !

Au marché : La plupart des mandarines sont orangées ou rouges, mais elles peuvent aussi être tachetées de vert. On ne peut pas déterminer par la couleur si les mandarines sont sucrées ou juteuses. Le meilleur indice est une odeur sucrée, souvent impossible à détecter lorsque le fruit est froid. Une mandarine qui semble lourde pour sa taille sera probablement plus juteuse. La peau doit être lâche, sans être ratatinée.

Trucs culinaires : Gardez les mandarines dans le compartiment à fruits et légumes du réfrigérateur. Elles se conservent environ deux semaines. Comme avec les oranges, vous pouvez faire du jus de mandarine. En fait, le jus de mandarine peut remplacer le jus d'orange dans presque toutes les boissons ou autres recettes.

Le plaisir : Des quartiers de mandarine bien froide sont une façon rafraîchissante de terminer un repas. Elles sont aussi excellentes dans les salades de fruits, les salades vertes et les salades d'épinards. Voici d'autres idées originales :

• Ajoutez des quartiers de mandarine à la farce de volaille, particulièrement la dinde.

• Ajoutez du jus de mandarine à l'eau de cuisson de la courge d'hiver.

• Dans une vinaigrette, remplacez le jus de citron par du jus de mandarine. Versez sur des quartiers de mandarine, des champignons blanchis et des tranches d'oignon rouge.

• Utilisez des demi-peaux de mandarine pour servir de la mousse de mandarine ou du yaourt à la vanille.

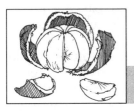

Salade de poulet et de mandarine

225 g d'escalope de
   poulet cuite
4 mandarines épépinées
   et divisées en quartiers
3 cs de noix de pécan
   hachées
2 cs de raisins secs
3 oignons nouveaux
   hachés
1 cs d'huile d'olive
2 cs de jus d'orange
1/2 cc de romarin frais
   ciselé

Coupez le poulet en bouchées. Mettez-le dans un bol avec les mandarines, les noix de pécan, les raisins secs et les oignons.

Dans un petit bol, battez l'huile, le jus et le romarin. Versez sur la salade et mélangez bien jusqu'à ce que les morceaux de poulet et de mandarine soient enrobés. Servez à température ambiante comme plat principal.

Donne 4 portions

MANGUES

Un délice tropical

135 calories par mangue

Certaines personnes détestent tous les légumes, à part peut-être les cornichons. C'est dommage, mais les goûts ne se discutent pas. A la place, nous leur suggérons les fruits qui renferment les mêmes nutriments que les légumes.

Les mangues font partie de ces fruits. Peu de fruits ont une telle richesse en vitamine A. La dose de vitamine A contenue dans les mangues (sous forme de carotène) excède de 30% l'apport journalier recommandé (RDA). Et ce fruit renferme aussi la totalité de l'apport recommandé en vitamine C.

Par ailleurs, les doses de graisses et de sodium contenues dans les mangues n'ont pas à vous préoccuper; elles sont à peine décelables. Leur chair tendre contient néanmoins une quantité modérée de fibres insolubles - idéal si pour vous, le son à la maison est juste bon pour les termites.

Au marché : Les mangues mûres sont vert moyen ou vert pré avec quelques touches jaune orangé, et assez tendres si vous les pressez légèrement. Elles sont souvent tachetées.

Trucs culinaires : Les mangues se gardent environ deux semaines au réfrigérateur. Pour les manger, rincez-les bien, puis incisez-les dans le sens de la longueur tout autour du noyau. Ensuite, détachez la chair du noyau par tranches et pelez chaque tranche comme vous faites pour une banane. Les mangues sont plus savoureures crues et fraîches, mais vous pouvez les utiliser pour confectionner des tartes, des crèmes ou des compotes.

Le plaisir : Les mangues donnent un goût parfumé et sucré aux préparations culinaires, sans ajouter beaucoup de graisses ou de calories. Pour profiter pleinement des mangues :

• Faites des glaces, des boissons ou des puddings avec de la purée de mangues.
• Ajoutez-en aux salades de fruits.
• Des mangues crues avec du jus de citron font un dessert ultra maigre.

• Essayez des mangues à la brésilienne - piquées sur des bâtonnets à brochettes - comme dessert.

Si vos mangues ne sont pas assez mûres, pelez-les et coupez-les en morceaux pour en faire un chutney.

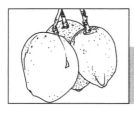

Mangues et tomates aux oignons nouveaux

1 grosse mangue ou
   2 petites mangues
2 tomates moyennes
2 oignons nouveaux,
   émincés
Jus et pulpe d'un citron
2 cc d'huile de carthame
   ou de tournesol
1 pincée de moutarde
   sèche

Pour préparer la mangue, incisez la peau dans le sens de la longueur, tout autour du noyau, avec un couteau bien aiguisé. Ensuite, ôtez la peau à partir de l'incision, puis détachez la chair du noyau par lamelles. Coupez ces lamelles en plus petits morceaux et mettez-les dans un petit saladier. (Il est plus commode de faire tout cela au-dessus d'un évier.)

Coupez les tomates en tranches et ajoutez-les aux morceaux de mangue, puis ajoutez les oignons et mélangez bien.

Dans un bol, fouettez le jus et la pulpe de citron, l'huile et la moutarde. Versez sur le mélange aux mangues et touillez bien. Servez à température ambiante ou rafraîchi, dans des assiettes à salade.

Donne 4 portions

MASTOSE KYSTIQUE

Le lien avec l'alimentation

Certaines femmes éprouvent, à chaque fin de cycle, une tension douloureuse des seins. A cette occasion, il se forme parfois une ou plusieurs boules palpables dans les seins ou des boules préexistantes peuvent augmenter de volume. Mais une fois les règles commencées, ces symptômes disparaissent aussi vite qu'ils étaient venus.

Si vous décrivez ce genre de symptômes à votre médecin, il songera aussitôt à la mastose kystique (ou mastite sclérokystique chronique ou maladie de Reclus).

Si vous ressentez de telles boules mammaires à la fin du cycle menstruel, vous n'êtes pas la seule. Une majorité de femmes (environ 80 pour cent) y sont sujettes, de façon régulière ou occasionnelle. Peut-on considérer un phénomène aussi répandu comme une maladie? Certains spécialistes répondent non et considèrent la mastose kystique comme manifestation normale pendant les années de menstruation. Mais d'autres mettent en garde contre une attitude trop cavalière ; ils estiment que les douleurs induites par la mastose kystique et ses complications possibles sont trop sérieuses pour être ignorées.

Les faits sur la mastose kystique

Avant d'aborder l'approche diététique de la mastose kystique, voyons les faits.

• La mastose kystique est induite par les modifications hormonales contemporaines du cycle menstruel. Plus précisément, elle semble due à un déséquilibre entre les taux d'estrogènes et de progestérone.

• La mastose kystique peut débuter entre 20 et 25 ans, mais elle survient la plupart du temps après 30 ans. Elle a tendance à s'aggraver quelques années avant la ménopause.

• Les femmes qui souffrent du syndrome prémenstruel sont prédisposées à la mastose kystique, car ces deux affections sont influencées par les mêmes facteurs hormonaux.

• Le risque de mastose kystique est plus élevé chez les femmes réglées à un jeune âge et celles qui ne prennent pas de contraceptifs oraux, n'ont pas eu d'enfant ou ont fait une fausse couche.

• Parmi les femmes atteintes de mastose kystique, 10 à 15 n'éprouvent aucune gêne, mais d'autres ressentent une douleur vive et constante. Dans les cas les plus sévères, la douleur mammaire s'accompagne de règles abondantes et irrégulières et de kystes ovariens.

• Bien que la mastose kystique soit une affection du sein, la douleur et la sensibilité s'étendent parfois jusque sous le bras et les ganglions lymphatiques de l'aisselle peuvent grossir pendant la période où les autres symptômes sont présents.

Faut-il penser au cancer?

Voici un autre fait, le plus important à nos yeux : ces kystes mammaires ne sont pas cancéreux. Les spécialistes les classent parmi les tumeurs bénignes. Il est néanmoins indispensable d'avoir la certitude de la nature kystique de ces boules avant d'être totalement rassuré sur ce point.

Voici quelques indications pour les novices : des boules sensibles au palper, multiples et de grosseur variables évoquent plutôt une mastose kystique qu'un cancer. Si vous constatez une sécrétion du mamelon un peu sanglante, allez voir votre médecin tout de suite.

Un ou des examens complémentaires s'imposent cependant pour éliminer avec certitude la présence d'un cancer. On peut par exemple faire :

Une biopsie de kyste - Une simple biopsie-aspiration à l'aiguille au cabinet du médecin suffit parfois. Sinon, on pratique une biopsie chirurgicale.

Une échographie mammaire - Cet examen a l'avantage de permettre de diagnostiquer la mastose kystique sans incision de la peau et sans irradiation.

Une mammographie - Cette simple radiographie peut révéler une mastose kystique ou un cancer du sein.

Toutes ces examens détectent au moins 80 pour cent des cas de mastose kystique.

La mastose kystique et la santé future

La mastose kystique a longtemps été considérée comme une affection certes bénigne, mais susceptible de prédisposer un jour au cancer du sein. Mais des recherches récentes brossent un tableau plus optimiste.

Selon le Collège des Anatomo-pathologistes Américains, la mastose kystique recouvre en fait diverses affections. Les chercheurs ont identifié 13 types de tissu kystique et tous ne favorisent pas le développement d'un cancer. Néanmoins, 25 pour cent des femmes atteintes ont une forme de mastose kystique pouvant dégénérer en cancer. La biopsie mammaire permet de déterminer si le tissu kystique est d'un type à haut risque et nécessite une surveillance plus étroite.

Le Dr Helmuth Vorherr, spécialiste de la mastose kystique à la Faculté de Médecine de l'Université du Nouveau-Mexique, conseille un examen médical des seins tous les quatre à six mois en présence d'une mastose kystique. Il préconise en outre une mammographie tous les ans ou tous les deux ans si cette mastose expose au risque de cancer.

Rôle de la caféine

Le rôle de la nutrition dans la mastose kystique est controversé pour deux raisons. Premièrement, certaines études ont révélé une corrélation entre cette affection mammaire et la consommation de produits contenant de la caféine (ou des composés apparentés), comme le café, le thé et le chocolat.

Le Dr Wendy Levinson et le Dr Patrick M. Dunn, de l'Hôpital du Bon Samaritain de Portland en Oregon, ont fait un bilan des publications à ce sujet. À leur avis, les deux meilleures études sur la relation entre la caféine et la mastose kystique aboutissent à des conclusions contradictoires : l'une confirme et l'autre infirme cette relation.

Certaines femmes disent pourtant avoir ressenti un soulagement de leur mastose en évitant ces aliments. Le Dr John Minton, chirurgien à l'Université de l'Ohio, a demandé à 47 de ses patientes atteintes de mastose kystique de supprimer les aliments et les médicaments contenant de la caféine. Sur les 20 patientes ayant respecté cette interdiction, près des deux-tiers ont obtenu une guérison complète, c'est-à-dire la disparition totale de leurs boules en l'espace de six mois. Si vous avez une mastose kystique, ce n'est pas la peine d'attendre que les spécialistes se mettent d'accord sur la caféine pour essayer de la supprimer et voir si cela marche pour vous. Essayer ne peut vous faire aucun mal.

En 1987, le Dr David P. Rose et ses collègues de la Fondation Sanitaire Américaine ont proposé une autre approche nutritionnelle, après avoir constaté qu'une réduction de l'apport en graisses améliorait l'équilibre hormonal des femmes atteintes de mastose kystique. Les symptômes, supposent-ils, devraient aussi s'amender si ce régime pauvre en graisses est poursuivi à long terme. Mais ceci reste à prouver. Vous trouverez des menus à très faible teneur en graisses dans "Régime pour une vésicule capricieuse", page 16. Comme ces menus sont encore plus pauvres en graisses que les régimes testés par les chercheurs, vous n'avez pas besoin de les suivre trop rigoureusement pour vérifier s'ils peuvent influer sur vos symptômes de mastose kystique.

Doser votre consommation de caféine

Avez-vous une mastose kystique? Si oui, sachez que certaines femmes ont constaté une amélioration notable de leurs symptômes en cessant de prendre de la caféine.

Le tableau suivant vous indique les principales sources de caféine dans l'alimentation et leur teneur en caféine pour une portion de 175 ml.

Boisson	Caféine (mg)
Café filtre	110
Café au percolateur	85
Chocolat noir	80
Café instantané	65
Thé en feuilles	40
Chocolat au lait	35
Boissons au cola (non décaféinées)	30
Cacao	15
Café décaféiné	2

Note : Les grains de café d'Amérique du Sud contiennent près de deux fois moins de caféine que les grains de café robusta d'Afrique ou d'Inde.

Rôle de la vitamine E

De nombreuses personnes sont longtemps restées sceptiques sur les vertus de la vitamine. Imaginez leur surprise quand, en septembre 1980, le Journal de l'Association Médicale Américaine a titré : "La vitamine E soulage la plupart des cas de mastose kystique".

L'article citait les travaux du Dr Robert London et de ses collègues de la Faculté de Médecine de l'Université Johns Hopkins. Ces médecins ont traité 26 patientes atteintes de mastose kystique avec 600 unités internationales de vitamine E par jour pendant huit semaines. Sur ces 26 patientes, 22 ont ressenti une amélioration moyenne à importante de leurs symptômes.

Selon le Dr Vorherr, la vitamine E agit au mieux sur la mastose kystique quand les patientes ont des taux anormaux de graisses dans le sang, c'est-à-dire un faible taux de "bon" cholestérol (HDL) ou un taux élevé de "mauvais" cholestérol (LDL). Il traite ces patientes avec des estrogènes, de la progestérone et 400 à 1 200 unités de vitamine E par jour. La vitamine E, dit-il, "n'a aucun effet secondaire et ne peut être que bénéfique."

La guérison définitive

Y-a-t-il un remède certain à la mastose kystique? Oui, en quelque sorte. C'est la ménopause. Après la ménopause, les ovaires continuent à sécréter de petites quantités d'estrogène pendant trois à cinq ans. Puis la production d'estrogène cesse complètement et les problèmes liés à la mastose kystique diminuent considérablement.

Si vous prenez des estrogènes de substitution après la ménopause, la maladie peut bien sûr persister. Cela se produit d'ailleurs très souvent. Sauf si les symptômes de la mastose kystique sont plus pénibles que les troubles motivant le traitement estrogénique, il n'y a pas lieu de renoncer à l'estrogénothérapie.

Si vous ne pouvez pas attendre la ménopause et si les autres mesures ont échoué, il vous reste la possibilité d'un traitement hormonal dont le taux de réussite est remarquable.

Pour le Dr Vorherr, "Une évaluation diagnostique soigneuse, un médicament approprié et un suivi médical étroit garantissent le succès du traitement de la mastose kystique dans presque tous les cas". Le traitement hormonal guérit ordinairement cette maladie en trois à six mois.

MAUX DE TÊTE

Quand les aliments montent à la tête

Même en étant en excellente santé, on peut souffrir de temps en temps de maux de tête. Cependant, certaines personnes en souffrent trop souvent et ils atteignent parfois une intensité et une fréquence telles qu'ils empêchent de mener une vie normale.

D'où viennent les maux de tête? Nous vous donnerions volontiers une réponse simple si la liste des causes connues n'était pas si longue. Parmi les causes courantes, on peut citer par exemple les allergies, la prise de certains médicaments, la tension nerveuse, des facteurs hormonaux et le manque de sommeil. Et il y a aussi certains aliments.

A force d'entendre des patients se plaindre que certains aliments leur donnaient des maux de tête, des chercheurs en médecine ont décidé d'étudier cette question de plus près. Leurs résultats sont fascinants.

Le déclencheur est dans le chewing-gum!

Pour découvrir le plus évident, il faut parfois explorer le plus caché. Mâcher du chewing-gum en est un exemple parfait. Le Dr Seymour Diamond, directeur général de la Clinique des Céphalées Diamond à Chicago, a observé que certains de ses patients passaient tellement de temps à mâcher du chewing-gum que cela fatiguait les muscles des mâchoires et leur provoquait des maux de tête. Les maux de tête de cette origine, dit le Dr Diamond, sont en général localisés au front et aux tempes.

Les crème glacées sont aussi suspectes d'induire des maux de tête. Pour certains, manger une glace fait l'effet d'un coup de poing. Le froid, explique le Dr Diamond, déclenche une réaction douloureuse en stimulant des nerfs du palais.

Le troisième suspect, ajoute-t-il, fait partie de l'alimentation quotidienne de tout le monde, c'est le sel. On ne sait pas bien pourquoi le sel a parfois cet effet, mais le Dr Diamond a constaté que des patients souffrent souvent de maux de tête quelques heures après avoir mangé des aliments salés.

Les grands sensibles

Que le chewing-gum ou les aliments glacés puissent déclencher des maux de tête en affectant les muscles et les nerfs de la face, nul ne le conteste. En revanche, la possibilité de maux de tête dus à une allergie ou une sensibilité anormale à certains aliments ou additifs alimentaires est controversée. Certains médecins excluent pour ainsi dire cette possibilité et d'autres la retiennent.

Les recherches effectuées par le Dr Norma Cornwell et ses collègues, à l'Hôpital Royal North Shore de Sydney en Australie, vont en faveur de cette hypothèse. L'équipe de chercheurs du Dr Cornwell a étudié l'effet de certains produits chimiques inclus dans les aliments chez 26 patients souffrant de maux de tête répétitifs. Presque tous ces patients (22 sur 26) ont éprouvé une nette amélioration en suivant un régime spécial excluant des constituants alimentaires courants tels que le glutamate de sodium, le colorant alimentaire jaune, les levures et les nitrites.

Parmi les patients dont l'état s'est amélioré grâce à ce régime spécial, non seulement les maux de tête sont devenus moins intenses, mais leur fréquence a diminué de moitié.

Nous présentons ci-dessous un "Régime de base contre les maux de tête" fondé sur les résultats d'études comme celle dont nous venons de parler. Ce régime n'est pas le plus compliqué à suivre, mais nous savons que certains d'entre vous vont le trouver trop astreignant. Malgré tout, si vous souffrez réellement de maux de tête d'origine non identifiée, cela peut valoir la peine d'essayer.

Régime de base contre les maux de tête

Les aliments suivants contiennent au moins une des substances susceptibles de déclencher des maux de tête. Ce régime ne peut pas marcher dans tous les cas, mais il donne des résultats remarquables chez certains sujets.

Bière

Café, thé et autres sources de caféine

Alcools forts

Vin rouge

Haricots secs : haricots rouges, haricots de Lima, haricots blancs en boîte (les haricots verts et les haricots d'Espagne ne sont pas en cause)

Fromage

Chocolat

Aliments fumés et salaisons (charcuterie, poissons fumés, salami, bacon)

Glutamate de sodium

Porc

Yaourt

Les méfaits du vin

Les médecins convaincus du rôle des aliments dans certains maux de tête savent que les aliments responsables varient d'un patient à l'autre. Selon le Dr Julia T. Littlewood, chercheuse à la Maternité Queen Charlotte de Londres, certains aliments sont beaucoup plus souvent incriminés que d'autres. C'est notamment le cas des boissons alcoolisées, surtout le vin rouge (mais pas le blanc).

Le Dr Littlewood a décidé de vérifier le lien entre le vin rouge et les maux de tête. Pour cela, elle a recruté 19 patients sujettes à des maux de tête après l'absorption de vin rouge. Elle a proposé du vin rouge à la limonade à 11 d'entre elles et une vodka-limonade aux 8 autres. Parmi les 11 patientes ayant pris du vin rouge coupé de limonade, toutes sauf 2 ont eu une migraine, mais aucune des 8 patientes ayant bu de la vodka et de la limonade ne s'est plainte de maux de tête. Pourquoi cela? Les chercheurs pensent que la tyramine, une substance présente dans le vin rouge, déclenche la migraine en induisant une contraction des vaisseaux sanguins de la tête.

Le régime des cas désespérés

Le Régime de base contre les maux de tête peut vraiment vous soulager. Mais comme nous souhaitons parer à toute éventualité, nous vous proposons un autre régime pour le cas où le régime de base ne marcherait pas.

Vous le verrez, cet autre régime est très restrictif, du moins au début. A vrai dire, nous vous l'aurions épargné s'il n'avait pas donné d'aussi bons résultats chez des enfants souvent atteints de violentes migraines.

Sous la direction du Dr J. Egger, des médecins de l'Hôpital des Enfants Malades de Londres ont fait suivre à des enfants migraineux un régime comprenant seulement : une viande (de l'agneau ou du poulet), une source de glucides (riz ou pommes de terre), un fruit (bananes ou pommes), un légume de la famille des choux, de l'eau et des compléments vitaminiques. Le Dr Egger l'a dénommé le "régime oligo-antigénique", mais nous l'appelons le "Régime des cas désespérés", car qui le suivrait s'il n'était pas désespéré de souffrir?

Les résultats de ce régime paraissent très encourageants. En effet, 93 pour cent des 88 enfants astreints à ce régime ont guéri. Les maux de tête ont disparu dès l'adoption du régime dans certais cas, et au bout de trois semaines dans d'autres.

En réintroduisant d'autres aliments après un essai du Régime des cas désespérés, l'équipe de chercheurs du Dr Egger a pu identifier 40 aliments responsables de migraines chez un seul enfant. Parmi les aliments impliqués dans de nombreux cas, le lait est arrivé en tête. Les œufs, le chocolat, les oranges, le blé, le fromage, les tomates, le seigle et deux additifs alimentaires, l'acide benzoïque et la tartrazine, ont aussi été jugés responsables de maux de tête chez au moins 25 pour cent des enfants. Même si c'est assez long, il est intéressant d'identifier un à un les aliments provocateurs car cela permet de réintroduire les aliments innocents et donc de diversifier son alimentation.

L'explication de ces résultats est un sujet spécialisé. Comme beaucoup de ces enfants, et leurs proches parents, étaient connus comme allergiques, le Dr Egger et ses collègues soupçonnent leurs maux de tête d'être dus à une véritable allergie aux aliments impliqués. (Pour de plus amples détails sur la distinction entre l'allergie alimentaire et l'intolérance aux aliments, reportez-vous à la rubrique sur l'allergie, page 25.)

Mais savoir s'il s'agit ou non d'une allergie passe au second plan quand il suffit de supprimer quelques aliments pour ne plus souffrir.

MELONS

Douceurs sans trop de calories!

Melon cantaloup : 93 calories par demi-melon
Melon de Cassaba : 43 calories par dixième de melon
Melon à chair verte : 45 calories par dixième de melon
Pastèque : 110 calories par seizième de pastèque

Sauf si vous vivez sous un climat tropical, vous avez peut-être l'impression, en hiver, que tout ce qui a bon goût est mauvais pour la santé. Mais votre humeur change dès le retour des beaux jours et de la saison des melons. Un melon mûr à point est l'exemple même du régal allié à la valeur nutritive.

Les aliments comme le melon suscitent de plus en plus d'intérêt dans les milieux scientifiques. Le Dr Regina G. Ziegler et ses collègues, de la National Cancer Institute (l'Institut National du Cancer) des Etats-Unis, ont constaté qu'une consommation importante de fruits riches en vitamines protégeait du cancer de l'œsophage. Les meilleurs fruits à cet égard sont évidemment les plus riches en vitamines A et C. Tous les melons contiennent de la vitamine C et le melon cantaloup contient aussi de la vitamine A.

Mais ce n'est qu'un début. Les melons sont aussi riches en potassium. Un demi-melon cantaloup en contient la quantité incroyable de 825 milligrammes. Ce potassium, associé à de faibles quantité de sodium et de graisses, en fait un fruit idéal pour les personnes soucieuses de leur pression artérielle.

Melon cantaloup

Au marché : Choisissez des melons cantaloup fermes et non talés, couverts d'un réseau uniforme de côtes grises. S'ils sont verts, ils ont été cueillis trop tôt et sont à éviter. Lorsqu'ils sont mûrs, les melons cantaloup dégagent une odeur délicatement sucrée; s'ils ne sont pas odorants, laissez-les mûrir à température ambiante pendant quelques jours. Les fruits bien mûrs cèdent à une légère pression à la base; les fruits trop mûrs sont poisseux au toucher.

Trucs culinaires : Il faut laisser mûrir les melons cantaloup à température ambiante, mais il faut les réfrigérer une fois qu'ils sont mûrs. Enveloppez toujours un melon cantaloup coupé dans un film de plastique avant de le mettre au réfrigérateur.

Le plaisir : Tout le monde aime le melon cantaloup, nature ou dans des plats de toutes sortes. Voici quelques suggestions :

• Pelez le melon cantaloup, coupez-le en morceaux et mélangez-le avec des fruits rouges ou d'autres fruits de saison.
• Coupez-le en deux et garnissez-le de glace au yaourt.
• Faites-en un plat principal en remplissant chaque moitié de salade de poulet ou de crevettes.
• Confectionnez des sorbets ou d'autres desserts glacés avec de la purée de melon cantaloup.

Melon de Cassaba

Au marché : Ne vous étonnez pas si la peau est plissée à proximité de la queue. C'est normal. Quand il est mûr, le melon de Cassaba n'a pas un parfum sucré comme le melon cantaloup, mais sa peau est sillonnée et jaune pâle. La chair est ivoire et juteuse.

Trucs culinaires : Comme le melon cantaloup, le melon de Cassaba se garde à température ambiante tant qu'il n'est pas mûr, puis il faut le réfrigérer.

Le plaisir : Pour un dessert rapide :

• Aspergez des morceaux de melon de Cassaba avec du jus de citron vert et servez-les bien frais dans des verres à pied.
• Réduisez le melon de Cassaba en purée en y ajoutant un peu de jus d'orange, puis réfrigérez-le et servez-le comme dessert glacé.
• Coupez le melon de Cassaba en tranches horizontales. Remplissez le centre des tranches de myrtilles et servez sur des assiettes froides, décoré de feuilles de menthe.

Melon à chair verte

Au marché : Un melon à chair verte dégage une odeur agréable et parfumée à la base. La peau doit être jaune clair, veloutée et même un peu collante (car le sucre de la chair exsude). Un bon melon à chair verte semble lourd pour sa taille.

Si un melon à chair verte vous paraît trop mûr, secouez-le; si vous entendez les pépins et le jus bouger, il l'est en effet. Si la chair est fragmentée ou semble gelée lorsque vous coupez le melon, il est trop mûr ; ne le mangez pas.

Trucs culinaires : Le melon à chair verte doit être conservé au réfrigérateur. Si vous le coupez en morceaux, enveloppez-les bien pour éviter qu'ils se dessèchent.

Le plaisir : Le melon à chair verte plaît beaucoup et il disparaît souvent avant qu'on ait le temps de le préparer. Mais si vous réussissez à en garder un, essayez ces suggestions :

• Réduisez le melon à chair verte en purée pour en faire une soupe froide. Servez-la dans des demi-melons réfrigérés, garnie de feuilles de menthe.
• Servez des tranches de melon à chair verte avec de la dinde fumée, en entrée ou pour un repas léger.
• Aromatisez le melon à chair verte avec son complément classique, du jus de citron vert, et garnissez-le avec d'autres fruits.

Pastèque

Au marché : Si vous achetez une tranche de pastèque, la chair doit être humide et serrée, et non floconneuse. Il est plus difficile de juger une pastèque entière. Vérifiez la base, c'est-à-dire la partie qui reposait sur le sol pendant sa croissance. Si celle-ci est jaune pâle, la pastèque est mûre et goûteuse; si elle est blanche ou vert tendre, la pastèque a été cueillie trop tôt et sera moins savoureuse. Une queue desséchée est un autre signe de maturité.

Trucs culinaires : Les pastèques entières se conservent à température ambiante. Les tranches doivent être enveloppées et réfrigérées.

Le plaisir : La pastèque est délicieuse nature, coupée en tranches. On peut conserver la peau pour en faire des pickles. Pour un dessert plus original, réduisez la pastèque épépinée en purée et faites-en un sorbet ou un dessert glacé. Vous pouvez aussi réduire la pastèque en purée avec les pépins et d'autres fruits mous. Versez quelques gouttes de citron vert et servez comme dessert glacé.

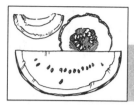

Compote de melon au coulis de fraises

320 g de morceaux ou de
    boules de melon
    (melon à chair verte,
    melon cantaloup ou
    autre)
150 g de fraises fraîches
Miel (facultatif)
1 cc de jus de citron vert
3 cs de jus d'orange
Feuilles de menthe pour
    garnir

Disposez le melon dans des verres à pieds ou sur de jolies assiettes à dessert.

Mettez les fraises dans un robot culinaire ou un mixeur. Si les fraises sont très sucrées, le miel n'est pas nécessaire. Sinon, ajoutez un peu de miel à votre gré (une cuiller à café devrait suffire). Ajoutez les jus de fruits et mixez jusqu'à l'obtention d'un mélange lisse.

Versez le coulis sur le melon et garnissez de feuilles de menthe. Servez à température ambiante ou bien frais.

Donne 4 portions

Soupe froide à la pastèque

320 g de pastèque
475 ml de jus d'orange
1 cs de concentré de jus
    d'orange surgelé
Ecorce d'orange ou
    feuilles de menthe
    pour garnir

Mettez la pastèque, le jus et le concentré d'orange dans un robot culinaire ou un mixeur et mixez le tout jusqu'à obtention d'un mélange lisse. Réfrigérez le mélange (dans le récipient du robot ou du mixeur) pendant au moins une heure. Remixez un peu avant de servir.

Versez dans des bols refroidis et garnissez d'écorce d'orange ou de feuilles de menthe. Servez en entrée ou en dessert.

Donne 4 portions

MILLET

Une céréale qui gagne à se faire connaître

Environ 41 calories par 100 g (cuit)

Il y a 30 ans, des chercheurs de l'Ecole de Santé Publique de Harvard ont entrepris une étude originale pour faire avancer le vieux débat opposant l'hérédité et l'environnement. Ils ont recruté, dans la population de Boston, environ 500 hommes immigrés d'origine irlandaise ayant un frère vivant en Irlande. Depuis, ils suivent l'état de santé de ces fratries.

Cette étude a fourni des indications précieuses sur les habitudes de vie bénéfiques. Entre le début de l'étude et 1982, environ 150 participants sont décédés de maladies cardiaques. Ces 150 personnes semblaient consommer moins de glucides, de fibres et de protéines végétales que les survivants.

Ceci nous amène au millet. Bien que le millet soit moins consommé que le blé ou le riz dans le monde occidental, il permet d'augmenter l'apport en glucides, fibres et protéines végétales, le fameux trio protecteur. En outre, le millet est plus riche en fer que d'autres aliments à base de céréales, comme les pâtes alimentaires, le riz et l'orge. Ajoutez-y un petit peu de viande ou une source de vitamine C, et vous retirerez du millet le maximum de fer possible.

Au marché : Le millet ressemble davantage à une graine qu'à une céréale. Le millet de la meilleure qualité se présente sous forme de minuscules grains ronds, rouges ou jaunes, de couleur et de taille uniformes. Le millet frais sent légèrement la noisette et est vierge de moisissures.

Trucs culinaires : Conservez le millet au réfrigérateur, dans un bocal de verre hermétique. Si vous n'en mangez pas souvent, vous pouvez le congeler. Vous n'aurez pas besoin de le décongeler avant la cuisson.

Le moyen le plus simple pour cuire le millet consiste à mettre un volume de millet plus 3 volumes d'eau dans une grande casserole demi-couverte et à laisser mijoter le temps d'attendrir le millet (environ 45 minutes). Ainsi, vous obtiendrez environ 3 volumes et demi de millet cuit. Vous pouvez aussi faire sauter préalablement le millet pour préparer un pilaf; ainsi, la cuisson sera deux fois plus courte.

Le plaisir : La consistance légère et un peu croustillante du millet est agréable au palais. Il donne du caractère aux plats de céréales mélangées. Voici d'autres idées :

• Remplacez le riz par du millet dans les salades, les accompagnements et les plats principaux.
• Du millet avec des tranches de pommes grillées et vos aromates préférés font un bon petit déjeuner.
• Ajoutez du millet cuit à vos pâtes à pain levées.
• On peut faire germer le millet comme les lentilles, la luzerne et les fèves mung, et inclure ces pousses dans des salades ou des sandwichs. Un conseil : le millet frais germe plus facilement que s'il a été congelé ou conservé assez longtemps au réfrigérateur.

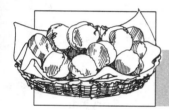

Biscuits de millet à la sauge et au basilic

120 g de farine de blé entier
185 g de farine blanche non blanchie
1 cc de levure chimique
1 pincée de sel
1 cc de sauge sèche
1 cc de basilic sec
240 g de millet cuit
3 cs d'huile de carthame ou de tournesol
1 œuf, battu
125 g de yaourt allégé nature

Préchauffez le four à 220 °C.

Dans un grand bol, tamisez les farines, la levure chimique, le sel, la sauge et le basilic, puis mélangez-les avec le millet.

Dans un bol moyen, battez l'huile avec l'œuf et le yaourt. Mélangez les ingrédients humides et secs, et formez une pâte avec les mains.

Enduisez une plaque de cuisson d'huile végétale en atomiseur ou utilisez un peu d'huile. Etalez la pâte sur une surface farinée, avec un rouleau à pâtisserie enfariné ; la pâte doit avoir environ 0,5 cm d'épaisseur. Découpez des biscuits d'environ 6 cm de diamètre. Placez les biscuits sur la plaque et faites-les cuire au four jusqu'à ce qu'ils gonflent et soient bien dorés (environ 15 minutes). Laissez refroidir sur une grille. Servez chaud au petit déjeuner, en entrée ou au goûter.

Donne environ 30 biscuits

NAVET

La racine de la santé

19 calories par 100 g (cuit)

Si le chou et les autres légumes verts ne plaisent pas à votre famille, tournez-vous vers l'humble navet. Peu de gens savent que le navet, dont la consistance convient parfaitement aux amateurs de viande et de pommes de terre, appartient à la famille du chou. Eh! oui. Cela signifie donc que le navet a obtenu le sceau d'approbation d'innombrables spécialistes de la prévention du cancer.

Le fait d'appartenir à la famille des choux constitue le plus grand atout du navet. Mais il fournit aussi de la vitamine C et sa consistance amidonnée rappelle un peu celle des pommes de terre, avec les calories en moins.

Toutefois, si vous comptez le moindre milligramme de sodium, il est préférable que vous continuiez à manger des pommes de terre, car la teneur en sodium du navet est plus élevée que celle de la plupart des légumes : environ 78 milligrammes par 145 g.

Au marché : Le navet idéal n'a pas plus de 5 cm de diamètre. Il est rond, ferme et sa couleur va du blanc crème au violet. Lorsqu'il est frais, il a encore ses feuilles. Rejetez les navets ridés ou spongieux.

Trucs culinaires : Enlevez les feuilles et gardez les navets au réfrigérateur dans des sacs en plastique bien fermés. Ils se conservent environ une semaine. Si les navets sont jeunes et tendres, il est inutile de les peler avant de les faire cuire.

Pour faire cuire les navets au four à micro-ondes, coupez-les en dés d'un centimètre. Déposez-les dans un plat à tarte de 22 cm en verre et mouillez-les de quelques millilitres de bouillon. Couvrez-les d'un sac en plastique perforé et faites-les cuire à la puissance maximale jusqu'à ce qu'ils soient tendres (environ 4 minutes). Laissez reposer 4 minutes avant de servir.

Le plaisir : Le navet peut être utilisé dans toutes sortes de préparations culinaires. Ils sont excellents braisés, à la vapeur, dans les ragoûts, en sauce ou sautés. Voici quelques-unes de nos idées préférées.

• Faites cuire les navets à la vapeur jusqu'à ce qu'ils soient tendres. Réduisez-les en purée. Saupoudrez de persil et d'aneth et servez chaud pour accompagner les viandes rôties.

• Coupez des navets en dés et ajoutez-les aux soupes de légumes.

• Faites cuire des navets autour d'un rôti pour remplacer les carottes et les pommes de terre. Ajoutez une ou deux feuilles de laurier et faites rôtir comme d'habitude.

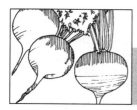

Gratin de navet à l'aneth et aux échalotes

Gratin de navet à l'aneth
   et aux échalotes
145 g de navet pelé en
   tranches
235 ml de lait
1 œuf
1 cc d'aneth
1 échalote émincée
20 g de parmesan
   fraîchement râpé

Faites chauffer le four à 175 °C. Beurrez légèrement un plat à tarte de 22 cm. Déposez les tranches de navet sur le plat à tarte.

Dans un bol moyen, mélangez le lait, l'œuf, l'aneth et l'oignon vert. Versez sur le navet. Saupoudrez de parmesan et faites cuire au four jusqu'à ce qu'il soit bien doré, environ 50 minutes. Servez chaud pour accompagner le rôti de porc ou d'autres viandes.

Donne 4 portions

OIGNONS

Le fruit d'études sérieuses

6 calories par 2 cs (émincés)

L'oignon a toujours été bien vu. Selon un rapport du U.S. Department of Agriculture (le Ministère de l'Agriculture), les oignons étaient autrefois prisés par :

• Les bâtisseurs de pyramides, pour qui les oignons étaient un aliment de base.
• Les Hébreux, qui ont souffert d'être privés d'oignons dans le désert, lit-on dans la Bible.
• Le Général Ulysses Grant, fermement convaincu que les oignons étaient un excellent remède contre la dysenterie et d'autres maladies tropicales. Pendant la campagne d'été de 1864, on aurait télégraphié au Ministère de la Défense : "Je ne déplacerai pas mes troupes sans oignons." Le lendemain, on envoya au front trois trains chargés d'oignons.

De nos jours, des cargaisons d'oignons arrivent dans les laboratoires scientifiques. Parmi les personnes qui prennent ces légumes très au sérieux, il y a :

• Le Dr Isabella Lipinska, chercheuse en cardiologie à l'Hôpital St. Elizabeth de Brighton, au Massachusetts. L'équipe du Dr Lipinska a observé une amélioration significative des taux de "bon" cholestérol (HDL) après avoir administré à des patients cardiaques de l'extrait d'oignon à une dose équivalente à un ou deux oignons par jour. De plus, cet extrait a produit des effets aussi bénéfiques que l'ail sur la coagulation anormale du sang.
Le Dr Michael Wargovich, attaché à l'Hôpital et à l'Institut du Cancer M.D. Anderson, à Houston. En laboratoire, affirme le Dr Wargovich, les huiles d'oignons inhibent certaines réactions cellulaires de nature cancéreuse. Ces résultats sont encore insuffisants, mais nous espérons que les oignons feront preuve de la même activité chez des être humains.

• Le Dr Walter Dorsch, de l'Université de Munich. Dans le cadre de ses recherches sur le traitement de l'allergie et de l'asthme, le Dr Dorsch a étudié les effets de l'extrait d'oignon chez des cobayes et a constaté son efficacité contre l'asthme. Il a d'autre part observé que des patients allergiques réagissaient moins vivement à une injection d'allergène s'il passait du jus d'oignon sur la peau au point de piqûre. Chez deux patients, l'extrait d'oignon a même inhibé l'apparition d'une crise d'asthme.

Au marché : Un bon oignon est ferme, sec, bien formé, non germé, et il a une odeur sucrée. Évitez les oignons mous autour de la tige et à odeur âcre. Les oignons blancs ou jaunes se mangent généralement cuits, mais on peut aussi les manger crus s'ils sont assez frais.

Les oignons nouveaux sont en réalité des oignons immatures. Ils doivent être fermes et croquants.

Trucs culinaires : Conservez les oignons entiers dans un endroit frais, sec et bien aéré, et non au réfrigérateur. En revanche, les oignons nouveaux et les oignons coupés doivent être bien enveloppés dans du plastique et conservés au réfrigérateur.

Un oignon moyen donne environ 240 g d'oignon émincé, que vous pouvez utiliser cru ou dans des plats cuisinés. Une cuisson longue à feu vif rend les oignons sucrés, et une cuisson à l'étuvée à feu doux les rend moelleux.

Le plaisir : Si vous êtes las de toujours manger les oignons de la même façon, essayez ces trois suggestions.

• Faites blanchir des oignons entiers, puis pelez-les, farcissez-les et faites-les cuire au four.

• Faites sauter des oignons et utilisez-les pour garnir une pizza ou des pâtes.

• Faites rôtir des oignons émincés et mangez-les froids en vinaigrette, avec de la laitue.

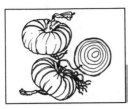

Oignons grillés en brochette

450 g de petits oignons
1 1/2 cs de jus d'ananas
    concentré surgelé
1 1/2 cs de jus d'orange
    concentré surgelé
1 1/2 cc de sauce de soja

Préchauffez le gril.

Plongez les oignons dans de l'eau bouillante à l'aide d'une passoire, faites-les blanchir pendant 5 ou 6 minutes et égouttez-les.

Laissez-les refroidir un peu pour pouvoir les peler. (Si les oignons sont difficiles à peler, utiliser un couteau pointu.) Enfilez ensuite les oignons sur les brochettes.

Dans un petit bol, mélangez les concentrés de jus et la sauce de soja. Passez ce mélange sur les oignons avec un pinceau à pâtisserie. Faites brunir légèrement les oignons au gril (pendant environ 6 minutes). Tournez et arrosez fréquemment les brochettes pour cuire uniformément les oignons. (Ceci est plus facile à faire sur un gril qu'au four.)

Servez chaud comme hors-d'œuvre ou plat d'accompagnement.

Donne 4 portions

ORANGES

Le goût incomparable des agrumes

62 calories par orange moyenne
110 calories par 235 ml de jus (non sucré)

Les oranges et le jus d'orange ont bonne presse depuis longtemps et il y a toutes les raisons de croire qu'ils ne perdront pas leur bonne réputation. Très pauvres en sodium et en graisses, mais riches en vitamines C, presque tout le monde les aime.

Certaines personnes se demandent si les oranges conservent leur vertus lorsqu'elles sont converties en jus concentré. Soyez sans crainte, elles ne se perdent pas! Des analyses faites par le U.S. Department of Agriculture (le Ministère de l'Agriculture) montrent que le concentré de jus d'orange renferme presque autant de vitamine C que les oranges d'origine.

Le Dr Barbara Rhode et ses collègues ont effectué une étude encore plus intéressante à l'Université McGill, au Canada. Ils ont d'abord fait suivre un régime pauvre en folate (une vitamine B) à des femmes pour réduire leur taux sanguin de folate. Ils ont ensuite comparé l'effet d'un complément en folate et du concentré de jus d'orange reconstitué chez ces femmes. Le complément en folate et le jus d'orange ont aussi bien normalisé leur taux de folate ; le jus concentré a donc les mêmes propriétés nutritives que le fruit entier.

Et le jus d'orange est-il équivalent au fruit entier? Oui, à une exception près. De par leur contenu en fibres, les oranges entières semblent donner une plus grande sensation de satiété que le jus. Si vous suivez un régime amaigrissant, vous l'avez sans doute déjà remarqué.

Oranges entières

Au marché : Pour savoir si une orange est bonne, le mieux est de la soupeser. Si elle semble lourde pour sa taille, elle doit être très juteuse. Les fruits petits ou moyens sont généralement plus sucrés que les gros. Si vous avez le nez fin et si les oranges ne sont pas froides, vérifiez si elles ont un parfum sucré.

Il existe diverses variétés d'oranges. Les orange navel sont réputées car elles n'ont pas de pépins, les oranges Valencia et Temple sont bonnes pour faire du jus et les oranges de Séville, légèrement amères, sont parfaites pour les marinades sans sel, les boissons et les desserts.

Trucs culinaires : Si vous ne comptez pas garder des oranges pendant plus d'une semaine, conservez-les à température ambiante. Une grosse orange donne environ 120 ml de morceaux.

Le plaisir : Il est toujours rafraîchissant et sain de croquer une orange fraîche. Mais n'oubliez pas à quel point les oranges rehaussent la saveur d'autres aliments. Par exemple :

* Mettez de la pulpe d'orange dans vos marinades, vos sauces, vos punches et vos pâtes à biscuits.
* Utilisez des oranges pelées et coupées pour faire des gâteaux, tartes, tartelettes, cakes et des salades.
* Servez des quartiers d'orange pour accompagner les plats au curry ou au piment et les fromages.

Jus d'orange

Au marché : Il n'est pas difficile de trouver du jus d'orange. Vous avez le choix entre plusieurs présentations : concentré congelé, fraîchement pressé, frais en bouteille ou en emballage cartonné. N'oubliez pas de regarder la date de péremption et la composition du jus pour vérifier s'il est frais et pur.

Trucs culinaires : Conservez toutes les sortes de jus d'orange au réfrigérateur dans des récipents en verre bouchés. Ils se gardent pendant une semaine. Avant de presser des oranges, ôtez l'écorce, la peau blanche et les pépins, sinon le jus sera amer.

Le plaisir : Les différents jus d'orange n'ont pas tous le même goût, ce qui permet de varier la saveur des plats. Et rien ne vous empêche de mélanger du jus d'orange avec le jus d'autres fruits, comme le pamplemousse, l'ananas ou la mandarine.

Pour faire un glacis original, faites fondre un peu de marmelade d'orange dans du jus d'orange sur feu doux et utilisez ce mélange pour glacer vos tartes aux fruits et autres pâtisseries. En été, faites du vrai soda orange en mélangeant 4 cs de concentré de jus d'orange décongelé et 175 à 235 ml d'eau de Seltz ou de l'eau minérale gazeuse. Vous obtiendrez ainsi une boisson plus savoureuse et nutritive que le soda orange du commerce.

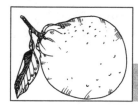

Salade d'orange et d'oignon rouge

3 oranges coupées en
   morceaux
1 petit oignon rouge,
   émincé et séparé en
   rondelles
1 cs d'huile d'arachide
1 cs de jus de citron vert
Une pincée de zeste
   d'orange fraîchement
   râpé
Poivre noir fraîchement
   moulu
Feuilles de cresson
2 cs de graines de
   citrouille grillées
   (pépitas)

Mélangez les morceaux d'orange et l'oignon dans un petit saladier.

Dans un bol, fouettez l'huile avec le jus de citron vert, le zeste d'orange et le poivre. Versez cette sauce sur les oranges et l'oignon, et mélangez bien.

Disposez le cresson dans un plat de service et versez la salade dessus. Avant de servir, garnissez de graines de citrouille. Cette salade accompagne particulièrement bien les plats épicés et pimentés.

Donne 4 portions

ORGE

Une céréale de choix

108 calories par 100 g (cuit)

Si vous ne connaissez pas tellement les céréales alimentaires, à part le riz, vous vous demandez sans doute en quoi l'orge "perlé" diffère des autres formes d'orge. En termes simples, le perlage de l'orge est l'équivalent du polissage du riz. Ce perlage permet de retirer la cosse et le son, mais il laisse un aliment agréable au goût, pauvre en matières grasses et adapté à tous les régimes alimentaires sains, y compris les régimes hypocaloriques!

Le chercheur Lauren Lissner et ses collègues ont annoncé cette bonne nouvelle en 1987. A l'époque, ils cherchaient à déterminer si les régimes pauvres en matières grasses favorisaient davantage la perte de poids que les régimes contenant une proportion modérée ou élevée de graisses. Après avoir suivi un régime pauvre en graisses pendant deux semaines, les participantes à l'étude ont perdu 450 grammes, mais avec un régime plus riche en graisses, leur poids a augmenté ou est resté stationnaire. Par conséquent, les aliments comme l'orge sont préférables pour contrôler le poids.

En plus d'être pauvre en graisses et en sodium, l'orge perlé contient des quantités appréciables de fibres et de protéines. Bien entendu, l'orge perlé est moins riche en fibres que l'orge brut, mais il a une texture beaucoup plus agréable au palais.

Au marché : Pour être bon, l'orge doit être d'une couleur ivoire à beige et sans taches. Choisissez des grains de gros calibre et de taille régulière. Vous obtiendrez de meilleurs résultats à la cuisson.

Trucs culinaires : Conservez l'orge perlé dans des récipients fermés, dans un endroit frais et sec, au réfrigérateur par exemple.

Pour cuire de l'orge, faites chauffer un volume d'orge dans 4 volumes d'eau dans une petite casserole. Laissez bouillir pendant 5 minutes, puis couvrez et laissez reposer pendant environ 1 heure.

Le plaisir : Vous pouvez utiliser de l'orge cuit de différentes façons. Vous pouvez par exemple :

• L'utiliser à la place du riz dans les pilafs ou les salades.
• L'employer pour farcir de la volaille ou des légumes.
• En ajouter à vos potages et vos ragoûts.
• Le servir avec de l'agneau, une viande qui se marie particulièrement bien avec l'orge.
• Le mélanger avec du riz nature pour varier.

En plus de ces suggestions de base, vous pouvez aussi acheter de l'orge moulu en farine. Vous pouvez utiliser de la farine d'orge à la place de la farine de blé pour faire du pain avec ou sans levain. Les germes d'orge sont la matière première du malt et de divers succédanés du café.

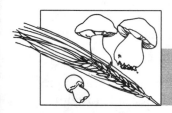

Orge aux champignons et au chou frisé

3 cs de champignons sauvages secs (par exemple, des cèpes)
315 g d'orge cuit
2 échalotes émincées
1 gousse d'ail émincée
2 cs de ciboulette fraîche ciselée
1/2 cc de thym sec
1 cs d'huile d'olive
2 cs de vinaigre blanc doux, comme du vinaigre de riz
130 g de chou frisé râpé cuit

Mettez les champignons dans un petit bol et ajoutez-y suffisamment d'eau bouillante pour les couvrir. Laissez-les tremper jusqu'à ce qu'ils soient tendres (environ 1 heure). (Si les champignons flottent, placez une tasse dessus pour faire poids.)

Entre temps, mélangez l'orge, les échalotes, l'ail, la ciboulette, le thym, l'huile, le vinaigre et le chou frisé dans un grand bol de service ou un saladier.

Lorsque les champignons sont réhydratés, égouttez-les et émincez-les. Ajoutez-les à l'orge et aux autres ingrédients, et mélangez bien. Servez à température ambiante ou légèrement refroidi avec du poulet rôti ou poché, ou comme plat principal accompagné de légumes de saison sautés.

Remarque : L'eau de trempage des champignons a très bon goût et peut être utilisée pour rehausser la saveur des soupes et des ragoûts.

Donne 4 portions

OSTÉOPOROSE

Préservez votre santé osseuse

Comme l'artériosclérose et d'autres maladies chroniques, l'ostéoporose se développe très lentement. Elle se traduit par une diminution de la densité des os.

Naturellement, les os moins denses sont plus fragiles, et en cas d'ostéoporose, un traumatisme modéré peut provoquer une fracture. Cette affection est très fréquente. Les spécialistes estiment qu'en l'état actuel des choses, 40 pour cent des femmes occidentales sont appelées à présenter une ostéoporose.

Le vrai problème de l'ostéoporose, ce sont les conséquences des fractures (surtout du poignet, du col du fémur ou des vertèbres), notamment la douleur et l'impotence. De plus, l'immobilité imposée par les fractures prédispose à infection, à l'embolie pulmonaire (obstruction d'un vaisseau sanguin des poumons par un caillot sanguin) et à d'autres complications parfois mortelles. De ce fait, l'ostéoporose est une importante cause de décès.

Quel est votre risque d'ostéoporose?

Les os deviennent toujours plus poreux au fil du viellissement, c'est en grande partie inévitable. Mais cette déperdition osseuse (ou ostéopénie) est beaucoup plus accentuée en cas d'ostéoporose.

C'est donc une déperdition osseuse rapide et étendue qui fait porter le diagnostic d'ostéoporose. Les connaissances actuelles sur l'ostéoporose ont permis de définir les caractéristiques des personnes les plus exposées à cette affection. Si vous possédez une ou plusieurs de ces caractéristiques, vous avez un plus grand risque d'ostéoporose.

- Personnes petites et/ou minces.
- Personnes sédentaires.
- Femmes n'ayant jamais eu d'enfant.
- Fumeurs ou grands buveurs.
- Descendants de personnes ayant présenté des signes d'ostéoporose (comme un tassement de la colonne vertébrale ou une fracture du col du fémur à un âge avancé).
- Personnes ayant pris pendant longtemps des médicaments interférant avec le métabolisme du calcium (par exemple : anticonvulsivants,

cholestyramine, héparine, furosémide, hormones thyroïdiennes à fortes doses, cortisone et l'isoniazide).
• Personnes intolérantes au lactose ou ayant toujours consommé peu de calcium.

Comme vous le voyez, les femmes à qui on a retiré les ovaires ne figurent pas dans cette liste. A l'époque où le rôle des ovaires sur la santé osseuse n'était pas connu, les femmes ayant subi cette intervention chirurgicale étaient très souvent atteintes d'ostéoporose. On prescrit maintenant à ces femmes un traitement qui se substitue aux hormones sécrétées par les ovaires et leur risque d'ostéoporose est minimisé.

La prévention doit commencer tôt

Si nous vivions dans un monde parfait, une alarme se déclencherait dès que nous commençons à perdre du tissu osseux. Ce serait même mieux si une alarme nous sonnait, pendant l'enfance ou au début de l'âge adulte, quand nous ne fortifions pas assez nos os pour garder un squelette solide pendant toute notre vie. Mais ce monde-là est une utopie ; c'est souvent un voûtement du dos ou une fracture qui révèle l'ostéoporose.

Les spécialistes des os aimeraient bien sûr qu'il en soit autrement. Ils utilisent donc différents examens pour apprécier l'état des os avant la survenue de problèmes, notamment les suivants :

La radiographie des os. Une simple radiographie permet de visualiser une trop grande porosité osseuse, mais seulement à un stade avancé. En général, l'ostéoporose se voit à partir du moment où 30 pour cent de la masse osseuse a été perdue. Cela laisse tout de même la possibilité de déceler le problème avant le stade des fractures.

La mesure de la densité osseuse. Cet examen sophistiqué est similaire aux radiographies des dents. Il permet d'apprécier la résistance des os et de diagnostiquer l'ostéoporose à des stades précoces. Pour un patient, cet examen indolore est aussi anodin qu'une radiographie des dents ; son seul inconvénient est son coût.

La physionomie. Des radiologues et des spécialistes des os affirment pouvoir reconnaître les femmes atteintes d'ostéoporose en les regardant. Ils soupçonnent tout de suite une déperdition osseuse avancée devant une femme petite, mince, et ménopausée. Et s'ils sont expérimentés, leur coup d'œil peut être fiable.

Comme on accorde de plus en plus d'importance à la santé osseuse, les médecins traitants surveillent davantage l'état osseux de leur patients et les services de radiologie sont équipés de l'appareillage nécessaire pour mesurer la densité osseuse. Tout médecin peut vous orienter vers l'un de ces services si besoin.

Il n'est jamais trop tard pour essayer

La meilleure façon d'avoir des os sains et solides est de commencer tôt à en prendre soin. Chez une femme par exemple, les os atteignent leur taille et leur résistances maximales vers l'âge de trente-cinq ans. La densité osseuse est alors à son sommet. Peu après, la densité osseuse commencent à diminuer et l'organisme s'efforce de les maintenir en bon état.

Si vous êtes soucieux de votre santé osseuse et si vos 35 ans sont loin, ne vous désespérez surtout pas. Vous pouvez encore faire beaucoup pour votre squelette. Voici ce qu'il faut faire.

Avoir une activité physique. Toute activité physique contribue à renforcer les os tant qu'elle force l'organisme à porter son propre poids. La marche est l'exercice idéal pour cela, mais pas la natation, car le corps est porté par l'eau. A l'Université du Wisconsin, le Dr Everett L. Smith a constaté que même des femmes septuagénaires et octogénaires pouvaient renforcer leurs os par un programme d'exercice léger obligeant l'organisme à porter son poids.

Prendre un traitement de substitution par des estrogènes. Selon un groupe d'experts de l'ostéoporose réuni par les National Institutes of Health (les Instituts Nationaux de la Santé des Etats-Unis ou NIH), l'un des meilleurs moyens pour les femmes de conserver des os sains et forts est de prendre des estrogènes après la ménopause. Bien entendu, ce traitement comporte des risques, mais ceux-ci sont moins importants qu'on ne le craignait auparavant, et il est à envisager chez les femmes exposées à un risque élevé d'ostéoporose. Si vous êtes dans ce cas, vous pouvez en parler avec votre médecin.

Augmenter votre apport en calcium après la ménopause. Si vous ne prenez pas d'estrogène, la baisse importante de la production de cette hormone à la ménopause va augmenter vos besoins en calcium. Le Dr Robert Heaney, une autorité en matière de santé osseuse à l'Université de Creighton, préconise depuis longtemps d'augmenter l'apport journalier recommandé en calcium à 1.500 milligrammes pour les femmes ménopausées. Les experts des NIH ont approuvé cette recommandation pour les femmes ménopausées ne prenant pas d'estrogènes. Toutes les autres femmes doivent en consommer 1.000 mg par jour.

Des aliments favorables aux os pour tous les goûts

Comme l'activité physique, l'approche diététique est une mesure que vous pouvez prendre en charge. Comme nous l'avons déjà mentionné, plus vous le faites tôt, mieux c'est. En outre, il est particulièrement important pour les femmes de veiller à leur santé osseuse pendant la grossesse et l'allaitement ; ainsi, les os pourront se fortifier au lieu de s'appauvrir pendant ces périodes.

Les clés d'un régime bon pour les os sont :

- Le calcium.
- La vitamine D, qui permet d'absorber le calcium.
- Le lactose, un autre facteur favorisant la résorption du calcium, si toutefois vous n'y êtes pas intolérant(e).
- Un apport équilibré (c'est-à-dire de quantités égales) de phosphore et de calcium.
- Pas d'alcool ou avec modération.

Vous trouverez des listes des meilleures sources de calcium et de vitamine D dans l'Annexe. Si vous n'êtes pas intolérant(e) au lactose, vous pouvez vous reporter à "La teneur en lactose des aliments", page 232, pour connaître les meilleures sources de cette substance. Equilibrer ses apports de phosphore et de calcium n'est pas si compliqué qu'il y paraît ; mangez de la viande avec modération et n'abusez pas des boissons au cola.

Les compléments sont une alternative à mentionner. Vous pouvez vous simplifier les choses en prenant un complément de calcium. Si vous prenez déjà des polyvitamines, c'est suffisant pour la vitamine D. Mais si vous ne prenez ni polyvitamines ni complément de vitamine D, prenez un complément de calcium apportant aussi de la vitamine D. Surtout, ne dépassez pas la dose maximale de vitamine D, 600 à 800 unités internationales par jour, sauf si votre médecin vous le prescrit.

Sept jours de menus pour fortifier les os

Bien que le calcium soit à l'avant-plan, d'autres nutriments contribuent à la santé des os. Prendre compte de tout les composants impliqués peut sembler trop compliqué. Alors, nous vous proposons plutôt un régime de sept jours pour protéger les os.

Ces menus fournissent au moins 1.000 mg de calcium par jour, mais ce n'est pas tout. Ils sont conçus pour équilibrer les apports de phosphore et de calcium, mais aussi pour limiter la consommation de graisses et de sel, puisque cette mesure s'est révélée bénéfique aussi. Certaines études ont aussi montré l'intérêt de limiter la consommation de café et de thé.

Si vous voulez consommer plus de 1.000 mg de calcium par jour, le plus simple est de prendre un complément à la dose nécessaire.

Jour 1

Petit déjeuner
2 tranches de pain ou 2 morceaux de baguette
10 g de margarinc
1 orange
235 ml de lait demi-écrémé
Café ou thé

Déjeuner
140 g de macaronis au fromage faits maison
70 g de brocoli
5 g de margarine
235 ml de lait demi-écrémé
Collation
250 g de yaourt allégé aux fruits

Dîner
85 g de carrelet ou de sole au four
135 g d'épinards cuits
100 g de riz brun
15 g de margarine
235 ml de lait demi-écrémé
1 pomme au four

(suite)

Sept jours de menus pour fortifier les os (suite)

Jour 2

Petit déjeuner
   1 petit pain
   30 g de fromage blanc allégé ou de St. Morêt Léger®
   80 g de melon
   235 ml de lait demi-écrémé
   Café ou thé

Déjeuner
   Salade jardinière (10 g de pousses de luzerne, 35 g de pousses
      de haricots mung, 2 branches de brocoli, 35 g de
      chou-fleur, 1 petite carotte râpée, 1 branche de céleri,
      6 tranches de concombre non pelé, quelques feuilles
      de laitue, 3 cs de vinaigrette allégée)
   235 ml de lait demi-écrémé
   250 g de fromage blanc à 0% ou 10% de matière grasse
   150 g de fraises fraîches
   Collation
   30 g d'emmenthal ou de gruyère

Dîner
   1 côtelette d'agneau grillée
   90 g de courgettes
   100 g de feuilles de choux à rosettes
   10 g de margarine
   235 ml de lait demi-écrémé
   100 g de lait glacé ou de yaourt glacé à la vanille

Jour 3

Petit déjeuner
   30 g de Weetabix®
   175 ml de lait écrémé
   155 g d'ananas en dés
   Café ou thé

Déjeuner
  1 tranche de pain de seigle
  2 cc de moutarde
  55 g d'emmenthal ou de conté
  2 feuilles de laitue
  235 ml de lait écrémé
  1 tomate
  7 dattes émincées
  Collation
  30 g de féta (fromage grec)

Dîner
  85 g de blanc de poulet rôti
  190 g de haricots rouges
  1 tranche de pain de blé concassé
  155 g de choux de Bruxelles
  15 g de margarine
  235 ml de lait écrémé

Jour 4

Petit déjeuner
  1 petit pain
  30 g de fromage blanc allégé ou de St. Morêt Léger®
  1 poire fraîche
  235 ml de lait demi-écrémé
  Café ou thé

Déjeuner
  85 g de thon en conserve au naturel
  1/2 cs de mayonnaise allégée
  1 banane
  quelques feuilles de laitue
  235 ml de lait demi-écrémé
  2 biscuits aux flocons d'avoine ou 1 tranche de pain d'épice
  Collation
  235 ml de lait à la banane (lait écrémé, banane, miel, glaçons)

(suite)

Sept jours de menus pour fortifier les os (suite)

Dîner
>   235 ml de jus d'airelle ou jus d'orange
>   85 g de flétan grillé
>   100 g d'aubergines cuites
>   135 g d'épinards cuits ou 40 g, crus
>   1 cs de parmesan fraîchement râpé
>   235 ml de lait demi-écrémé
>   95 g de framboises fraîches
>   10 g de margarine

Jour 5

Petit déjeuner
>   240 g de crème de blé cuite
>   1 orange
>   235 ml de lait demi-écrémé
>   Café

Déjeuner
>   105 g de pâtes cuites
>   2 cs de parmesan fraîchement râpé
>   3 g de margarine
>   1/2 cc de persil
>   1 verre de lait demi-écrémé
>   250 g de pêches au jus en conserve
>   4 pains croustillants de seigle (Wasa®)
>   Collation
>   30 g d'emmenthal ou de beaufort
>   1 pomme

Dîner
>   120 g d'huîtres
>   1 pomme de terre au four
>   2 cs de sauce au yaourt
>   100 g de chou vert (frisé)
>   2 carottes crues
>   235 ml de lait demi-écrémé
>   6 tranches de concombre non pelé
>   10 g de margarine
>   1 part de gâteau de Savoie au coulis de fraises

Jour 6

Petit déjeuner
- 180 g de flocons d'avoine, cuits
- 150 g de fraises fraîches
- 235 ml de lait demi-écrémé
- Café
- Collation
- 5 dattes émincées

Déjeuner
- Pita garnie (1 pita, 25 g de pousses de soja, quelques feuilles de laitue, 1 petite carotte râpée, 10 g de pousses de luzerne, 55 g de cheddar ou d'emmenthal râpé, 2 cs de vinaigrette allégée)
- 235 ml de lait demi-écrémé

Dîner
- 115 g de blanc de dinde au jus dégraissé
- 6 asperges
- 120 g de compote de pommes non sucrée
- 5 g de margarine
- 2 cs de vinaigrette allégée
- 40 g de champignons crus en tranches
- 45 g de brocoli cru
- 235 ml de lait demi-écrémé

Jour 7

Petit déjeuner
- 1 tranche de pain ou 2 morceaux de baguette
- 5 g de margarine
- 155 g de tranches de banane des Antilles cuite
- 235 ml de lait demi-écrémé
- Café ou thé
- Collation
- 1 nectarine fraîche en tranches
- 235 ml de lait demi-écrémé

(suite)

Sept jours de menus pour fortifier les os (suite)

Déjeuner

Salade estivale (quelques feuilles de scarole, 25 g d'épinards
    frais, 4 radis, 1 tomate en rondelles, 1 carotte râpée,
    petit oignons, 6 tranches de concombre non pelé, 50 g de
    chou-fleur, 3 cs de vinaigrette allégée)
1 rôtie (1 tranche de pain complet, moutarde à volonté,
    5 g de margarine, 55 g d'emmenthal)

Dîner

85 g de bifteck d'aloyau maigre
1 pomme de terre au four
10 g de margarine
55 g de haricots verts
1 pomme cuite au four avec des raisins secs
235 ml de lait demi-écrémé

PAIN

Sa cote est en hausse

Pain de seigle : 61 calories par tranche
Pain de blé complet : 67 calories par tranche

Le pain est de retour, et pour de bon cette fois. Il a perdu sa réputation de faire grossir et la plupart des régimes incluent du pain au lieu de l'éliminer. Le pain riche en fibres a même été utilisé comme base d'un programme d'amaigrissement. (Pour plus de détails, voir la rubrique "Surcharge pondérale", à partir de la page 412.)

Maintenant que le pain a perdu sa mauvaise réputation auprès des personnes au régime, on s'intéresse à lui pour d'autres qualités. Nous ne faisons pas allusion à ses vertus connues de longue date, comme sa teneur en vitamines B ou en fer, mais à des données plus récentes sur la consommation de pain.

Un cœur mieux portant. Le Dr Virgil Brown, attaché à la Faculté de Médecine du Mont Sinaï, à New York, et la diététicienne Wahida Karmally font remarquer que le cœur est plus sain quand l'alimentation est riche en glucides complexes. Ils citent à ce propos une étude lors de laquelle un régime apportant la moitié des calories sous forme de pain a permis de réduire le cholestérol sanguin de 12 à 20 pour cent. Nous n'allons bien sûr pas vous inciter à manger autant de pain, mais ne l'évitez pas non plus.

Une digestion plus facile. Le simple fait de remplacer le pain blanc par du pain de froment complet peut faire une différence. Dans le cadre d'une étude menée par le chercheur écossais Martin Eastwood et ses collègues, des couples qui mangeaient normalement du pain blanc l'ont remplacé par du pain de blé complet. Suite à ce changement, ils ont fait état d'une meilleure digestion.

Une meilleure protection contre le cancer. A peu près tous les experts en prévention du cancer recommandent le pain riche en fibres. Selon une théoric avancée par l'éminent chercheur britannique Denis Burkitt, pendant les années 70, les fibres insolubles contribuent à réduire l'exposition aux substances chimiques cancérigènes. Lors d'un voyage en Afrique, le Dr Burkitt a remarqué la faible incidence du cancer du côlon et la forte consommation de fibres dans ces contrées. C'est après avoir établi un lien entre ces deux observations qu'il a formulé sa théorie maintenant bien acceptée dans les milieux de la médecine préventive.

Compte tenu de tous ces bienfaits, il n'est pas étonnant qu'une étude menée par le chercheur hollandais Maarten Nube et ses collègues ait révélé une relation entre la consommation de pain bis (et divers autres facteurs, bien entendu) et une plus longue espérance de vie chez les hommes (mais pas chez les femmes). Les études de ce genre n'apportent pas la preuve absolue de l'existence d'un lien entre cet aliment vital et l'allongement de la vie, mais elles incitent pour le moins à consommer davantage de pain à base de céréales entières.

Le pain de seigle

Au marché : Tachez d'acheter du pain de seigle fidèle à son nom en vérifiant si la farine de seigle est bien le premier ingrédient mentionné dans la composition. Des pains composés essentiellement de farine blanche sont parfois additionnés d'un colorant pour leur donner l'apparence du seigle.

Bien évidemment, si vous faites votre pain, vous contrôlez vous-même sa teneur en farine de seigle. Avant d'acheter de la farine de seigle, prenez soin de la sentir. Malgré son aigreur naturelle, la farine de seigle doit sentir le frais et non le moisi. Pour du pain de seigle vite fait, vous pouvez utiliser des flocons de seigle. Ils ressemblent aux flocons d'avoine, mais ils sont plus gris. Les flocons doivent aussi avoir une odeur fraîche et pas de moisi. Il en va de même pour les grains de seigle - longs, minces, de teinte brun foncé, on les fait bouillir ou germer comme les autres céréales. Du pain aux germes de seigle, qu'en pensez-vous?

Trucs culinaires : Le pain de seigle se garde quelques jours à température ambiante. Pour le conserver plus longtemps, c'est-à-dire environ dix jours, vous pouvez le mettre au réfrigérateur. Après un séjour aussi long au réfrigérateur, il perd parfois du goût et vous jugerez peut-être nécessaire de le griller. Contrairement à certains pains, le pain de seigle se congèle bien et se conserve au congélateur pendant un an.

Si vous faites votre propre pain de seigle, prenez soin de garder votre farine, vos flocons et vos grains de seigle dans des récipients hermétiques. Ils se conservent environ six mois au réfrigérateur.

Si vous vous lassez du pain de seigle, vous pouvez faire cuire les flocons de seigle comme des flocons d'avoine et les consommer comme céréales chaudes. Pour faire cuire du seigle, mettez un volume de seigle dans 4 volumes d'eau et laissez-les mijoter, partiellement couverts, jusqu'à ce qu'ils soient tendres (environ 1 heure). Vous pouvez en utiliser par exemple dans vos farces à volaille.

Le plaisir : Le seigle est la céréale favorite en Scandinavie et aucun cuisinier scandinave ne pourrait s'en passer. Une fois que vous aurez découvert le goût et la consistance du seigle, vous comprendrez pourquoi.

Pour vous familiariser avec le seigle, laissez-vous tenter par les suggestions suivantes :

• Si vous faites du pain levé, utilisez des parts égales de farine de seigle et de froment pour obtenir une mie savoureuse et moelleuse et une croûte bien croustillante.

• Si vous aimez sucrer votre pâte à pain, essayez la mélasse. Elle se marie parfaitement avec le seigle.

• Épicez vos plats au seigle avec de l'aneth, du fenouil, de l'anis, de la moutarde, du raifort, de l'oignon et de l'ail; toutes ces épices s'harmonisent bien avec le goût particulier du seigle.

• Si vous trouvez votre pain de seigle maison trop lourd, ajoutez aux ingrédients secs 1 cc de levure chimique par pain.

Le pain de blé complet

Au marché : Méfiez-vous! Souvent, le pain de campagne contient peu de farine de blé entier. Si vous voulez du vrai pain de froment, vérifiez s'il est bien écrit "blé entier" ou "blé complet" sur l'étiquetage. Si vous n'avez pas d'objection contre le pain composé de farine blanche et de farine de blé entier, vérifiez la composition pour voir si la farine de blé entier est mentionnée en premier. Ceci vous garantit une quantité appréciable de farine de grains entiers. Pour le reste, vous pouvez vous en remettre à vos sens ; recherchez un pain de couleur dorée, à croûte tendre, moelleux, à mie dense, d'une odeur agréable.

Si vous faites vous-même votre pain, utilisez de la farine de blé complet. Si vous n'avez jamais fait de pain, sachez que la farine de blé complet panifiable est toujours la meilleure. On vend aussi de la farine de blé bise pour les pâtisseries. Comme son contenu en gluten est inférieur à celui de la farine panifiable, elle convient moins bien pour le pain. La farine de blé complet moulue à la meule est excellente d'un point de vue nutritif, mais sa consistance affecte la levée de la pâte, et tout le monde n'apprécie pas le résultat.

Trucs culinaires : Gardez le pain de blé complet dans son emballage d'origine, ou enveloppez-le vous-même dans du papier d'aluminium ou du plastique. A température ambiante, il se garde environ une semaine, mais vous pouvez le garder jusqu'à trois mois en le mettant au congélateur. Evitez toutefois de le réfrigérer car il sécherait. Il en va autrement de la farine de blé complet ; il faut la conserver au réfrigérateur, dans un récipient hermétique. Ainsi, elle se garde environ trois mois.

Le plaisir : Le pain de blé complet, nature ou grillé, fait d'excellents sandwichs, mais il y a bien d'autres façons de l'utiliser. Voici quelques suggestions.

• Confectionnez vos propres croûtons. Coupez du pain complet en dés et graissez-les avec un peu d'huile d'olive. Ensuite, dorez-les à la poêle.

• Utilisez du pain complet à la place du pain blanc pour composer vos farces à volaille.

• Faites de la chapelure avec du pain complet. Prenez deux tranches de pain de froment entier et coupez-les en quatre avant de les passer au mixeur. Vous pouvez utiliser cette chapelure telle quelle ou la faire d'abord griller à la poêle (sans matières grasses). Conservez-la dans un bocal de verre, au réfrigérateur.

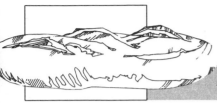

Pain facile aux quatre céréales

1 paquet de levure sèche active
235 ml de babeurre chauffé à 43,50°C
2 cs de miel
2 cs d'huile de carthame ou de tournesol
65 g de farine de blé complet panifiable
250 g de farine blanche non blanchie
25 g de farine de seigle
55 g de farine de maïs
4 cs de flocons d'avoine
1/2 cc de sel

Versez la levure dans un petit bol et mélangez-la avec le babeurre, le miel et l'huile. Couvrez d'une feuille de plastique et laissez reposer jusqu'à ce que le mélange gonfle et fasse des bulles (environ 10 minutes).

Entre temps, mélangez les farines, l'avoine et le sel dans un grand bol. Lorsque le mélange à la levure est prêt, incorporez-le au mélange de farines à l'aide d'une grande spatule en caoutchouc. Quand la pâte devient trop collante, malaxez-la avec les mains pour en faire une boule. Pétrissez-la pendant 10 minutes.

Placez la pâte dans un bol huilé et retournez-la de manière à la huiler sur toute sa surface. Couvrez le bol avec une feuille de plastique et laissez la pâte lever jusqu'à ce qu'elle double de volume (30 à 45 minutes).

Huilez un moule à pain de 20 cm sur 11 cm.

Aplatissez la pâte avec le poing, puis donnez-lui la forme d'un pain et mettez-la dans le moule à pain. Laissez la pâte lever de nouveau pendant 30 minutes.

Préchauffez le four à 175 °C.

Humectez le dessus de la pâte, puis faites cuire au four pendant 35 minutes. Retirez le pain du moule et mettez-le directement sur la grille du four. Humectez-le à nouveau et laissez-le cuire pendant encore 5 minutes.

Donne 1 pain

Pain vite fait à l'ail

130 g de farine de blé
   complet panifiable
130 g de farine blanche
   non blanchie
1 cs de levure chimique
1/2 cc de sel
3 gousses d'ail émincées
40 g de cheddar râpé
30 g de beurre doux,
   fondu
1 œuf battu
175 ml de babeurre

Préchauffez le four à 190 °C.

Tamisez ensemble les farines, la levure chimique et le sel dans un grand bol. Ajoutez l'ail et le fromage et mélangez bien.

Battez le beurre, l'œuf et le babeurre dans un bol de taille moyenne.

Ajoutez les ingrédients humides aux ingrédients secs et mélangez-les à l'aide d'une grande spatule en caoutchouc. Lorsque la pâte devient trop collante, travaillez-la avec les mains et formez une boule.

Huilez un moule à gâteau rond de 21 cm de diamètre.

Foncez le moule avec la pâte et prenez un couteau pointu pour faire sur le dessus huit incisions d'environ un demi-centimètre de profondeur.

Faites cuire le pain jusqu'à ce qu'il soit doré (environ 35 à 40 minutes). Laissez refroidir sur une grille et servez en morceaux triangulaires.

Variante : On peut couper chaque morceau dans le sens horizontal et étaler un peu de beurre doux et de parmesan fraîchement râpé du côté mie. Faites dorer au gril et servez avec un bifteck grillé.

Donne 1 pain

Muffins aux maïs et aux piments jalapeño

130 g de farine
140 g de semoule de
    maïs jaune
1 cs de levure chimique
1/2 cc de sel
1 œuf battu
235 ml de babeurre
2 cs de miel
40 g de grains de maïs,
    cuits
1 piment jalapeño,
    épépiné et émincé

Préchauffez le four à 175 °C.

Mélangez la farine, la semoule de maïs, la levure chimique et le sel dans un grand bol.

Battez l'œuf, le babeurre et le miel dans un bol de taille moyenne, puis ajoutez le maïs et le piment jalapeño.

Ajoutez les ingrédients humides aux ingrédients secs et mélangez-les bien à l'aide d'une grande spatule en caoutchouc.

Graissez légèrement un moule pour 12 muffins.

Versez la pâte dans le moule à muffins et faites-la cuire pendant 20 à 25 minutes. Laissez refroidir les muffins sur une grille, puis servez les. On peut les tartiner de ricotta.

Donne 1 douzaine de muffins

PAMPLEMOUSSE

Un fruit en or pour vous

74 calories par pamplemousse moyen
96 calories par 235 g de jus (non sucré)

Il y a d'abord eu le régime pamplemousse. Maintenant, il va sans doute y avoir le régime fibres de pamplemousse, et le Dr James Cerda, de l'Université de Floride, saura pourquoi.

Il y a quelques années, le Dr Cerda a étudié l'effet d'une variété de fibre, la pectine de pamplemousse, sur le taux de cholestérol. Les participants volontaires à son étude avaient tous un excès de cholestérol dans le sang. Au lieu de modifier leur alimentation, le Dr Cerda leur a simplement administré un complément en pectine de pamplemousse à dose de 15 grammes par jour. Ce traitement a donné des résultats impressionnants : le taux de cholestérol total a chuté et le rapport entre le "bon" et le "mauvais" cholestérol s'est amélioré.

Il serait difficile de manger assez de pamplemousses pour consommer 15 g de pectine par jour. Mais le pamplemousse n'est pas la seule source de pectine alimentaire ; de nombreux fruits et légumes en contiennent aussi. Nous estimons que 4 à 6 rations de fruits et légumes par jour apportent suffisamment de pectine pour agir sur votre taux de cholestérol. (Pour plus de détails, voir "La solution des fibres solubles", page 120.)

Les pamplemousses favorisent la santé du cœur et des artères pour d'autres raisons : leur teneur en graisses et en sodium est négligeable, et leur contenu en potassium est appréciable (bon à savoir si vous surveillez votre tension artérielle). En outre, les pamplemousses font partie des aliments aptes à satisfaire les besoins journaliers en vitamine C en une seule ration : un pamplemousse moyen ou 235 ml de jus de pamplemousse fournissent une fois et demie l'apport quotidien recommandé en vitamine C. Mais seul le fruit entier (pas le jus) apporte une bonne dose de fibres.

Les pamplemousses entiers

Au marché : Les pamplemousses à peau fine, ronds et lourds pour leur taille ont des chances d'être juteux et savoureux. Avant d'acheter des pamplemousses, sentez-les; un parfum sucré est un signe de qualité. Malheureusement, on peut difficilement percevoir leur odeur s'ils sont gardés au frais. S'ils sont présentés dans leur cageot ou étiquetés, regardez leur appellation.

Trucs culinaires : Les pamplemousses resteront bien juteux, si vous les conservez à température ambiante; ainsi, ils se gardent environ deux semaines. Si vous les mettez dans le bac à fruits du réfrigérateur ou dans un sac en plastique perforé, vous arriverez à les conserver un mois.

Si vous aimez manger les pamplemousses en dés, coupez-les en deux horizontalement et pelez-les avec un épluche-pamplemousses. Cet ustensile en plastique se termine d'un côté par une pointe pour sectionner la peau et de l'autre par une lame courbe pour séparer la peau de la chair.

Le plaisir : Avant tout, souvenez-vous que les pamplemousses sont plus savoureux à température ambiante. Pour réchauffer rapidement un pamplemousse sorti du réfrigérateur, coupez-le en deux, enveloppez chaque moitié dans du papier paraffiné et mettez-les au four à micro-ondes, réglé au maximum, le temps de les ramener à température ambiante (environ 45 secondes).

Les pamplemousses sont aussi délicieux dans les salades de fruits, les compotes de fruits chaudes ou froides, les salades de poulet, les marmelades et les confitures. Vous pouvez remplacer les oranges par des pamplemousses dans de nombreuses recettes. Le zeste de pamplemousse (peau sans la partie blanche râpée finement) est excellent avec des patates douces ou d'autres plats. Voici des suggestions plus spécifiques.

• Saupoudrez des moitiés de pamplemousses de cannelle. Faites-les cuire au gril le temps qu'elles deviennent odorantes et servez-les en entrée, en dessert ou au petit déjeuner.

• Composez une salade rafraîchissante avec des quartiers de pamplemousse plus des tranches de mangues et de tomates.

• Servez des quartiers de pamplemousse pour accompagner les mets épicés ou pimentés.

Le jus de pamplemousse

Au marché : Le jus de pamplemousse se vend en conserve ou surgelé dans les supermarchés, mais on peut en trouver du frais dans certaines boutiques et débits de boissons non alcoolisées. Vous pouvez aussi presser vos pamplemousses, ce n'est pas si long à faire et la saveur du jus frais en vaut la peine.

Trucs culinaires : Conservez le jus de pamplemousse au réfrigérateur, dans une bouteille ou un bocal en verre propre. Le concentré congelé reconstitué et le jus en conserve se gardent environ une semaine au réfrigérateur. Le jus frais est plus périssable et doit être consommé dans les 48 heures.

Le plaisir : Le jus de pamplemousse ne se boit pas seulement au petit déjeuner. Il se prête à d'autres usages culinaires, par exemple :

• Faites mariner le poisson et la volaille ou pocher du poulet dans du jus de pamplemousse.
• Confectionnez des glaces ou des sorbets au jus de pamplemousse.
• Remplissez un bac à glaçons à mi-hauteur avec du jus de pamplemousse et mettez-le au congélateur. Placez une petite feuille de menthe sur chaque glaçon, rajoutez du jus de pamplemousse, puis remettez le tout au congélateur. Utilisez ces glaçons dans des punches, du thé glacé ou d'autres boissons rafraîchissantes.
• Préparez une délicieuse boisson en mélangeant des parts égales de jus de pamplemousse et d'eau de Seltz. Garnissez chaque verre d'une tranche de citron vert.
• Utilisez du jus de pamplemousse pour varier la saveur des punches et des sauces à salades de fruits.

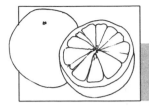

Salade de coquilles de Saint-Jacques et de pamplemousse rose

335 g de coquilles de
  Saint-Jacques
2 pamplemousses roses,
  en morceaux
1 cs de ciboulette fraîche
  ciselée
2 cs de jus de
  pamplemousse
1 cs d'huile de noisette
1/2 cc de moutarde de
  Dijon
Feuilles de laitue rouge

Faites cuire les coquilles de Saint-Jacques à l'étuvée (après avoir coupé les plus grosses en deux), avec un couvercle, le temps de les attendrir (environ 2 ou 3 minutes).

Mettez les quartiers de pamplemousse et la ciboulette dans un saladier. Ajoutez les coquilles de Saint-Jacques.

Dans un petit bol, battez le jus de pamplemousse avec l'huile et la moutarde. Versez cette sauce sur le mélange de pamplemousse et de coquilles de Saint-Jacques et remuez bien. Servir sur les feuilles de laitue, à température ambiante ou plus frais.

Variation : Ajoutez quelques morceaux d'avocat avant de verser la vinaigrette.

Donne 4 portions

PANAIS

Riche en fibres et néanmoins savoureux

80 calories par 100 g (cuit)

Que possède le panais que n'ont pas les légumes plus courants? Une teneur en fibres insolubles suffisamment élevée pour concurrencer le son des céréales.

Nous sommes bien sûr des fans du son, mais nous savons que certaines personnes le détestent. Le panais pourrait leur convenir car ce légume, dont la consistance et la saveur ne rappellent en rien celles du son, assure tous les bienfaits des fibres insolubles pour le système digestif.

Mais il a d'autres qualités. Le panais apporte des nutriments bénéfiques, y compris beaucoup de potassium, avec des quantités négligeables de graisses et de sodium.

Au marché : Choisissez des panais petits ou moyens, lisses, fermes au toucher, de teinte blanc crème. Les gros panais peuvent être durs et fibreux.

Trucs culinaires : Gardez les panais au réfrigérateur dans un sac en plastique perforé. Ils se conservent environ un mois.

Avant de faire cuire les panais, brossez-les et lavez-les à l'eau froide. Coupez-les en morceaux. Couvrez-les de bouillon et faites-les mijoter jusqu'à ce qu'ils soient tendres (15 à 20 minutes). Vous pouvez aussi les faire cuire à la vapeur, au four à micro-ondes, au four ou dans une cocotte-minute, et les servir avec une sauce de la même façon que pour les pommes de terre.

Le plaisir : Ne snobez plus les panais. Ils sont délicieux et sous-estimés. Pour vous en convaincre, goûtez-les comme suit :

• Ajoutez des panais crus râpés aux salades vertes, salades de chou ou légumes marinés.

• Réduisez du panais cuit en purée avec un peu de romarin et de thym. Servez chaud avec de la viande rôtie.

• Les panais se marient bien avec les carottes, oignons, poireaux, oignons nouveaux, aneth, estragon, carvi, muscade ou jus d'agrumes.

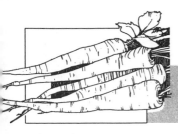

Salade de panais et carottes à la sauce orangée

340 g de panais coupés en rondelles d'un centimètre d'épaisseur
115 g de carottes coupées en rondelles d'un centimètre d'épaisseur
2 cs de ciboulette fraîche ciselée
1 cc de graines de céleri
2 cs de jus d'orange
1 cc de jus de citron
1/2 cc de moutarde de Dijon
2 cc d'huile d'arachide

Epluchez les panais et les carottes, coupez-les en rondelles d'un centimètre d'épaisseur et faites-les cuire à la vapeur jusqu'à ce qu'ils soient tendres (environ 15 minutes). Egouttez-les.

Placez les panais et les carottes dans un saladier, puis ajoutez la ciboulette et les graines de céleri.

Dans un petit bol, battez les jus de fruits avec la moutarde et l'huile. Versez cette sauce sur les panais et les carottes et touillez bien. Servez chaud en entrée, comme plat d'accompagnement ou comme salade. Délicieux avec du canard.

Donne 4 portions

PAPAYE

Tentation tropicale

119 calories par papaye

Nous ne sommes pas les seuls à trouver que la nutrition est devenue beaucoup trop compliquée et à tenter de la simplifier.

Un concept nous a intrigués, celui de la "densité nutritive". C'est le rapport qualité/prix d'un aliment, ou plus précisément la quantité de nutriments apportée par calorie fournie.

Quand on compare le contenu en nutriments essentiels et le rendement calorique d'un aliment, les résultats sont souvent inattendus. Parmi les fruits, les plus denses en nutriments ne sont pas les oranges ni les légendaires pommes, mais le melon cantaloup et la papaye. Dans une papaye, fruit succulent, il y a 130 pour cent de l'apport journalier recommandé (RDA) en vitamine A et trois fois le RDA en vitamine C.

Impressionnant, n'est-ce-pas? Si nous y ajoutons son extrême richesse en potassium et sa teneur élevée en fibres, vous conviendrez que la papaye, même si elle est assez chère, vaut son prix.

Au marché : Les papayes mûres sont vertes avec des touches jaunes ou orangé. Leur chair est tendre au toucher. Elles doivent avoir la forme d'une grosse poire. La base (à l'emplacement de la tige) doit avoir un léger parfum sucré, et non pas âcre.

Trucs culinaires : Au réfrigérateur, les papayes mûres se conservent environ une semaine. Pour les préparer, pelez-les avec un économe bien aiguisé et enlevez les pépins avec une cuiller. Ajoutez de la papaye crue aux salades vertes ou aux salades de fruits ou réduisez-la en purée pour préparer des desserts glacés. N'ajoutez que de la papaye cuite dans les plats comme les aspics. Crue, elle empêche la gélatine de prendre. La papaye verte se prépare et se mange comme du potiron.

Le plaisir : N'hésitez pas à goûter les fruits tropicaux comme la papaye. Vous vous habituerez vite à l'utiliser et sa saveur sucrée jointe à une consistance satinée vous séduiront.

• Servez les salades de crabe ou de crevettes dans des demi-papayes.
• Arrosez de la papaye réfrigérée de jus de citron et servez avec du saumon fumé ou des crevettes fumées.

• Ajoutez de la purée de papaye aux marinades pour viandes pour les adoucir.

• Remplacez la citrouille par la papaye dans les recettes de tarte à la citrouille. Le fruit vert convient bien à cet usage.

• Essayez les graines de papaye - elles sont croquantes et poivrées. Pour les préparer, rincez-les à l'eau claire, essuyez-les et placez-les dans un bocal. Couvrez-les de vinaigre doux et réfrigérez. Servez-vous en comme des câpres dans les salades, les sandwiches et les garnitures.

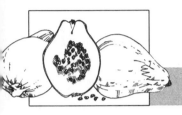

Parfaits à la papaye fraîche

2 papayes mûres
2 cs de jus et de pulpe
    de citron vert
375 g de yaourt
    à la vanille
baies fraîches entières

Pelez les papayes avec un économe aiguisé et coupez-les en deux. (Il est préférable de le faire au-dessus d'un évier.) Enlevez les pépins avec une cuiller. Coupez les papayes en morceaux et passez-les au mixeur. Ajoutez-y la pulpe et le jus de citron vert. Mixez jusqu'à l'obtention d'une consistance crémeuse.

Déposez de la purée de papaye au fond de quatre coupes à glace ou verres à pied. Ajoutez une couche de yaourt. Continuez de la même manière en alternant la papaye et le yaourt. Décorez avec les baies et servez comme dessert ou au petit déjeuner.

Donne 4 portions

PATATE DOUCE

Si vous devez fumer, mangez de la patate douce!

63 calories par 100 g (en purée)

La patate douce est très nutritive. Bien qu'elle contienne toutes sortes de nutriments, c'est sa teneur en vitamine A qui impressionne vraiment, au point d'en faire oublier ses autres richesses.

La teneur de la patate douce en vitamine A est tellement élevée que quelques bouchées par jour suffisent pour vous mettre à l'abri d'une carence. En fait, 165 g de purée de patate douce contient plus de 43.000 unités internationales de vitamine A, soit 8 fois l'apport journalier recommandé (RDA)!

La vitamine A que renferme la patate douce provient du carotène. Le potentiel préventif du cancer du carotène préoccupe certains chercheurs, car ils craignent que beaucoup de fumeurs en profitent pour augmenter leur consommation de carotène au lieu d'arrêter de fumer. Le Dr Charles Hennenkens, un chercheur de l'Université Harvard ayant participé à cette étude, souligne que "même si le bêta-carotène diminuait vraiment le risque de cancer du poumon de 50%, ce risque resterait 10 à 15 fois plus élevé pour les fumeurs endurcis que pour les non fumeurs, au lieu de 20 à 30 fois plus pour le moment."

Nous estimons malgré tout que c'est une bonne nouvelle. Tout ce qui peut réduire le risque de cancer est un don du ciel, surtout quand c'est aussi savoureux.

Au marché : Choisissez des patates douces fermes, d'une forme régulière et d'une couleur ocre, orangée ou marron rouge.

Trucs culinaires : Gardez les patates douces sans les emballer dans un endroit frais et sec. Elles se conserveront environ deux mois.

Les patates douces du Sud des Etats-Unis ont une chair orangée. Elles sont plus savoureuses lorsqu'on emploie une méthode de cuisson qui garde l'humidité. On peut donc les faire bouillir ou les cuire à la vapeur ou au four à micro-ondes. Les patates douces du Nord des Etats-Unis ont une chair orangée à ivoire et elles sont excellentes au four.

Igname ou patate douce?

Est-ce un igname ou une patate douce? Voici comment on distingue ces deux légumes l'un de l'autre.

L'igname est un gros tubercule cultivé dans les régions chaudes d'Amérique centrale et dans certaines parties de l'Afrique. Il ne pousse pas en Amérique du Nord, mais on l'importe parfois pour le vendre dans les épiceries latino-américaines et dans certains supermarchés.

Les patates douces sont l'une des 50 variétés de tubercules que les Américains servent pour les fêtes. Elles ont une chair orangée, mais elles sont beaucoup plus petites, moins sèches et plus faciles à trouver que les ignames.

Aux États-Unis, on utilise indifféremment le terme patate douce ou igname pour désigner le même tubercule et, bien que ce soit une erreur, les deux noms sont devenus presque interchangeables. On pense que cette confusion a commencé avec les esclaves venus d'Afrique. L'igname de leur terre natale leur manquant, ils adoptèrent la patate douce du Sud des États-Unis à laquelle ils donnèrent le même nom. Personne ne s'en formalise, sauf les spécialistes les plus pointilleux.

Mise en garde : Si vous voyagez en Afrique et si quelqu'un vous offre un igname, apportez une charrette, vous en aurez besoin pour transporter votre cadeau à la maison !

Lorsqu'elles sont coupées en morceaux, les patates douces cuisent en 15 minutes à la vapeur. Au four à micro-ondes à la puissance maximale, une patate douce, piquée et emballée dans du papier paraffiné met 4 à 5 minutes à cuire. Dans un four conventionnel à 230 °C, il faut compter 55 minutes de cuisson.

Le plaisir : Les gens qui n'aiment pas les patates douces n'en ont probablement mangé qu'à la guimauve. Pas étonnant qu'ils ne sachent pas qu'elles accompagnent agréablement toutes sortes de mets. Par exemple :

• Mélangez des morceaux de patate douce cuite avec des noix de pécan, des raisins secs et un peu de beurre. Servez avec du poulet rôti.
• Ajoutez des morceaux de patate douce cuite au poulet au curry. Servez chaud.
• Râpez ou tranchez de la patate douce pour ajouter de la couleur à vos soupes aux légumes ou à vos ragoûts.

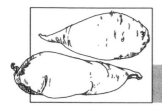

Soupe de patate douce et de céleri

1 cs d'huile d'arachide
1 oignon haché
2 branches de céleri haché
450 g de patate douce pelée et coupée en morceaux
475 ml de bouillon de poulet
1 feuille de laurier
1/2 cc de basilic sec
croûtons grillés comme garniture

Faites chauffer l'huile à feu moyen dans une marmite. Ajoutez l'oignon et faites sauter jusqu'à ce qu'il soit doré, environ 3 minutes.

Ajoutez le céleri, la patate douce, le bouillon, la feuille de laurier et le basilic. Portez à ébullition. Baissez le feu et laissez mijoter partiellement couvert jusqu'à ce que les légumes soient tendres, environ 25 minutes. Retirez la feuille de laurier et réduisez en purée dans un mixeur ou un robot culinaire. Garnissez de croûtons. Servez chaud.

Donne 4 portions

PÂTES

Un aliment de plus en plus populaire

110 calories par portion de 100 g de macaroni
ou de spaghetti (cuits)

Les pâtes sont enfin en train de perdre la réputation injustifiée de faire grossir. Elles sont désormais considérées comme un aliment pauvre en graisses et en sodium bon pour le cœur (sous réserve de modérer le sel et le beurre en les préparant).

Contrairement à une idée ancienne, les pâtes ne sont pas uniquement composées d'amidon. Selon des analyses effectuées à l'Institut Américain de Boulangerie, un plat de pâtes (environ 280 g) satisfait une bonne partie des besoins en six éléments minéraux en apportant 31 pour cent du manganèse, 24 pour cent du fer, 16 pour cent du phosphore et du cuivre, 12 pour cent du magnésium et 9 pour cent du zinc recommandés par les nutritionnistes. Et les pâtes conservent bien ces éléments minéraux pendant la cuisson.

Voilà de quoi réjouir les amateurs de pâtes!

Au marché : Si la grande variété de formes des pâtes vous laisse perplexe, suivez cette règle simple : les pâtes épaisses et larges conviennent aux sauces épaisses, et les pâtes plus fines sont meilleures avec des sauces légères. Par exemple, les rigatoni, des cylindres assez épais, sont délicieux avec une bonne sauce tomate.

Il existe maintenant sur le marché une vaste gamme de pâtes aromatisées aux fines herbes, aux épices et aux légumes. Elles ajoutent de la couleur et de la saveur sans augmenter la teneur en graisses ou en calories.

Les pâtes ordinaires ou aromatisées se vendent fraîches, sèches ou surgelées. Quelle que soit leur forme, les pâtes doivent être entières et exemptes de taches noires.

Trucs culinaires : Conservez les pâtes sèches dans un récipient hermétique dans un endroit sec et frais. Elles se conservent environ un an. Un garde-manger est idéal. Les pâtes fraîches doivent être emballées soigneusement et réfrigérées. Elles se gardent environ une semaine. Pour les

335

empêcher d'adhérer les unes aux autres, ajoutez-leur une poignée de farine de maïs.

Il faut faire cuire les pâtes dans une quantité suffisante d'eau bouillante pour les empêcher de coller. Cette consigne s'applique particulièrement aux pâtes de blé entier. En principe, il faut 7 à 8 litres d'eau bouillante pour cuire 450 g de pâtes. Ajoutez un peu d'huile d'olive dans l'eau de cuisson pour éviter que les pâtes collent. Si vous suivez cette méthode de cuisson, vous pouvez égoutter les pâtes et les servir sans les rincer. Les pâtes sèches sont plus longues à cuire que les fraîches.

Le plaisir : Grâce à leur consistance et aux multiples possibilités qu'elles offrent, les pâtes sont parmi les aliments les plus prisés. Voici quatre façons faciles et saines de les préparer.

• Faites sauter de l'ail dans de l'huile d'olive et mélangez avec des linguini ou des spaghetti chauds. Décorez de pignons et servez chaud.

• Farcissez des pâtes de ricotta demi-écrémée et d'épinards émincés. Servez avec une sauce de tomates fraîches.

• Mélangez des pâtes cuites avec des légumes sautés.

• Pour le dessert, mélangez des raisins et des morceaux de dattes dans des pâtes chaudes. Décorez de noix de coco grillée.

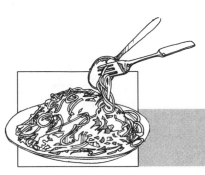

Spaghetti aux oignons et au chou frisé

2 cc d'huile d'olive
1 oignon émincé et
    coupé en rondelles
1 échalote émincée
1 gousse d'ail, écrasée
450 g dc chou frisé râpé
235 ml de bouillon
    de poulet
280 g de spaghetti cuits
Parmesan fraîchement
    râpé

Faites chauffer une grande poêle sur feu vif. Versez-y l'huile, l'oignon, l'échalote et l'ail. Baissez le feu et faites sauter jusqu'à ce que l'oignon soit ramolli (environ 5 minutes). (Ne pas faire brûler l'ail.)

Ajoutez le chou frisé et laissez-le revenir jusqu'à ce qu'il prenne une couleur plus vive (environ 1 minute). Ajoutez le bouillon et couvrez avec du papier d'aluminium (sans serrer). Réduisez le feu et laissez mijoter jusqu'à ce que le bouillon soit presque entièrement évaporé, et le chou ramolli mais toujours vert vif (environ 7 à 10 minutes). Incorporez les pâtes et laissez mijoter jusqu'à ce que le tout soit bien chaud (environ 1 minute). Servez chaud saupoudré de parmesan.

Donne 4 portions

PÊCHES

Un agréable en-cas

54 calories dans 3 oreillons de pêche (en conserve)
37 calories par pêche moyenne (fraîche)

Les pêches n'ont pas besoin de publicités tapageuses. Leur chair juteuse et leur saveur parlent d'elles-mêmes.

De plus, les pêches font un parfait casse-croûte savoureux et nutritif. Comme elles contiennent du potassium, un peu de vitamines A et C et très peu de graisses et de sodium, on peut en manger en toute tranquillité.

Si possible, mangez des pêches fraîches. Des recherches menées par le Dr Jane K. Ross de l'Université du Vermont révèlent que le procédé de transformation fait perdre plus de fibres aux pêches qu'aux autres fruits et légumes. Malgré cela, les pêches en conserve complètent avantageusement n'importe quel menu, sauf si elles sont conservées au sirop.

Les pêches en conserve au jus

Au marché : Vérifiez toujours la pureté des ingrédients sur la boîte. Choisissez la présentation la mieux adaptée à votre préparation : les tranches de pêches conviennent mieux pour les salades ou les compotes, et les oreillons sont préférables pour décorer un gâteau.

Trucs culinaires : Une fois la boîte ouverte, transvasez les pêches et leur jus dans un récipient couvert et gardez-les au réfrigérateur.

Le plaisir : Les pêches en boîte sont plus commodes, nutritives et savoureuses que la plupart des aliments en conserve. Ayez-en toujours une ou deux boîtes à la maison.

• Ajoutez des morceaux de pêches aux céréales chaudes du petit déjeuner.

• Farcissez les moitiés de pêches de fromage blanc, décorez-les d'amandes effilées et faites-les griller jusqu'à ce qu'elles commencent à brunir. Servez au déjeuner ou comme dessert.

• Ajoutez des morceaux de pêches aux farces à volaille.

• N'oubliez pas de vous servir du jus de pêche. D'une saveur et d'un arôme très délicats, vous pouvez l'utiliser pour faire cuire l'avoine ou comme liquide dans une recette de gâteaux ou de muffins.

Pêches fraîches

Au marché : Les pêches (blanches) sont mûres lorsque toutes les parties vertes sont devenues jaune paille. Palpez délicatement autour de la queue pour voir si la chair est tendre et donc mûre. Les gens les aiment plus ou moins molles. Sentez la pêche près de la queue. L'odeur doit être sucrée, aromatique et fruitée.

Trucs culinaires : Pour faire mûrir les pêches, gardez-les à température ambiante à l'abri du soleil. Au réfrigérateur, les pêches assez mûres se conservent environ deux semaines. Pour ne pas les abîmer, évitez de les empiler. Les pêches très mûres se gardent environ 5 jours au réfrigérateur.

Pour peler plus facilement les pêches, plongez-les 30 secondes dans l'eau bouillante et aussitôt après dans de l'eau glacée ; la peau partira toute seule (sinon, détachez-la avec un économe).

Quelques gouttes de citron empêchent les pêches de brunir une fois coupées. Notez que deux pêches donnent environ 235 ml de tranches. Avant d'utiliser des pêches dans une recette, goûtez si elles sont sucrées pour mieux doser ensuite le sucre ou l'édulcorant.

Le plaisir : Les pêches sont délicieuses crues et peuvent être cuites au four traditionnel ou à micro-ondes ou réduites en purée. Voici quelques façons originales de vous en servir :

• Servez-les avec différents aromates : muscade, cannelle, amandes, raisins de Corinthe, agrumes ou gingembre.

• Ajoutez des morceaux de pêche dans les salades de poulet ou de dinde fumée.

• Ajoutez des morceaux de pêche dans la pâte à crêpes ou à gaufres.

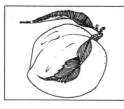

Sauté de poulet au gingembre et aux pêches

300 g de blanc
(ou escalopes)
de poulet
2 cc de jus de citron
1/2 cc de graines de
fenouil moulues
1/2 cc de graines de
cumin moulues
1/2 cc de poudre de
curry
1 cs de persil frais ou de
coriandre fraîche
ciselée
1 échalote émincée
2 cc d'huile d'arachide
1 tranche de racine de
gingembre
3 pêches pelées en
tranches
pistaches non salées

Coupez le poulet en fines lamelles et mettez-les dans un récipient non métallique. Ajoutez le jus de citron, le fenouil, le cumin, le curry, le persil et l'échalote. Mélangez bien. Laissez mariner pendant une heure.

Mettez l'huile dans un grand wok ou une poêle anti-adhésive, ajoutez le gingembre et faites-le chauffer à feu moyen jusqu'à ce qu'il soit odorant.

Retirez le gingembre et ajoutez le mélange de poulet avec la marinade. Faites sauter à feu vif jusqu'à ce que le poulet soit presque cuit à cœur (environ 4 minutes). Ajoutez les pêches et continuez à faire sauter jusqu'à ce que les pêches soient chaudes et le poulet entièrement cuit (environ 1 minute de plus). Servez chaud sur du riz ou des pâtes. Décorez de pistaches.

Donne 4 portions

POIREAUX

Les goûter, c'est les aimer

32 calories par 100 g (cuits)

La façon dont les poireaux rehaussent les plats mérite de les goûter. Nous les apprécions pour leur intérêt culinaire, mais aussi pour ce qu'ils ne contiennent pas. Leur teneur en calories, graisses et sodium est négligeable (les chiffres sont très près de zéro). Alors pensez à eux.

Au marché : Les poireaux ressemblent à des oignons nouveaux géants, mais avec des tiges blanches et des feuilles vertes aplaties. Choisissez des poireaux humides, croquants et non meurtris. Pour obtenir de meilleurs résultats à la cuisson, les tiges doivent toutes avoir le même diamètre, et de préférence moins de 4 cm. Si les feuilles sont molles et désséchées, les poireaux ont dû être conservés trop longtemps. Les tiges bulbeuses sont souvent dures et fibreuses.

Trucs culinaires : Comme les feuilles de poireaux sont souvent sableuses, rincez-les bien avant de les faire cuire. Vous pouvez les émincer, les mettre dans une passoire et les rincer sous l'eau courante. Si vous voulez braiser ou pocher des poireaux entiers, coupez le haut des feuilles et écartez-les pour bien les rincer à l'eau froide.

Le plaisir : Il faut essayer de préparer les poireaux de différentes façons pour trouver celle que vous préférez. Comme vous pouvez remplacer les oignons par des poireaux émincés dans les recettes, les possibilités sont infinies. Voici d'autres suggestions :

• Faites pocher des poireaux coupés en deux pendant 8 minutes, puis faites-les mariner dans une vinaigrette aux fines herbes. Servez-les froids, comme entrée, salade ou plat d'accompagnement.

• Faites cuire des poireaux, puis assaisonnez-les avec du fromage, de la moutarde ou des fines herbes.

• Attendrissez des poireaux à l'eau bouillante, puis passez-les au mixeur ou au moulin à légumes. Servez cette purée chaude avec des viandes grillées ou de la volaille.

341

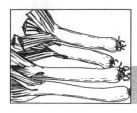

Poireaux à la vinaigrette

235 ml de bouillon de
poulet
1 feuille de laurier
450 g de poireaux, rincés
et coupés en deux
1 poivron jaune ou
rouge, en lamelles
Jus et pulpe d'un citron
2 cc d'huile d'olive
1/2 cc d'estragon sec
1/2 cc de basilic sec
1 gousse d'ail émincée
Poivre noir fraîchement
moulu

Versez le bouillon dans une grande casserole, ajoutez la feuille de laurier et portez à ébullition. Ajoutez les poireaux, couvrez et laissez-les mijoter jusqu'à ce qu'ils soient tendres (9 à 10 minutes).

Retirez les poireaux du bouillon avec une cuiller percée et disposez-les sur un plat de service, avec les lamelles de poivrons.

Dans un petit bol, mélangez le jus et la pulpe de citron, l'huile, l'estragon, le basilic, l'ail et le poivre noir et fouettez bien pour homogénéiser les ingrédients. Versez sur les poireaux. Servez tiède ou frais.

Donne 4 portions

POIRES

Un soupçon de sucre aide à faire passer les fibres

100 calories par poire

Si vous n'avez pas été emballé par le panais comme alternative au son riche en fibres, les poires vous plairont peut-être davantage. Comme le panais, les poires sont pauvres en graisses et en sodium, mais elles contiennent de grandes quantités de fibres insolubles. Et leur saveur n'a vraiment rien à voir avec celle du son.

Une seule poire contient 5 grammes de fibres (une quantité appréciable) dont 4 grammes de fibres insolubles bénéfiques pour le tube digestif. Certaines céréales prêtes à l'emploi ultrariches en son apportent plus de fibres par ration, mais les poires n'ont rien à envier aux préparations de céréales entières ou un peu moins riches en son (Pour de plus amples détails, voir "Connaître les fibres sur le bout des doigts", page 143.)

Au marché : Pour éviter que les poires aient une consistance sablonneuse, on les cueille avant la maturité. Comme la plupart des commerçants les vendent encore vertes, elles sont difficiles à choisir. Recherchez des poires d'un jaune tirant sur le vert ou le rose. Les imperfections de surface les rendent moins appétissantes mais n'altèrent pas leur qualité.

Trucs culinaires : Pour les faire mûrir, gardez les poires à température ambiante dans un sac en papier brun ou une enceinte à mûrir. Mettez-en plusieurs ensemble, car elles dégagent des gaz qui accélèrent le mûrissement. Contrairement aux autres variétés, les poires d'Anjou mûrissent au réfrigérateur.

Comme les poires mûrissent de l'intérieur vers l'extérieur, ne les laissez pas trop ramollir en surface, car le cœur sera blet. Elles sont mûres quand elles sont odorantes et tendres au sommet. A ce stade, mangez-les sans tarder ou gardez-les au réfrigérateur (jusqu'à 4 jours).

Utilisez des poires fermes encore vertes pour les conserves ou la pâtisserie. Pour les peler, plongez-les 5 secondes dans l'eau bouillante. Lorsqu'elles sont refroidies, pelez-les avec un économe aiguisé.

Le plaisir : Le parfum des poires est idéal dans les desserts à la vanille ou à l'orange. Mais elles sont aussi excellentes dans les plats de viande ou de volaille. Voici quelques idées pour changer.

• Coupez les poires en deux, évidez-les et garnissez-les avec un mélange de fromage blanc, ciboulette et aneth. Servez à température ambiante comme entrée ou pour un repas léger.

• Passez des poires mûres pelées au moulin ou au mixeur. Ajoutez cette purée aux pâtes à muffins, à crêpes ou à gaufres. La purée sucre naturellement la pâte et permet de réduire la dose de sucre dans la recette. Vous pouvez aussi incorporer cette purée dans les marinades pour le porc ou le poulet.

• Vous avez peut-être trouvé des poires asiatiques au marché. N'hésitez pas à les goûter. Elles sont croquantes, un peu comme des pommes, et se conservent bien. Elles se mangent crues, pochées, dans des salades de fruits, ou comme les pommes.

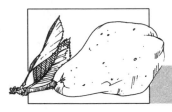

Poires au four au Brie

45 g de raisins secs
35 g de noisettes
2 cc de miel
60 g de Brie épluché
4 poires pelées, coupées
    en deux et évidées
235 ml de jus de pomme

Préchauffez le four à 165 °C.

Broyez les raisins secs et les noisettes dans un mixeur. Puis, le mixeur toujours en marche, ajoutez le miel et le fromage. Continuez à mixer jusqu'à l'obtention d'une boule lisse.

Mettez le mélange de fromage au creux des poires et disposez-les dans un plat allant au four. Versez le jus et faites cuire jusqu'à ce que les poires soient tendres (environ 35 minutes). Servez chaud au petit déjeuner, comme dessert ou au goûter.

Donne 4 portions

POIS

Incroyables et délectables comme jamais

84 calories par 100 g (cuits)

Vous n'avez pas oublié que le lait est l'aliment parfait? A notre avis, les pois méritent le même titre. Selon les critères diététiques actuels, peu d'aliments pourraient surpasser les pois. Ils sont parfaits pour :

• Préserver la santé cardiaque, car ils contiennent peu ou pas de graisses, de cholestérol et de sodium, tout en étant une bonne source de fibres solubles aptes à réduire le taux de cholestérol.
• Aider à équilibrer le diabète, grâce, encore une fois, à leur teneur minime en graisses et élevée en fibres.
• Prévenir le cancer, puisqu'ils contiennent beaucoup de fibres, de carotène et de vitamine C et très peu de graisses.

Au marché : Les petits pois ronds, que l'on mange souvent en jardinière, sont des petits pois (maraîchers). Les pois frais ont des gousses fermes, bombées, vert vif. Si les gousses sont aplaties, les pois ne sont pas développés. Les gousses fanées contiennent de vieux pois farineux. Les gousses des pois mange-tout sont comestibles. Elles doivent être croquantes et sans taches grises.

Si vous ne trouvez pas de pois frais, achetez-les surgelés. Les pois en conserve sont gris, peu goûteux et vraiment différents des frais. Vous pouvez aussi acheter des pois mange-tout surgelés, mais leur consistance est peu appétissante.

Trucs culinaires : Pour conserver les pois frais, laissez-les dans la gousse et réfrigérez-les dans un sac en plastique perforé. Les petits pois et les pois mange-tout se gardent 7 à 10 jours, mais frais cueillis, ils sont plus sucrés.

Pour écosser les petits pois, saisissez le bout de la gousse et enlevez le fil, tout en ouvrant la gousse. Servez-vous du pouce pour détacher les pois. Il faut environ 7 minutes pour écosser 450 grammes de pois et ceux-ci donnent 160 g de pois écossés.

Le plaisir : En mettant des pois dans les plats frits, sautés ou en cocotte, les soupes ou les omelettes, vous leur ajouterez à la fois couleur, saveur, consistance et nutriments! Vous pouvez aussi :

• Varier le goût des pois en les assaisonnant de thym, romarin, aneth, menthe, estragon, gingembre, ail, noix grillées, oignon, oignon nouveau ou ciboulette.

• Ajouter une poignée de petits pois frais dans la pâte à pain levée avant de la cuire.

• Cuire des pois et des pommes de terre nouvelles à la vapeur et les assaisonner avec un filet d'huile d'olive et de l'aneth. Ce plat est meilleur chaud.

Les incroyables et délectables petits pois

Vu la valeur nutritive des petits pois, l'œuf a sans aucun doute un concurrent sérieux. Comparez ces chiffres.

	1 gros œuf dur	Pois verts, cuits 120 g
Calories	82	86
Cholestérol (mg)	252	0
Graisses (g)	6	moins de 1
Protéines (g)	6	6
Vitamine A (UI)	590	645
Thiamine (mg)	0,04	0,34
Riboflavine (mg)	0,14	0,14
Niacine (mg)	trace	2,8
Vitamine C (mg)	0	24
Calcium (mg)	27	28
Fer (mg)	1,2	2,2
Phosphore (mg)	103	118
Potassium (mg)	65	236

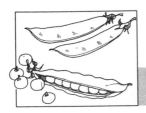

Bœuf aux petits pois aux cinq épices

1/2 cc de fécule de maïs
    (Maizena)
2 cc de sauce de soja
1 cc de cinq-épices
    chinoises en poudre
115 g de bifteck d'aloyau
    maigre coupé en fines
    lamelles
    prependiculairement
    aux fibres
100 g de pois mange-tout
    frais
240 g de petits pois frais
    écossés (ou de pois
    surgelés)
1 oignon haché
2 cc d'huile d'arachide

Dans un récipient moyen, fouettez la fécule de maïs avec la sauce de soja et la poudre de cinq-épices. Ajoutez le bœuf et mélangez bien. Laissez mariner pendant environ 30 minutes.

Mettez une passoire dans l'évier et déposez-y les pois et les oignons. Versez de l'eau bouillante pendant 10 secondes, puis réservez. (Ne blanchissez pas les pois surgelés.)

Faites chauffer l'huile à feu vif dans un wok ou une grande poêle anti-adhésive. Ajoutez le bœuf en réservant la marinade. Faites sauter pendant environ 2 minutes. Ajoutez les pois, les oignons et la marinade et continuez à faire cuire jusqu'à ce que le bœuf soit cuit (environ 2 minutes de plus. (Ne faites pas trop cuire les légumes.) Servez chaud avec du riz blanc ou des crêpes chinoises.

Donne 4 portions

POIS CHICHES

Ils regorgent de bonnes choses

Environ 132 calories par 100 g (cuits)

Ils ont l'air drôle et leur nom l'est encore plus. Mais du point de vue nutritif, les pois chiches ne prêtent pas à rire. Connus sous le nom de haricots garbanzo aux États-Unis et de pois du Bengale dans les pays d'Asie comme l'Inde, les pois chiches retiennent beaucoup l'attention des diététiciens occidentaux.

Il y a 25 ans, des chercheurs européens soupçonnaient déjà leur intérêt particulier pour la santé. Leur curiosité avait été piquée par une étude montrant qu'au nord de l'Inde, les gens pauvres avaient des taux sanguins de cholestérol beaucoup plus bas que les gens plus fortunés. Les chercheurs ont supposé que l'importante consommation de pois chiches par les gens pauvres expliquait cette différence, et ils ont décidé de le vérifier par une étude novatrice, consistant à remplacer le blé et les autres céréales par des pois chiches chez des personnes riches. Cette substitution alimentaire a induit une baisse spectaculaire - de 56 mg en moyenne - de leur taux de cholestérol.

Même si votre taux de cholestérol est normal, les pois chiches ont beaucoup à vous offrir. Une portion de pois chiches cuits procure d'énormes quantités de protéines, fibres, fer et potassium, plus des doses notables de thiamine (vitamine B1) et niacinamide (vitamine PP). Tout cela avec un apport minime de graisses et de sodium.

Combien? Environ 3 grammes de graisses et 16 mg de sodium par 235 ml de pois chiches cuits sans sel.

Au marché : On trouve des pois chiches cuits, en boîte, ou secs, souvent vendus en vrac. Ils doivent être entiers, d'une couleur kaki uniforme, inodores et de taille régulière. Ne vous inquiétez pas de leur aspect ridé, c'est normal.

Trucs culinaires : Conservez les poids chiches dans un récipient hermétique au réfrigérateur. Un volume de pois chiches secs donne un peu plus de trois volumes de pois cuits.

Avant de cuire des pois chiches secs, lavez-les soigneusement et laissez-les tremper dans de l'eau pendant une nuit. Ensuite, faites-les cuire à feu doux pendant environ 2 h 30 ou à la cocotte-minute suivant le mode d'emploi de la cocotte (environ 15 à 20 minutes). Les pois chiches en boîte font gagner du temps parce qu'ils sont déjà cuits, mais ils sont souvent additionnés de sel. Rincez-les pour éliminer une partie du sel.

Si vous préférez cuire vos pois chiches, sans disposer de beaucoup de temps, voici un truc que vous ne connaissez peut-être pas. Les pois chiches se congèlent facilement. La prochaine fois, faites en cuire plus que nécessaire et congelez le reste. Ainsi, ils se conservent environ quatre mois.

Le plaisir : Les pois chiches transforment agréablement une salade verte en un plat consistant. Ils ajoutent une saveur de noisette et une consistance nouvelle. Ils sont délicieux avec des oignons émincés et des cœurs d'artichaut marinés. Essayez la purée de pois chiches. Il suffit de passer les pois au moulin à légumes ou au mixeur et d'y ajouter de l'huile d'olive, du tahin (purée de sésame) ou de la purée de noix et de l'ail. Servez avec des pitas ou des légumes crus.

Si vous cuisinez pour de grands amateurs de viande, essayez ce compromis : pour préparer les boulettes ou les pains de viande, remplacez une partie de la viande par des pois chiches hachés.

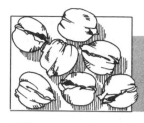

Salade de pois chiches, poivrons et pignons à la vinaigrette crémeuse au basilic

245 g de pois chiches
cuits
1 poivron rouge, évidé et
coupé en lamelles
1 tomate, épépinée,
pressée et hachée
2 oignons nouveaux,
émincés
2 cs de babeurre
1 cs de citron (jus et
pulpe)
1 cs de vinaigre de vin
1 cs d'huile d'olive
1 gousse d'ail
2 cs de feuilles de basilic
à la vapeur
1 cs de pignons
feuilles de laitue rouge
pour servir

Mettez les pois chiches, le poivron, la tomate et les oignons verts dans un saladier.

Versez le babeurre, le jus et la pulpe de citron, le vinaigre, l'huile et l'ail dans un mixeur électrique et mixez jusqu'à l'obtention d'une pâte épaisse. Ajoutez ensuite les feuilles de basilic et mixez à nouveau. (Si vous n'avez pas de mixeur, battez les ingrédients liquides au fouet et hachez le basilic et l'ail. Le goût sera le même, mais la consistance sera moins crémeuse.)

Pour faire griller les pignons, faites chauffer une poêle anti-adhésive sur feu moyen sans matières grasses. Ajoutez les pignons et laissez-les dorer environ 2 minutes. Ne les laissez pas brûler.

Versez la vinaigrette sur les pois chiches et mélangez bien. Disposez-les sur un lit de laitue et saupoudrez de pignons. Servez en entrée, pour un repas léger ou pour accompagner de l'agneau rôti.

Donne 4 portions

POISSON

La santé au bout de l'hameçon

(Voir aussi Fruits de mer)
Ormeau : 79 calories pour 100 g (en conserve)
Bar rayé : 115 calories pour 100 g (cuit)
Poisson bleu : 159 calories pour 100 g (au four avec du beurre)
Cabillaud : 96 calories pour 100 g (grillé sans graisse)
Tambour brésilien : 132 calories pour 100 g (au four)
Carrelet : 93 calories pour 100 g (cuit sans graisse)
Aiglefin : 78 calories pour 100 g (cru)
Flétan : 169 calories pour 100 g (cru)
Hareng : 208 calories pour 100 g (en conserve)
Maquereau : 182 calories pour 100 g (en conserve)
Perche : 100 calories pour 100 g (crue)
Colin : 94 calories pour 100 g (cru)
Saumon : 179 calories pour 100 g. (cuit)
Sardines : 160 calories pour 100 g (crues)
Alose : 200 calories pour 100 g (au four avec du beurre)
Espadon : 176 calories pour 100 g (cuit)
Truite de rivière : 100 calories pour 100 g (crue)
Thon, frais : 132 calories pour 100 g (cru)
Thon, au naturel : 126 calories pour 100 g
Corégone : 154 calories pour 100 g (cru)

Le poisson est plus en vogue que jamais et sa popularité ne cessede grandir. La longue liste de ses adeptes comprend maintenant les spécialistes du cœur, qui viennent de découvrir, avec étonnement, d'autres bienfaits du poisson.

Le tournant s'est amorcé en 1985, quand une série d'articles montrant le rôle bénéfique du poisson sur la santé cardiaque ont été publiés dans le New England Journal of Medecine. Ces données étaient si impressionnantes que l'éditorialiste écrivait : "manger du poisson une ou deux fois par semaine pourrait contribuer à la prévention de l'insuffisance coronarienne." Ce type de propos nous réjouit !

Voici quelques bienfaits du poisson pour le cœur :

Un sang plus fluide. D'après une étude menée à l'Université de Lund en Suède, le poisson réduit le risque de coagulation anormale et donc d'obstruction des artères du cœur (ou coronaires) par un caillot, ce qui provoquerait une crise cardiaque. Cette propriété est attribuée aux acides gras oméga-3 contenus dans le poisson. (La liste des poissons et crustacés contenant des doses élevées de cet important nutriment est fournie dans "Les faits sur l'huile de poisson", page 118.)

Une pression artérielle mieux équilibrée. Du fait de sa richesse en potassium et son faible contenu en sodium, le poisson frais aide à garder une pression artérielle normale. Assaisonnez-le avec des condiments non salés pour préserver sa teneur naturellement modérée en sodium. Des recherches en cours pourraient aussi confirmer l'effet favorable des acides gras oméga-3 du poisson sur la pression artérielle. Guettez les résultats définitifs !

Un meilleur taux de cholestérol. Selon les observations du Dr Yasuo Kagawa et ses collègues de la Faculté de Médecine Jichi au Japon, les taux de "bon" cholestérol (HDL) sont plus élevés parmi les Japonais qui mangent le plus de poisson. Aux États-Unis, le Dr William E. Connor et son équipe de recherche de l'Université de l'Oregon ont constaté l'effet spectaculaire d'un régime riche en huile de saumon chez leurs patients. En dix jours, ce régime a réduit leur taux de cholestérol de 20 pour cent et leur taux de triglycérides de 40 à 67 pour cent.

Au marché : Un poisson frais a une chair ferme et élastique, des écailles serrées, des ouïes rouges, des yeux brillants et une odeur peu prononcée. Pour vérifier la fraîcheur d'un filet de poisson, appuyez avec un doigt; si la chair est ferme et élastique, il est frais. Si le doigt laisse une empreinte, mieux vaut en chercher un plus frais. Lorsque vous achetez des tranches de poisson, par exemple d'espadon ou de thon, la chair ne doit comporter que quelques zones rouge foncé.

Si vous achetez du poisson en conserve, pensez à vérifier s'il y a du sel et des graisses ajoutés. Un nombre croissant de poissons conservés au naturel avec peu de sodium sont apparus sur le marché ces dernières années.

Trucs culinaires : Conservez le poisson dans du papier de boucherie, dans la partie la plus froide du réfrigérateur. Ne le gardez pas plus de deux jours. Certains poissons, comme le maquereau et le hareng, doivent être consommés le jour même. Si le poisson est très frais, vous pouvez le faire blanchir pendant quelques secondes avant de le réfrigérer. Vous pourrez ainsi le garder environ quatre jours.

Si vous voulez le conserver plus longtemps, emballez le poisson dans du papier d'aluminium et congelez-le. La plupart des poissons se gardent trois à six mois au congélateur.

Si vous avez des restes de poisson en conserve, gardez-les au réfrigérateur dans un récipient non métallique. Ainsi, ils se conserveront environ une semaine.

Pour préparer certains poissons, comme le hareng ou le saumon, il faut ôter les arêtes (parfois très nombreuses). Pour cela, il est commode d'utiliser une pince à épiler. Si vous achetez une alose entière, nous vous suggérons de demander au poissonnier d'enlever les arêtes pour vous car c'est plutôt difficile.

Pour déssaler du poisson en conserve salé, mettez-le dans une passoire et rincez-le à l'eau froide pendant environ 30 secondes. Séchez-le avant de l'utiliser.

Le plaisir : Quelle est la principale différence entre les différentes variétés de poisson? Le goût! Deux poissons peuvent avoir à peu près la même valeur nutritive, mais des saveurs complètement différentes. Voici quelques suggestions pour tirer le meilleur profit de chaque variété.

A notre avis, il faut essayer de cuisiner chaque poisson d'au moins trois façons différentes avant de l'adopter ou l'éliminer. C'est pourquoi nous allons vous donner au moins trois idées pour chacun.

Ormeau

Pour rendre l'ormeau plus tendre, aplatissez-le comme une escalope ou faites-le mariner pendant plusieurs heures avant de le cuire. Nous vous recommandons ces marinades et ces sauces :

- Ail, gingembre et ciboulette.
- Oignons doux, tomates, basilic et thym.
- Safran, poireau et tomates.

Faites-le griller ou rôtir, ou coupez-le en tranches perpendiculairement aux fibres et faites-le sauter pendant quelques minutes de chaque côté dans un peu d'huile d'olive ou d'arachide.

Bar rayé

Le bar rayé peut être cuit au four traditionnel ou à micro-ondes, frit, sauté, poché ou grillé. On peut le substituer au vivaneau dans les recettes.

Pour sortir de l'ordinaire, farcissez le bar avec l'une de vos préparations favorites. Sa grande taille s'y prête bien. Vous pouvez aussi le servir froid. C'est délicieux !

Poisson bleu

Le poisson bleu se cuisine très bien. Qu'on le fasse pocher, griller, frire, fumer, sauter ou mariner, il donne d'excellents résultats. Si vous découvrez ce poisson, voici quelques suggestions :

• Le goût prononcé du poisson bleu se marie particulièrement bien avec les sauces relevées et les marinades. Nous recommandons l'ail, la tomate et le citron pour l'assaisonner.

• Le poisson bleu poché est délicieux froid avec une sauce moutarde.

• Du poisson bleu au four à micro-ondes est la solution parfaite quand des amis arrivent à l'improviste. (Pour plus de détails, voir "Un poisson en un tournemain".)

Un poisson en un tournemain

Si vous voulez préparer un plat élégant et délicieux en quelques minutes, faites du poisson bleu. Le faire cuire au four à micro-ondes est un jeu d'enfant. Il suffit de suivre ces étapes :

• Placez un filet d'environ 450 g dans un plat à tarte de 22 cm de diamètre.

• Arrosez de jus de citron.

• Couvrez avec un film de plastique percé de trous d'aération.

• Faites cuire au four à micro-ondes pendant 2 minutes.

• Retournez le poisson et refaites-le cuire pendant environ 2 minutes.

• Laissez-le reposer 4 minutes.

• Assaisonnez, servez et dégustez !

Cabillaud

Les meilleures façons de cuire le cabillaud sont au four traditionnel ou à micro-ondes, poché ou incorporé à des soupes de poisson. Ne le faites pas cuire sur le grill, car sa chair se défait. Voici quelques suggestions pour l'accommoder.

• Faites cuire le cabillaud au four à 220 °C pendant 5 minutes par centimètre d'épaisseur. Assaisonnez avec des tranches de tomates mûres et d'oignons sucrés et de l'origan ; du basilic et du persil frais ciselés ; des pignons grillés ; des tranches de citrons jaunes et verts et un peu d'huile d'olive.

• Faites cuire le cabillaud à la vapeur en ajoutant dans l'eau des aromates comme de la citronnelle ou bien des feuilles de laurier et des grains de poivre noirs.

• Faites cuire le cabillaud au four à micro-ondes ou faites-le pocher avec un bouquet garni. Les bouillons et les jus maigres conviennent bien et ajoutent peu de calories. Une fois cuit, le cabillaud séparé en morceaux peut servir à confectionner des croquettes, des pâtés, des soupes ou des ragoûts en cocotte.

Tambour brésilien

Le tambour brésilien peut être cuit au four traditionnel ou à micro-ondes, poché ou doré sur le gril. Au four, faites-le cuire à 220 °C pendant 5 minutes par centimètre d'épaisseur. L'échalote et l'estragon s'harmonisent bien avec le tambour brésilien.

Avant de le faire griller, nous préférons le faire mariner dans du jus de tomate aromatisé de basilic frais. Ensuite, nous le faisons dorer au four ou au gril (à environ 10 cm du feu) jusqu'à ce qu'il soit cuit à cœur.

Si vous aimez le poisson poché, plongez le tambour brésilien dans un liquide aromatisé, comme un bouillon aux petits légumes (céleris, carottes et oignons). Servez-le garni de graines de sésame ou d'amandes effilées car les goûts noisetés le complètent bien.

Carrelet

Le carrelet peut être cuit au four, sauté, grillé ou poché. Il se marie bien avec :

• le gingembre frais, l'ail et l'oignon nouveau ;
• l'aneth, le basilic et le citron ;
• l'ail et les piments forts ;
• la chair de crabe, évidemment !

Aiglefin

L'aiglefin est délicieux poché, grillé ou cuit au four. C'est le poisson idéal si vous avez envie de tester des mélanges de fines herbes ou d'épices. Nous aimons particulièrement l'assaisonner avec de l'aneth, estragon, ail, gingembre, basilic, thym, oignon ou piment et le servir avec des pâtes ou du riz.

Voici d'autres suggestions :

• Recouvrez les filets d'aiglefin d'un mélange de tomates, oignons et poivrons en menus morceaux et mettez-le au four à 205 °C, sans le couvrir, jusqu'à ce qu'il soit cuit à cœur (environ 1 heure de cuisson par kilo).

• Pour un repas nutritif et vite fait, versez un filet d'huile d'arachide sur l'aiglefin et faites-le griller.

• Servez l'aiglefin tiède ou froid avec une sauce composée de jus d'orange parfumé au romarin.

Flétan

Si vous avez envie de grillades, choisissez des darnes de flétan. Elles se prêtent bien à ce genre de cuisson, car elles ne se défont pas. En plus d'être délicieux grillé, ce poisson ajoute une saveur délicate aux soupes et aux ragoûts.

• Badigeonnez les darnes de flétan de marmelade d'orange fondue et faites-les dorer au gril. Servez chaud ou froid.

• Faites pocher des filets de flétan, puis coupez-les en morceaux et faites-en une salade de poisson assaisonnée à l'oignon nouveau et à l'estragon.

• Mettez les filets ou les darnes de flétan dans un plat à four, arrosez-les de jus de citron, puis recouvrez le poisson de pomme de terre en fines tranches et de menthe fraîche ciselée. Couvrez et faites cuire au four à 205 °C pendant environ 30 minutes. Servez chaud avec du yaourt et des tomates bien mûres.

Hareng

Le hareng est un poisson très apprécié des Scandinaves. En général, on adore ou on déteste son goût particulier. Les amateurs de hareng le préfèrent :

• à la norvégienne, c'est-à-dire cuit au four avec des pommes de terre, des oignons et du lait ;

• mariné dans du vinaigre aux fines herbes, puis cuit au gril ou au four ;

• grillé et servi froid avec de la moutarde et du pain croustillant.

Maquereau

Inutile de vous évertuer à peler le maquereau avant de le cuire, c'est presque impossible! Retirez par contre le maximum de chair foncée avec un couteau bien aiguisé ou des ciseaux de cuisine. Vous pouvez ensuite le faire pocher, griller, braiser ou cuire au four. Pour l'empêcher de se dessécher, cuisez-le entier. C'est un jeu d'enfant. Il suffit d'ajouter du jus de citron et de l'aneth frais ciselé sur le poisson et de le mettre dans un plat à four. Couvrez et faites cuire à 220 °C pendant environ 25 minutes.

Il est parfois difficile de trouver du maquereau frais. Si vous avez la chance de vous en procurer, voici quelques idées pour en faire un véritable régal.

• Faites sauter les filets de maquereau à l'huile d'arachide avec de l'ail et du gingembre. Servez froid avec des oignons nouveaux et des graines de sésame grillées.

• Badigeonnez les filets de moutarde à l'ancienne avant de les cuire au gril. Garnissez de citron, persil et carottes avant de servir.

• Faites pocher les filets dans un court-bouillon avec des quartiers d'orange, une feuille de laurier et des grains de poivre. Servez chaud par temps hivernal ou froid l'été.

Perche

Quand vous êtes lassé(e) de la cuisine exotique, vous pouvez toujours compter sur la perche, un poisson hyperfacile à préparer. Faites-la braiser, pocher ou cuire au four, et servez-la avec des pommes de terre au four et une salade. Pour un plat vite fait, badigeonnez les filets de mayonnaise allégée, saupoudrez de basilic et faites-les griller jusqu'à ce qu'ils soient cuits à cœur (environ 3 minutes de chaque côté).

Nous ne saurions pas oublier la cuisson à micro-ondes. Faites mariner une perche entière dans du jus de citron additionné d'ail. Ensuite, enveloppez-la dans un film de plastique et mettez-la au four à micro-ondes à l'intensité maximale jusqu'à ce qu'elle soit cuite à cœur. Un poisson d'environ 500 g cuit en 5 minutes - même pas le temps nécessaire pour réchauffer certains plats surgelés!

Colin

Pour réussir un colin, la clé est une bonne marinade. Avant de le faire frire, griller ou cuire au four, faites mariner le colin avec du jus de citron et du thym. Il y a bien sûr mille et une façons de préparer ce poisson :

• Faites-le cuire au four avec des oignons, piments jalapenos et tomates émincés, de l'origan et un filet d'huile d'olive.

• Faites frire des tranches de colin avec des oignons nouveaux, des châtaignes d'eau et des brocolis. Ajoutez des graines de sésame grillées et servez avec du riz chaud.

• Remplacez le cabillaud ou le carrelet par du colin dans vos plats chauds ou froids préférés.

Saumon

Pour les amateurs de saumon, ce poisson a un goût subtil que l'on devrait rehausser mais jamais dominer. Les recettes simples sont les meilleures et aussi les plus faciles. Voici quelques suggestions :

• Versez une vinaigrette au citron sur les darnes de saumon et faites-les griller. Rajoutez de la vinaigrette avant de servir et garnissez de quartiers d'orange.

• Faites pocher les filets de saumon, puis séparez-les en morceaux avec les doigts. Mélangez délicatement avec des pâtes, de l'aneth et de la ricotta.

• Servez du saumon poché froid avec différentes moutarde, des oignons rouges émincés et du pain croustillant.

Sardines

Si vous trouvez des sardines fraîches, n'hésitez pas à en acheter. Les méthodes de cuisson rapides donnent les meilleurs résultats. Les sardines sont excellentes sautées dans une poêle. Alors au lieu de chercher d'autres méthodes de cuisson, variez plutôt les assaisonnements. Pourquoi ne pas essayer ces idées ?

• Faites mariner les sardines dans du jus de citron additionné d'ail et d'oignon. Faites-les frire dans de l'huile d'olive jusqu'à ce qu'elles soient cuites à cœur. Garnissez de menthe ou d'origan frais ciselé. Servez chaud.

• Faites sauter les sardines avec de l'échalote dans de l'huile d'arachide. Déglacez le jus de cuisson avec de la moutarde de Dijon et du vinaigre de framboise ou un autre vinaigre aromatisé. Versez cette sauce sur les sardines. Servez chaud.

• Faites mariner les sardines dans du vinaigre de riz avec de l'ail et du gingembre. Saupoudrez légèrement de fécule de maïs et faites sauter à l'huile d'arachide. Garnissez de ciboule ciselée avant de servir.

Alose

L'alose farcie avec ses œufs est peut-être un classique, mais tout le monde n'aime pas noyer son poisson dans une sauce à la crème. Vous pouvez remplacer la crème par un bouillon maigre aux fines herbes ou encore renoncer à la recette classique et essayer ceci :

• Saupoudrez les filets d'alose de parmesan râpé et de romarin ciselé. Faites-les cuire à cœur au four et servez-les chauds.
• Assaisonnez les filets d'alose avec un filet d'huile d'olive, de l'aneth et du cumin. Faites-les cuire à cœur au four ou au gril.
• Versez un filet d'huile d'arachide, de la poudre de curry et du gingembre frais émincé sur les filets d'alose. Faites-les cuire à cœur au four et servez-les chauds avec des légumes étuvés.

Si vous avez du mal à trouver des recettes pour l'alose, utilisez-la à la place du saumon ou de l'aiglefin dans vos recettes favorites. Vous ne serez pas déçu(e) !

Espadon

Ce poisson à chair ferme ne se défait pas à la cuisson (au four ou au gril), mais il n'est pas aussi résistant qu'il paraît. Il faut l'empêcher de se dessécher trop. Pour cela, faites-le mariner et utilisez une méthode de cuisson rapide comme la cuisson au gril ou pochée. Vous pouvez aussi le cuire au four avec des légumes en morceaux.

Voici quelques suggestions pour assaisonner et cuisiner ce délicieux poisson.

• Faites mariner des morceaux d'espadon dans une vinaigrette aux fines herbes. Préparez ensuite des brochettes et faites-les griller. Servez chaud avec du riz.
• Faites mariner des darnes d'espadon dans de l'huile d'olive et du jus de citron. Recouvrez ensuite de tranches d'oignon rouge et faites cuire au four. Servez chaud avec de la féta émiettée.
• Achetez des darnes d'environ un centimètre d'épaisseur. Faites-les cuire au beurre pour les noircir comme des darnes de saumon.

Truite de rivière

Si votre temps est compté - comme c'est souvent le cas de nos jours - choisissez des truites de rivière entières. Elles sont particulièrement simples à préparer (il n'y a pas d'écailles à enlever et l'arête centrale est facile à retirer). Les petites truites (30 cm maximum) sont meilleures frites ou sautées, car ces méthodes de cuisson rapides préservent leur mœlleux. Les truites plus grandes (de 30 à 40 cm) sont bonnes au four ou au gril. Si vous avez des truites encore plus grandes, vous pouvez aussi les farcir et les cuire au four ou faire frire les filets.

La saveur délicate de la truite nécessite des aromates légers comme l'aneth, le citron, le basilic ou le fenouil. (Gardez les épices fortes pour les aliments à goût plus prononcé.)

Voici quelques suggestions pour faire de vous un véritable amateur de truite.

• Faites frire de petites truites entières dans de l'huile d'arachide avec des échalotes émincées, des pelures d'orange et du thym.

• Ajoutez aux filets de truite des noix de Grenoble hachées et un mélange de carottes, céleris et oignons en menus morceaux. Faites cuire au four et servez chaud.

• Faites pocher une truite entière puis mettez-la au frais. Servez-la froide avec des tranches d'avocat, des oignons nouveaux émincés et de la moutarde douce.

Voici un truc de pêcheurs du Missouri. Pour préserver la délicieuse saveur de la truite pendant la congélation, videz-la et faites-la tremper dans du lait avant de l'envelopper et la mettre au congélateur.

Thon frais

Si vous n'avez jamais mangé de thon frais, vous ne savez pas ce que vous perdez. Ces quelques suggestions vous donneront sûrement envie d'y goûter.

• Versez un filet d'huile d'olive fruitée sur le thon et faites-le cuire au gril. Servez chaud avec du pain à l'ail.

• Coupez le thon en morceaux et faites-en des brochettes. Etalez de la moutarde de Dijon sur les brochettes et faites-les cuire au gril. Servez-les chaudes avec une salade verte.

• Faites pocher le thon avec du laurier et du romarin. Laissez refroidir dans le bouillon de cuisson et servez froid avec une salade de légumes marinés.

Thon au naturel

A part la mayonnaise, il y a d'autres façons intéressantes de préparer le thon en conserve. Elles ne prennent pas plus de temps et rehaussent mieux sa saveur.

• Préparez une salade de thon comme vous faites ordinairement, mais remplacez la mayonnaise par une vinaigrette légère au citron.

• Mélangez le thon avec des cœurs d'artichaut marinés et des champignons en bouton blanchis. Servez sur des feuilles de romaine.

• Préparez une omelette nature et farcissez-la avec un mélange de fromage blanc, d'oignons nouveaux et de thon en boîte.

Corégone

La saveur délicate du corégone, semblable à celle de la truite, demande des accompagnements subtils comme le citron, le persil, les amandes, les asperges ou le fromage blanc. Voici d'autres suggestions de préparation :

• Farcissez un corégone entier vidé avec des brins d'aneth frais. Enduisez le poisson d'huile d'olive et faites-le cuire au gril. Servez chaud ou froid.

• Faites pocher le poisson entier, puis ôtez la peau et les arêtes. Servez avec de la purée d'avocat et quelques gouttes de citron vert.

• Dans les salades, remplacez le thon ou le saumon en conserve par des morceaux de corégone.

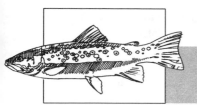

Carrelet aux poivrons et aux pignons grillés

2 cs de pignons
450 g de filets de carrelet
(ou d'autres petits
filets)
2 cs de fécule de maïs
10 g de beurre doux
1 échalote émincée
1 poivron rouge ou jaune
en fines lamelles
1 cc de vinaigre
balsamique
60 ml de bouillon de
poulet

Faites griller les pignons sur feu moyen, dans une poêle anti-adhésive préchauffée. Remuez souvent et laissez-les cuire environ 2 minutes en veillant à ne pas les faire brûler. Retirez les pignons du feu et réservez-les.

Saupoudrez le poisson de fécule de maïs.

Faites fondre le beurre sur feu moyen, dans une grande poêle anti-adhésive. Ajoutez les filets de poisson et faites-les sauter jusqu'à ce qu'ils soient cuits à cœur (environ 2 minutes de chaque côté).

Retirez les filets de la poêle et disposez-les dans des assiettes individuelles.

Ajoutez les échalotes et les lamelles de poivron dans la poêle chaude et faites-les revenir jusqu'à ce qu'ils soient odorants et légèrement flétris (environ 2 minutes). Ajoutez le vinaigre et le bouillon. Laissez ce liquide réduire de moitié sur feu vif, puis versez-le sur le poisson. Garnissez de pignons et servez chaud.

Donne 4 portions

Poisson entier étuvé au gingembre et à la ciboulette

3 truites entières vidées et
    parées (d'environ 240g
    chacune) ou 700 g
    d'un autre poisson
    entier
2 cs de gingembre
    épluché et émincé
2 cs de ciboulette fraîche
    ciselée

Huilez l'intérieur du poisson et mettez-y le gingembre et la ciboulette.

Placez le poisson dans un cuiseur à vapeur et faites-le cuire pendant environ 15 minutes. (Les poissons de moins de 250 g cuisent plus vite.)

Pour servir chaud, enlevez le gingembre et la ciboulette et découpez en filets. Pour servir froid, mettez au réfrigérateur avant de retirer le gingembre et la ciboulette.

Donne 4 portions

Espadon grillé au beurre de ciboulette et de piment

15 g de beurre doux
    ramolli
1/2 cc de piment en
    poudre
1 cc de ciboulette fraîche
    ciselée
450 g de darnes
    d'espadon

Préchauffez le four ou le gril.

Mélangez le beurre, le piment en poudre et la ciboulette dans un bol. Mettez une petite noix de beurre assaisonnée sur chaque darne. Faites griller au four ou au gril pendant environ 5 minutes. Retournez les darnes, rebeurrez-les un peu (sans utiliser tout le beurre assaisonné) et laissez cuire 5 minutes de plus. Placez le beurre restant sur le poisson. Servez chaud.

Donne 4 portions

POIVRONS

Un bon légume sous cloche

18 calories par poivron (cru)

Si tous les membres de votre famille aiment le poivron doux, inutile de les importuner avec toutes leur vertus nutritives.

Peu de gens savent que le poivron fait partie des aliments les plus denses en nutriments. (Pour de plus amples informations sur la "densité nutritive", voyez la rubrique sur la papaye, page 330.) Les fruits les plus denses en nutriments,la papaye et le melon cantaloup, partagent cet honneur avec de nombreux légumes, mais quelques légumes remportent la palme. Selon les calculs d'une association américaine spécialisée dans les aliments de base et traditionnels, les aliments ayant la plus forte densité nutritive sont des légumes verts et le poivron.

A notre avis, la caractéristique la plus intéressante des poivrons est leur étonnante teneur en vitamine C. Un poivron en contient plus que 235 ml de jus d'orange.

Au marché : Choisissez des poivrons de bonne taille, lourds et fermes. Beaucoup de poivrons, verts au départ, rougissent en mûrissant, mais d'autres deviennent jaunes ou pourprés. Pour égayer vos plats, mélangez des poivrons de différentes couleurs.

Trucs culinaires : Conservez les poivrons dans un sac en plastique bien fermé, dans le compartiment à légumes du réfrigérateur. Ils se gardent environ deux semaines. Pour congeler des poivrons à peau épaisse, blanchissez-les pendant environ trois minutes au préalable ; ainsi, la peau ne durcira pas davantage au congélateur.

Pour tirer le maximum de saveur des poivrons sans ajouter de calories, faites-les cuire au four sans matières grasses. Placez-les à environ 12 cm de la source de chaleur et cuisez-les jusqu'à ce qu'ils commencent à noircir (environ 5 minutes de chaque côté). Ensuite, mettez-les dans un grand sac en papier et laissez-les refroidir. Enlevez la peau avec les doigts ou un économe. Vous pouvez ajouter de la purée de poivrons grillés dans les soupes ou les sauces. Vous pouvez aussi les couper en morceaux et les mélanger à du riz ou des pâtes.

Le plaisir : Le poivron donne du goût à toutes sortes de plats sans nécessiter d'adjonction de sel ou de graisses. Essayez ces idées:

• Faites sauter les poivrons dans de l'huile d'olive avec de l'ail et du romarin jusqu'à ce qu'ils commencent à ramollir. Servez comme casse-croûte sur du pain croustillant.
   • Ajoutez-en à des sautés de porc ou de crevettes.
   • Garnissez les potages légers de fines lamelles de poivrons bien colorés.

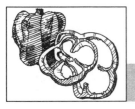

Soupe de poivrons grillés

10 poivrons rouges
   moyens, vidés et
   épépinés
1 cs d'huile d'olive
80 g de champignons
   frais en tranches fines
2 échalotes émincées
1 cc de basilic sec
1/2 cc de thym sec
120 ml de bouillon de
   poulet
ciboulette ciselée

Préchauffez le gril.

Placez les poivrons sur une ou deux plaques à four. Faites-les griller jusqu'à ce qu'ils soient légèrement carbonisés (environ 4 à 5 minutes de chaque côté). Mettez-les ensuite dans un grand sac en papier, fermez le sac et laissez refroidir pendant 30 à 40 minutes.

Faites chauffer l'huile dans une grande casserole, sur feu moyen. Ajoutez les champignons et les échalotes et faites-les sauter le temps de les attendrir. Ajoutez le basilic et le thym et réduisez le feu.

Pelez les poivrons avec un économe ou à la main. Jetez la peau et mettez la chair de poivrons dans un mixeur ou un robot culinaire. Réduisez en purée lisse.

Ajoutez cette purée et le bouillon dans la casserole et faites chauffer en remuant souvent. Servez chaud, garni de ciboulette.

Donne 4 portions

POMMES

Des pommes tous les jours
contre l'excès de cholestérol

81 calories pour une pomme moyenne

Pendant des années, les diététiciens se sont demandés pourquoi les pommes ont acquis la réputation de tenir le médecin hors de la maison. Ils n'avaient rien contre les pommes, mais elles leur semblaient tellement moins nutritives que d'autres fruits comme les oranges. C'est vrai, les oranges sont gorgées de vitamine C, alors que les pommes ne sont riches ni en vitamines ni en sels minéraux.

Mais les temps changent. De nos jours, les diététiciens s'intéressent aux fibres comme jamais auparavant. Or les pommes sont riches en fibres de forme soluble. Elles sont même l'une des meilleures sources de fibres solubles au marché.

Contrairement aux fibres insolubles, les fibres solubles ne semblent pas jouer de rôle dans le traitement des troubles digestifs ou la prévention du cancer. Mais elles ont d'autres avantages. Ces fibres aident à éviter de trop brusques fluctuations du taux de sucre dans le sang. Naturellement, les spécialistes du diabète en ont pris note. Et par le fait, ils ont constaté que les fibres solubles ont aussi une capacité impressionnante d'abaisser les taux de cholestérol sanguin.

A la Faculté de Médecine de l'Université du Kentucky, où le Dr James W. Anderson, diabétologue, a obtenu beaucoup de succès en traitant des diabétiques par une alimentation riche en fibres, les observations faites à propos du cholestérol se sont révélées très encourageantes. Des chercheurs de cette université ont observé que les taux de cholestérol sanguin baissaient de 30 pour cent en moyenne lorsque les patients adoptaient une alimentation riche en fibres. Selon le Dr Anderson, les fibres solubles apportées par la nouvelle alimentation ont été responsables de la moitié de cette baisse et, ajoute-t-il, les "fibres hydrosolubles visqueuses" sont les meilleures pour réduire le taux de cholestérol. La pectine, la mieux connue des fibres contenues dans les pommes, se range dans cette catégorie.

Bien entendu, il faut consommer plus d'une pomme par jour pour tirer profit d'une alimentation riche en fibres solubles. Si vous avez l'habitude

> ## *Des pommes au four en un clin d'œil!*
>
> Voici une suggestion pour vous préparer un goûter délicieux et nutritif en un rien de temps.
>
> Pelez le tiers supérieur d'une bonne pomme à cuire. Enlevez le cœur. Enveloppez-la dans une feuille de plastique et faites-la cuire au four à micro-ondes, réglé au maximum, pendant environ deux minutes et demie. La pomme va être très chaude. Alors, attendez deux minutes, puis assaisonnez-la comme il vous plaît.
>
> Si vous y ajoutez une boule de yaourt à la vanille glacé, de la cannelle et des raisins secs, c'est un vrai régal.

de manger beaucoup de fruits et légumes, votre apport quotidien en fibres solubles est probablement suffisant pour faire la différence. Si vous en mangez peu, reportez-vous à la rubrique intitulée "La solution des fibres solubles", page 120, où vous trouverez la liste des principales sources de fibres solubles et il vous suffira d'en inclure au moins quatre dans votre alimentation quotidienne.

Les pommes ont aussi d'autres qualités bienfaisantes pour le cœur. Elles ne contiennent pratiquement pas de graisses saturées, de cholestérol ou de sel.

En plus de leurs fibres et de leurs propriétés bénéfiques pour le cœur, les pommes se distinguent à un autre égard. Les dentistes conseillent depuis longtemps les pommes pour leur vertu de nettoyer les dents. A l'Université d'Oslo, les dentistes J.M. Birkeland et L. Jorkjend ont vérifié cette croyance. Ils ont demandé à deux groupes d'enfants de manger un petit pain seul ou bien avec une pomme. Ils ont observé que les enfants ayant mangé une pomme après le pain avaient moins de débris alimentaires collées aux dents. Les pommes semblent donc bien contribuer au nettoyage des dents. Ceci pourrait aider à prévenir la carie dentaire.

Au marché : Il existe de nombreuses variétés de pommes, mais quelle que soit la variété, les fruits doivent être fermes, odorants et non talés. Recherchez les pommes de couleur vive. Les pommes fraîchement cueillies sont toujours les plus savoureuses et les plus croquantes.

Bien que les pommes fraîchement cueillies aient meilleur goût, ces fruits se gardent assez bien au réfrigérateur mais encore mieux à température ambiante. Si vous voulez conserver des pommes pendant une longue période, placez-les dans un sac de plastique et arrosez-les à l'aide d'un vaporisateur une fois par semaine. De cette façon, vous pourrez les garder entre quatre et six semaines, selon la variété.

Trucs culinaires : Tous les cuisiniers ont leur opinion personnelle sur la variété de pommes la meilleure pour faire des tartes. Mais malgré les divergences d'opinion, tout le monde considère que les Red Delicious sont bonnes uniquement à manger crues ou en salade. (Au fait, après avoir coupé une pomme crue, versez du jus de citron sur la chair pour l'empêcher de brunir.)

Le plaisir : Il y a d'innombrables façons d'utiliser les pommes. Vous pouvez :

• Les peler et les couper en tranches pour fourrer des gâteaux ou autres.

• Enlever le cœur et les couper en morceaux ou les râper pour faire des farces ou une compote de fruits secs et frais arômatisée au cognac.

• Enlever le cœur et les couper en rondelles pour faire des beignets.

• Les cuire et en faire de la compote.

• Les couper en tranches et les faire sauter avec du chou. Ceci donne un accompagnement riche en fibres et rapide à préparer.

• En ajouter de petites quantités dans les sautés de légumes et les plats de viande.

• Les couper en tranches et les faire sauter, puis les assaisonner et les servir pour accompagner de la viande ou du gibier.

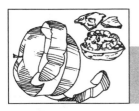

Pommes sautées aux noix de Grenoble grillées

15 g de beurre doux
4 pommes à cuire, comme des Granny Smith, vidées et coupées en tranches fines
jus et pulpe de 2 cs de citron vert
60 ml de jus de raisin blanc
1 cc de zeste de citron vert
1 cs de sirop d'érable
1/2 cc d'extrait de vanille
1 baie des Îles, moulue
1 pincée de muscade fraîchement râpée
2 cs de noix de Grenoble (ou de Périgord) en petits morceaux

Prenez une grande poêle anti-adhésive, mettez-y le beurre et faites le fondre sur un feu moyen.

Mélangez les pommes avec le jus et la pulpe de citron vert. Faites-les revenir dans la poêle pendant environ 2 minutes. Ensuite, recouvrez la poêle avec du papier d'aluminium froissé et laissez mijoter les pommes le temps de les ramollir (environ 4 minutes). Utilisez une passoire pour mettre les pommes dans des assiettes individuelles.

Versez le jus de raisin, le zeste de citron vert, le sirop d'érable, la vanille, la baie des Îles, et la muscade dans la poêle, portez à ébullition, en remuant constamment et laissez bouillir jusqu'à ce que le mélange prenne la consistance d'un sirop (environ 2 à 3 minutes).

Faites griller les noix de Grenoble dans une poêle anti-adhésive non graissée, en les remuant sans cesse, jusqu'à ce qu'elles commencent à brunir et à devenir odorantes.

Versez le sirop sur les pommes, saupoudrez de noix de Grenoble et servez chaud.

Donne 4 portions

Pommes fraîches à l'orge et aux pignons

50 g d'orge perlé
235 ml d'eau
3 feuilles de laurier
3 pommes vidées
   et coupées en tranches
2 cc de jus de citron
1 cc d'huile d'arachide
1/2 cc de romarin sec
   pilé
3 cs de pignons
55 g de yaourt nature
   allégé

Mettez l'orge, l'eau et les feuilles de laurier dans une petite casserole. Portez à ébullition et laissez bouillir sans couvercle pendant 5 minutes. Retirez du feu, couvrez et laissez reposer pendant une heure ou jusqu'à ce que tout le liquide soit absorbé (ceci donne environ 235 ml d'orge).

Pendant ce temps, mélangez les pommes et le jus de citron dans un grand bol.

Prenez une poêle anti-adhésive de taille moyenne et faites-y chauffer l'huile et le romarin sur feu moyen à vif. Ajoutez l'orge et les pignons et faites-les sauter jusqu'à ce que les grains d'orge se séparent et soient presque secs (environ 4 à 5 minutes.

Versez l'orge, les pignons et le yaourt sur les pommes et mélangez bien. Servez chaud ou à température ambiante, avec de la viande ou de la volaille grillée.

Variante : Vous pouvez remplacer l'orge par du riz cuit.

Donne 4 portions

POMMES DE TERRE

Populaires et bonnes pour la santé

145 calories par pomme de terre (au four)
75 calories par 100 g de pommes de terre (cuites, en tranches)

Les pommes de terre ont été réhabilitées!

Pendant longtemps, la plupart des gens ont considéré les pommes de terre comme des légumes malsains, bourrés de calories et d'amidon et juste bons à faire grossir. Rien n'est plus faux! Les pommes de terre étaient non seulement accusées à tort, mais leurs qualités étaient méconnues.

Les choses ont enfin changé, et pas seulement parce que les pommes de terre contiennent très peu de graisses et de sodium (sauf bien sûr si vous en ajoutez). Les recherches sur les fibres sont au goût du jour et les pommes de terre en sont l'une des meilleures sources. De plus, les pommes de terre renferment le type de fibres qui aident à réduire le cholestérol. Ajoutez-y leur extrême richesse en potassium (à ridiculiser les oranges) et vous comprendrez pourquoi tout cardiologue exige des pommes de terre à table.

Les spécialistes de la pression artérielle soupçonnaient depuis longtemps l'intérêt d'un apport suffisant en potassium. Toutefois, l'effet protecteur du potassium vis-à-vis des attaques cérébrales n'a été établi que récemment. Kay-Tee Khaw et le Dr Elizabeth Barrett-Connor de l'Université de Californie ont étudié le risque d'attaque cérébrale de Californiens en fonction de leurs habitudes alimentaires. D'après leurs observations, un supplément de 400 mg de potassium par jour réduit de 40 pour cent le risque d'attaque cérébrale. Une demie pomme de terre suffit pour obtenir ce supplément.

Pour conserver le potassium des pommes de terre, il est préférable de ne pas les faire bouillir. Nels Christian Henningsen et ses collègues de l'Université de Lund en Suède ont constaté que les pommes de terre perdent 10 à 50 pour cent de leur potassium lorsqu'elles sont bouillies, mais seulement 3 à 6 pour cent lorsqu'elles sont cuites à la vapeur.

Au marché : Les pommes de terre à cuire au four doivent être fermes, bien formées et sans taches. Evitez les pommes de terre tachées de vert ou germées. Pour cela, il est préférable de les choisir une à une plutôt que d'en acheter un sac.

La coloration verte de certaines pommes de terre signale la présence de solanine. En grandes quantités, cette substance peut être responsable de somnolence, démangeaisons, diarrhée et vomissements. Il y a néanmoins peu de risques qu'une seule pomme de terre contienne assez de solanine pour provoquer ces troubles. Il faut malgré tout rejeter les pommes de terre tachées de vert car la solanine affecte leur saveur.

Trucs culinaires : Gardez les pommes de terre dans un endroit frais à l'abri de la lumière, mais pas au réfrigérateur. Ne les conservez pas près des pommes, car celles-ci peuvent altérer leur goût.

Au moment de faire cuire des pommes de terre, vérifiez encore s'il y a des taches vertes ou des germes et retirer-les le cas échéant. Brossez-les bien. Pour les cuire au four, faites plusieurs entailles dans les pommes de terre avec un économe aiguisé. Trois pommes de terre moyennes pèsent environ 500 grammes et demandent environ 50 minutes de cuisson à 205 °C dans un four préchauffé. Certaines variétés de pommes de terre bleuissent lorsqu'elles sont cuites dans la fonte. Si possible, choisissez un autre type d'ustensile.

Le plaisir : Douces et noisetées, les pommes de terre s'harmonisent bien avec le curry, les membres de la famille des oignons et la plupart des fromages. Pour un repas rapide, garnissez des pommes de terre au four avec l'un de ces mélanges :

• Poulet cuit haché, oignon rouge et poivron rouge émincés, purée d'avocat et ail.

• Purée de tomates mûres, romarin, noix grillées et parmesan fraîchement râpé.

• Poireaux émincés, saumon fumé, aneth frais et yaourt nature.

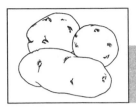

Frittata (Gâteau de pommes de terre) à l'oignon et à la sauge

2 pommes de terre
  moyennes (environ
  340 g) à la vapeur,
  coupées en dés
1 oignon moyen émincé
1 cc de sauge sèche
4 œufs, battus
parmesan fraîchement
  râpé

Préchauffez le four à 175 °C.

Placez les dés de pommes de terre, l'oignon et la sauge dans un plat à tarte de 22 cm.

Versez les œufs et faites cuire au centre du four pendant environ 20 minutes. Saupoudrez immédiatement de parmesan râpé.

Coupez en parts et servez chaud au petit déjeuner ou au déjeuner, ou avec une soupe et une salade pour un dîner léger.

Donne 4 portions

PORC

Pas si cochon

243 calories par 100 grammes (palette maigre)

La viande de porc maigre a été mésestimée. Comme les cochonnailles sont mieux connues, leur mauvaise réputation d'aliments trop gras a retenti sur le porc maigre frais. Pourtant, certaines morceaux de porc sont très maigres et ne contiennent pas plus de graisses que d'autres aliments considérés comme sains.

Selon les plus récentes données de l'U.S. Department of Agriculture (le Ministère de l'Agriculture Américain), 115 grammes de palette de porc dégraissée et rôtie apportent environ 11 grammes de graisses, donc beaucoup moins que la même quantité de charcuterie.

Les éleveurs de porc ont d'ailleurs contribué à rendre cette viande moins grasse. La viande de porc vendue actuellement est plus maigre que celle que l'on trouvait auparavant. De nombreux morceaux sont visiblement moins gras. La différence est particulièrement évidente pour la palette.

Une viande moins grasse a davantage de valeur nutritive, car les bons nutriments se trouvent dans le muscle et non dans la graisse. Ainsi, le porc maigre fournit plus de zinc et de thiamine que les morceaux gras.

Au marché : Choisissez du porc maigre à chair bien rosée. Toute la graisse visible doit être blanche.

Trucs culinaires : Emballez le porc maigre dans du papier paraffiné ou d'aluminium et conservez-le dans la partie la plus froide du réfrigérateur (pas plus de cinq jours). Les morceaux gras doivent être emballés de la même façon, mais ils ne se gardent que deux jours. Le porc se congèle bien et se garde trois à quatre mois au congélateur.

Une bonne façon de préparer le porc consiste à le trancher en fines lamelles et à le faire sauter. Vous pouvez aussi le faire cuire dans une cocotte en terre cuite ou au four dans un sac de cuisson pour conserver son moelleux. Pour votre santé, cuisez bien le porc (à une température interne de 80 °C) avant de le manger.

Pour un rôti de porc, il faut en principe 40 minutes de cuisson par 500 grammes. S'il est farci ou roulé, prolongez la cuisson d'environ 5 minutes par 500 grammes.

Le plaisir : La saveur et la consistance du porc conviennent parfaitement aux marinades. Pour une saveur orientale, faites mariner le porc dans de la sauce de soja assaisonnée d'ail et de gingembre ou :

• Faites mariner de fines lamelles de porc dans du jus de citron vert avec du cumin et de l'ail. Faites sauter et servez avec du pain chaud.

• Préparez un ragoût de porc avec des oignons, tomates, courgettes et piments grillés. Servez avec des tortillas.

• Badigeonnez des côtelettes de porc de moutarde épicée, saupoudrez de thym et faites-les griller

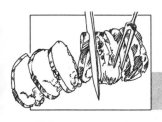

Porc au brocoli et à la sauce hoisin

450 grammes de porc maigre coupé en fines lamelles perpendiculairement aux fibres
1 cc de sauce de soja
1 cc de miel
2 cc de jus d'orange
2 cc de fécule de maïs (maizena)
2 cc d'huile d'arachide
90 g de brocoli frais ou surgelé
3 oignons nouveaux émincés
2 cc de sauce hoisin

Dans un bol, mélangez le porc, la sauce de soja, le miel, le jus et la fécule de maïs. Faites-les mariner pendant une heure.

Faites chauffer l'huile à feu moyen dans un wok ou une grande poêle anti-adhésive. Ajoutez le porc et faites sauter à feu vif pendant environ 3 minutes. Ajoutez le brocoli et les oignons et faites sauter pendant 2 minutes. Incorporez la sauce hoisin, touillez bien et laissez cuire jusqu'à ce que la viande et les légumes soient cuits à cœur. Servez chaud avec du riz ou de l'orge.

Donne 4 portions

Porc à la sauce au piment rouge

340 grammes de porc
  maigre coupé en
  cubes
3 à 4 cs de poudre de
  piment rouge
3 gousses d'ail hachées
  grossièrement
1 cc d'origan sec
1/2 cc de cannelle mou-
  lue
1/2 cc de clous de girofle
  moulus
1/2 cc de cumin moulu
700 ml de bouillon de
  bœuf
4 grandes tortillas

Faites chauffer une poêle en fonte bien sèche et ajoutez-y le porc. (Si vous n'avez pas de poêle en fonte, servez-vous d'une poêle anti-adhésive.) Faites sauter le porc jusqu'à ce qu'il dore (environ 10 minutes).

Mélangez le piment rouge, l'ail, l'origan, la cannelle, les clous de girofle, le cumin et 235 ml de bouillon dans un mixeur ou un robot culinaire. Mixez jusqu'à l'obtention d'une pâte lisse.

Otez la graisse de la poêle si nécessaire, puis mettez-y la purée. Faites dorer à feu moyen, en remuant avec une spatule, pendant environ 4 minutes.

Versez le bouillon restant et portez à ébullition. Réduisez le feu, couvrez légèrement de papier d'aluminium et laissez mijoter en remuant de temps en temps jusqu'à ce que le porc soit tendre (environ 50 minutes). (Si la sauce épaissit trop, ajoutez du bouillon ou de l'eau.) Servez chaud avec les tortillas.

Donne 4 portions

POTIRON OU POTIMARRON
(Voir aussi Courge d'hiver, p. 152)

Plus qu'un légume à soupe

20 calories par 100 g (cuit)

Les potirons sont amusants à décorer, à cuisiner et à manger. Ils plaisent même aux enfants qui boudent les légumes. Les adultes amateurs de légumes devraient en manger plus souvent, car le potiron est extrêmement nutritif et aide parfois à calmer l'appétit.

Cette notion s'est fait jour quand le Dr June L. Kelsay, du Ministère de l'Agriculture américain (USDA), a étudié l'effet des régimes riches en fibres végétales sur la nutrition minérale. Ces régimes contenaient surtout des figues et des potirons comme sources de fibres. En suivant le régime le plus riche en ces deux végétaux, les sujets se sont plaints d'être suralimentés par le Dr Kelsay. Les régimes étudiés apportaient pourtant tous le même nombre de calories; seul leur contenu en fibres différait. Les sujets se sentaient donc repus à cause des fibres et non des calories.

En prenant le régime riche en fibres, ces sujets ont absorbé moins de graisses et de calories qu'apportait l'alimentation. Ils n'ont pas pour autant présenté de déficit en calcium, magnésium, cuivre ou zinc.

Cette étude n'était pas centrée sur la vitamine A. Mais, comme vous le diront tous les nutritionnistes, il y en a beaucoup dans le pudding au potiron que ces sujets consommaient en grande quantité. La couleur orange du potiron témoigne d'ailleurs de sa richesse en bêta-carotène (provitamine A), un nutriment réputé pour son aptitude à prévenir le cancer.

Au marché : La variété de potiron la plus savoureuse ressemble à une courge à long cou. Les potirons dont on fait des lanternes sont aussi comestibles et font de bons récipients pour cuire les ragoûts. Quelle que soit la variété, choisissez des potirons à peau claire, intacte et sans taches molles.

Trucs culinaires : Les potirons à long cou utilisés pour les tartes et les puddings doivent être conservés dans un endroit frais. Pour préparer une tarte, coupez le potiron en morceaux et faites-le mijoter le temps de l'attendrir (20 à 40 minutes selon sa taille et son âge). Ensuite, égouttez les

377

morceaux, laissez-les refroidir pour pouvoir les peler et réduisez-les en purée. Utilisez cette purée immédiatement ou congelez-la. Elle se conserve environ un an au congélateur.

Les potirons à lanterne peuvent être conservés et préparés de la même façon. Ils sont, pourtant, moins savoureux.

Le plaisir : Les potirons ne servent pas uniquement à faire des tartes. Ils peuvent servir de base à de savoureux plats de résistance. Par exemple :

• Ajoutez des morceaux de potiron pelés dans les ragoûts de boeuf.
• Ajoutez des dés de potiron dans les soupes de légumes ou les légumes sautés.
• Mélangez des quantités égales de purée de potiron et de ricotta demi-écrémée. Servez-vous de ce mélange pour fourrer des ravioli, des cannelloni ou des crêpes.
• Essayez diverses combinaisons des assaisonnements suivants : muscade, macis, cannelle, quatre-épices, gingembre, romarin, moutarde ou fromages à pâte molle.

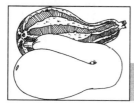

Potiron aromatisé

450 g de potiron à long
   cou coupé en
   morceaux
11/4 cc de macis moulu
1 cc de thym sec
10 g de beurre doux ou
   de margarine

Faites cuire le potiron à la vapeur le temps de l'attendrir (environ 8 minutes).

Égouttez et pelez les morceaux de potiron, puis mettez-les dans un saladier avec le macis, le thym et le beurre. Mélangez bien en prenant soin de ne pas écraser le potiron. Servez chaud sur du riz. C'est extra avec de la dinde fumée.

Donne 4 portions

POULET

Tirer le maximum de la volaille

Blanc : 215 calories par 100 g
Autres morceaux : 252 calories par 100 g

Autrefois, une poule dans chaque pot était le symbole de la prospérité. Aujourd'hui, le poulet est un gage de santé.

On peut difficilement concevoir une alimentation équilibrée sans poulet. D'un point de vue nutritif, le poulet est riche en protéines, en fer, en niacine et en zinc. Si vous vous souciez surtout de votre taux de cholestérol et de votre pression artérielle, sachez que le poulet contient peu de graisses et de sodium. (Toutefois, si vous suivez un régime hyposodé très strict, comptez que 115 g de poulet apportent environ 100 mg de sodium.)

Le poulet est surtout idéal pour les régimes hypocaloriques. Le blanc est le morceau le moins gras et le moins calorique du poulet. Sans compter son goût délicat! (Son prix en fait foi.)

Vous pouvez manger les autres morceaux du poulet même si vous surveillez votre consommation de graisses et de calories. La majeure partie de la graisse est localisée dans la peau et juste en-dessous. Il suffit d'enlever la peau et la graisse pour obtenir un aliment maigre et nutritif.

Au marché : Un poulet frais est dodu et ferme. Sa peau est humide et d'un blanc crème. Il est totalement plumé et ne sent pas.

Trucs culinaires : Conservez le poulet emballé dans du papier de boucherie, dans la partie la plus froide du réfrigérateur. Il se garde un jour ou deux. Pour le surgeler, emballez-le le plus hermétiquement possible dans un sac de congélation; ainsi, il se garde six mois. Conservez les abats séparément.

Bien que le poulet sans peau soit meilleur pour la santé, nous vous conseillons de retirer la peau après la cuisson car elle évite de dessèchement de la viande. Après avoir manipulé un poulet, lavez aussitôt le couteau, la planche à découper et vos mains à l'eau chaude savonneuse pour éliminer les bactéries apportées par la viande.

Pourquoi enlever la peau du poulet?

En retirant la peau du poulet, vous éliminez la graisse et des calories, tout en gardant la quasi totalité des vitamines et des éléments minéraux contenus dans le poulet.

	Poulet à griller (cuit avec la peau, 115 g)	**Poulet à griller (cuit sans la peau, 115 g)**
Calories	270	214
Graisses (g)	15	8
Protéines (g)	31	32
Niacine (mg)	10	10
Fer (mg)	1,4	1,3
Zinc (mg)	2,2	2,4

Le plaisir : Dans le poulet, les blancs (escalopes de poulet) sont les morceaux les plus maigres et les moins caloriques. Vous pouvez les faire pocher, sauter, frire ou cuire dans un four à micro-ondes. Nous aimons les laisser mariner dans de l'huile d'olive additionnée de jus de citron et d'origan avant de les faire griller ou frire et de les servir avec des pâtes chaudes.

Voici quelques suggestions.

• Les blancs de poulet sont pratiques. On peut les faire cuire au four à micro-ondes (environ 10 minutes par kilo à haute intensité), puis les garder au réfrigérateur pour préparer des sandwichs, des salades ou des collations.

• L'idéal pour cuire un poulet sans matières grasses est de le rôtir. Placez le poulet sur une grille au-dessus d'une lèchefrite afin qu'il ne repose pas dans la graisse. Pour obtenir une viande juteuse et la moins grasse possible, préchauffez le four à 230 °C. Ensuite, mettez la volaille au four et réduisez immédiatement la température à 175 °C. Laissez cuire environ 45 minutes par kilo. Evitez de farcir le poulet, car la farce peut absorber beaucoup de graisse.

• Pour un vieux poulet, il est préférable de le cuire à la chaleur humide pour préserever son moelleux. Mettez le poulet dans une grosse cocotte, ajoutez environ 250 ml d'eau et faites mijoter à feu doux jusqu'à ce que la viande soit tendre et cuite à cœur. Laissez refroidir, enlevez la peau et utilisez la viande pour préparer des sandwiches ou des ragoûts en cocotte.

Si les membres de votre famille réclament du "bœuf" quand vous leur proposez du "poulet", essayez ce compromis : mettez du poulet haché sans peau au lieu du bœuf haché dans leurs recettes préférées. C'est plus maigre et si bon que personne ne s'en plaindra.

Comparaison entre le blanc et les autres morceaux

Tôt ou tard, un amateur de poulet soucieux de sa nutrition se demandent s'il y a de grosses différences entre le blanc et les autres morceaux. Le blanc est moins gras et moins calorique, mais les autres morceaux contiennent des quantités supérieures de certains éléments minéraux. Voici leur compositions respectives :

	Blanc (85 g)	**Autres morceaux (85 g)**
Calories	185	215
Graisses (g)	9	13
Protéines (g)	25	22
Niacine (mg)	10	5
Vitamine B6 (mg)	0,44	0,26
Fer (mg)	1,0	1,2
Potassium (mg)	193	187
Magnésium (mg)	21	19
Sodium (mg)	64	74
Zinc (mg)	1,0	2,1

Si vous vous êtes déjà demandé en quoi un poulet de broche diffère d'un poulet à bouillir, voici certaines réponses à vos questions.

Nom	Description	Poids
Poulet à griller	Le type de poulet le plus répandu; âgé de 9 à 12 semaines.	0,5 kg à 1,5 kg.
Chapon	Un gros coq châtré; composé uniquement de viande blanche; âgé de 12 à 18 semaines.	Environ 3 kg.
Poulet à rôtir	Un type de poulet répandu, plus gros qu'un poulet à griller, mais à chair aussi tendre; âgé de 12 à 18 semaines.	1,5 kg à 2,5 kg.
Poulet Rock Cornish (Coq de combat de Cornouailles)	Volaille au goût particulier; âgée de 5 à 7 semaines.	1 kg ou moins
Poulet à bouillir (à ragoût)	Une poule adulte plus grasse et moins tendre que les autres poulets.	1 kg à 2,5 kg.

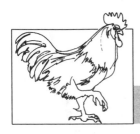

Poulet et macaroni aux deux tomates

1 cs de farine
1/2 cc d'origan sec
1/2 cc de thym sec
1 cc de basilic sec
450 g d'escalopes de
    poulet, coupées en
    lamelles d'un
    centimètre
2 cc d'huile d'olive
8 tomates italiennes
    pelées et coupées en
    morceaux
5 tomates sèches coupées
    en tranches fines
3 gousses d'ail, émincées
2 feuilles de laurier
80 ml de bouillon de
    poulet
210 g de macaroni cuits
parmesan fraîchement
    râpé

Dans un grand bol, mélangez la farine, l'origan, le thym et le basilic. Ajoutez le poulet et roulez-le bien dans cette farine aromatisée.

Faites chauffer l'huile à feu moyen dans une grande poêle anti-adhésive.

Placez le poulet dans la poêle et faites-le sauter environ 8 minutes. Retirez le poulet et réservez-le.

Mettez dans la poêle les tomates italiennes et leur jus, les tomates sèches, l'ail, les feuilles de laurier et le bouillon. Portez à ébullition et laissez bouillir pendant 2 minutes. Réduisez le feu à un degré moyen, ajoutez le poulet et les ziti. Laissez-les sur le feu le temps de les réchauffer et de ramollir les tomates sèches (environ 2 minutes). Enlevez les feuilles de laurier et servez chaud dans des assiettes creuses, saupoudré de parmesan râpé.

Poulet pili-pili

125 g de yaourt allégé
   nature
1 cc de cannelle en
   poudre
1 cc de piment en poudre
1 cc de sauce piquante
   ou à votre goût
2 gousses d'ail, émincées
1 poulet à rôtir
   (d'environ 1,5 kg),
   coupé en morceaux

Mélangez le yaourt, la cannelle, le piment, la sauce piquante et l'ail dans un grand plat de cuisson en verre. Ajoutez le poulet et arrosez-le avec la marinade. Couvrez le plat hermétiquement et laissez-le mariner au réfrigérateur pendant la nuit.

Préchauffez le four à 260 °C.

Déposez le poulet sur une grille et mettez-le au four. Réduisez immédiatement la température à 175 °C. Faites cuire environ 1 h 15. Servez chaud ou froid. (Si vous surveillez votre apport en calories et en graisses, enlevez la peau avant de manger.)

Donne 4 portions

POUSSES DE LUZERNE (Alfalfa)

Le super-aliment 3 étoiles !

22 calories par 100 grammes

Parfois, ce qui compte n'est pas ce que l'on a, mais ce que l'on n'a pas. Les pousses de luzerne en sont un exemple parfait. Bien qu'elles soient pauvres en protéines, en vitamines et en sels minéraux, elle n'en sont pas moins un super-aliment, car elle font pencher la balance du bon côté, et cela pour trois raisons : elles apportent très peu de calories; elles ne contiennent pas de matières grasses et elles ne renferment pour ainsi dire pas de sodium.

Au marché : Les pousses de luzerne sont les plus goûteuses quand elles mesurent 5 à 6 cm de long. Lorsqu'elles sont très fraîches, il n'y a pas d'eau dans le fond du récipient dans lequel elle sont gardées. En général, les pousses se conservent environ une semaine, pourvu qu'elles soient réfrigérées. Nous vous conseillons de les transférer de leur emballage commercial dans un récipient qui les empêchera d'être écrasées. (Il est également possible de faire pousser des pousses de luzerne à la maison.)

Trucs culinaires : Les pousses de luzerne sont meilleures crues, dans des sandwiches, des garnitures ou des salades. Mais comme tous les amateurs de luzerne l'ont constaté, ces pousses filamenteuses ont tendance à s'emmêler avec les autres crudités. Pour éviter cela, disposez-les plutôt autour de la salade ou sur le dessus, avant d'ajouter la vinaigrette. Nous vous recommandons une sauce salade au citron et tahin (purée de sésame). Vous en raffolerez!

Le plaisir : Les pousses de luzerne sont bonnes telles quelles, mais si jamais vous vous en lassez, voici quelques nouvelles façons de les accommoder :

- Passez-les au moulin à légumes ou au hachoir et ajoutez-en dans vos pâtes à pain.
- Ajoutez-en dans vos soupes et vos ragoûts, mais uniquement après la fin de la cuisson.

• Mangez-les avec des baguettes chinoises pour changer.

Nous sommes convaincus que dès que vous aurez goûté aux pousses de luzerne, vous ne pourrez plus vous en passer. Vous voudrez probablement vous mettre à en cultiver vous-même, car rien ne se compare à des pousses fraîchement cueillies. Tout ce qu'il vous faudra est un germoir à graines. Achetez-en un et, très vite, vous vous retrouverez à faire de la culture maraîchère dans votre propre cuisine!

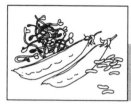

Salade de riz printanière aux pousses de luzerne

400 g de riz cuit
60 g de pois mange-tout
2 échalotes, émincées
30 g d'épinards frais en petits morceaux
1 cs d'huile d'olive
Jus et pulpe d'un citron
1/2 cc de basilic sec
1/2 cc d'origan sec
1 cc de moutarde de Dijon
65 g de pousses de luzerne

Mettez le riz, les pois mange-tout, l'échalote et les épinards dans un saladier.

Dans un petit bol, fouettez l'huile, le jus et la pulpe de citron, le basilic, l'origan et la moutarde.

Assaisonnez la salade de riz avec la moitié de cette sauce, puis disposez les pousses de luzerne au-dessus. Versez délicatement le restant de la sauce sur les pousses. (Il ne faut pas mêler les pousses de luzerne avec le riz car elles ont tendance à s'enchevêtrer quand on les mélange.) Servez à température ambiante, dans des assiettes à salade individuelles.

Donne 4 portions

PROBLÈMES DENTAIRES

Une bonne alimentation préserve la santé dentaire

Nul n'ignore que le sucre favorise la carie dentaire. C'est connu depuis longtemps. Un fait a toutefois été découvert plus récemment : le plus important n'est pas la quantité de sucre consommé, mais la consistance des aliments riches en sucre. Les sucreries qui collent beaucoup aux dents sont les principales coupables.

Dans ce livre, nous avons pris le parti d'insister sur les aspects positifs. Alors, au lieu de répéter ce que vous savez déjà sur les méfaits des sucreries adhérentes, nous aimerions attirer votre attention sur les aliments peu cariogènes ou même susceptibles de prévenir la carie dentaire.

Poser un piège à la carie

Après avoir examiné de nombreuses publications scientifiques sur les aliments et la carie dentaire, le Dr R.J. Andlaw, spécialiste britannique de la santé dentaire, a recensé un certain nombre d'aliments peu ou pas cariogènes. Ce sont le fromage, la viande, les noix, les carottes et les fruits.

De tous les aliments cités par le Dr Andlaw, les pommes et le fromage ont le plus retenu l'attention. Dans la rubrique sur les pommes, page 336, nous avons déjà mentionné que les pommes pouvaient contribuer à la santé dentaire en évacuant les débris alimentaires coincés entre les dents. Quant au fromage, le Dr William Bowen, dentiste à l'Université de Rochester, pense qu'il aide à neutraliser les acides buccaux responsables de la carie.

Seulement, les fromages à pâte dure sont habituellement riches en graisses et en calories, et les diététiciens conseillent d'en consommer moins. Sommes-nous devant un autre dilemme où la consommation d'un aliment solutionne un problème mais en cause un autre ? Nous n'en sommes pas convaincus. Selon une étude effectuée à l'Université de Glasgow et l'Université de Newcastle upon Tyne, la quantité de fromage nécessaire pour favoriser la santé dentaire n'est pas excessive puisque 15 grammes par jour suffisent.

A propos des fruits, n'oubliez pas : les fruits soumis à une transformation qui les rend plus collants qu'à l'état brut sont une exception à la règle. Pour les dents, il y a une grande différence entre les raisins secs et les fruits frais.

Pour avoir de bonnes gencives

Le vieillissement n'a que des désagréments, pensent certains. Mais pour les dents, ce pessimisme est hors de mise, car en conditions normales, les dents deviennent plus résistantes à la carie au fil du temps.

Ce phénomène est attribuable à un processus appelé la minéralisation. En vieillissant, l'organisme dépose de plus en plus d'éléments minéraux dans les dents, ce qui les rend plus résistantes aux acides cariogènes. C'est la raison pour laquelle les enfants ont plus souvent besoin de plombages que les adultes.

Malgré cette résistance accrue à la carie, les adultes ne sont pas à l'abri des problèmes dentaires. Ces problèmes sont simplement différents. L'affection dentaire de loin la plus fréquente chez l'adulte est la parodontolyse (une érosion progressive des alvéoles où sont logées les dents). Elle se traduit souvent par un gonflement et un saignement facile des gencives. Dans les formes évoluées où l'os des mâchoires est atteint, les dents peuvent finir par tomber. Des dents qui bougent un peu font suspecter une parodontolyse.

Comme beaucoup d'autres affections liées au vieillissement, la parodontolyse a plusieurs causes, et la nutrition n'est que l'une d'elles. Personne ne nie l'influence de l'alimentation, mais son importance est controversée : pour certains spécialistes, elle contribue indirectement à la parodontolyse, tandis que pour d'autres, elle joue un rôle prépondérant.

Les consensus et les controverses

La première chose à recommander pour avoir des gencives saines est de ne pas manquer de vitamines ni d'éléments minéraux. Selon le Guide de la santé dentaire édité par l'Association Dentaire Américaine, une mauvaise nutrition ne peut pas à elle seule provoquer une parodontolyse, mais elle semble accélérer son évolution et même l'aggraver. C'est une raison suffisante, disent les auteurs du Guide, pour conseiller une alimentation riches en vitamines et en éléments minéraux. Ils précisent que la vitamine C est particulièrement importante pour garder des gencives en bonne santé.

Les spécialistes ne s'entendent pas sur le rôle du calcium dans la parodontolyse. Certains attribuent l'érosion de l'os des mâchoires à l'ostéoporose (ce processus de fragilisation du squelette qui peut conduire ultérieurement au voûtement du dos et à des fractures faciles du poignet ou du col du fémur).

Le Dr Leo Lutvack, attaché à l'Hôpital des Anciens Combattants de Sepulveda en Californie, a décidé de vérifier cette hypothèse. Avec ses confrères, il a administré un complément en calcium, à dose de 1.000 mg par jour, ou bien un placebo à deux groupes de patients souffrant de parodontolyse. Au bout d'un an, l'état des gencives des patients recevant du calcium s'est considérablement amélioré, alors qu'aucune amélioration n'a été observée dans l'autre groupe.

Ces résultats nous paraissent convaincants. Nous savons que d'autres les jugent spéculatifs, mais prenons un peu de recul. Le calcium a tant d'avantages pour la santé, que même s'il se révèle inutile pour les problèmes dentaires, on ne peut pas être perdant. En attendant des résultats définitifs, on risque de perdre un temps précieux.

Les recommandations diététiques pour prévenir l'ostéoporose s'appliquent aussi à la parodontolyse. Ces recommandations, notamment un apport suffisant en vitamine D et en calcium, avec un équilibre judicieux entre le calcium et le phosphore, sont détaillées dans la rubrique sur l'ostéoporose. Le "Régime d'une semaine pour solidifier le squelette" que nous vous proposons page 311 est construit à partir de ces recommandations.

Érosion de l'émail

L'érosion dentaire, une autre affection liée à l'alimentation, est beaucoup moins fréquente que la parodontolyse, mais les deux méritent d'être évitées si possible car elles nécessitent un traitement souvent long et coûteux.

L'érosion dentaire est une usure de l'émail différente de la carie dentaire que nous connaissons si bien. La carie est très favorisée par le sucre et les glucides raffinés, mais les facteurs nutritionnels favorisant l'érosion dentaire sont tout autres. De plus, des facteurs non alimentaires, comme certains médicaments ou des métiers particuliers, peuvent induire une érosion de l'émail dentaire.

Les aliments et les boissons très acides, comme les jus d'agrumes et les sodas, sont le plus souvent impliqués dans l'érosion dentaire. Mais nous ne sommes pas tous aussi sensibles à ces aliments ou boissons, et certains d'entre nous peuvent en consommer beaucoup sans en pâtir. Si vous êtes personnellement confronté à ce problème dentaire, le tableau suivant sur "Le degré d'acidité des boissons" peut vous intéresser.

Il faut aussi mentionner la vitamine C. Cette vitamine populaire a la juste réputation de favoriser la santé dentaire. Quelques dentistes ont cependant signalé que la vitamine C en comprimés à croquer risque d'éroder l'émail dentaire. Le Pr John Guinta, dentiste à l'Université Tufts de

Medford au Massachusetts, en a observé un cas spectaculaire chez une femme de 30 ans.

Cette femme présentait une érosion dentaire sévère nécessitant la pose de 12 couronnes. Un deuxième dentiste a confirmé le diagnostic. La patiente, inquiète, voulait naturellement connaître l'origine de son mal. Après une enquête minutieuse, le Dr Guinta a fini par trouver que la prise prolongée de vitamine C à croquer devait en être la cause. Pour l'en convaincre, il a appliqué de la vitamine C sur une dent humaine, dans son laboratoire; voyant les dommages causés à l'émail, la patiente a évidemment décidé d'arrêter la vitamine C à croquer.

Bien que ce cas soit unique à notre connaissance, il serait imprudent de l'ignorer. Des doses modestes de vitamine C à croquer - par exemple 100 ou 200 milligrammes par jour - n'ont jamais créé de problèmes, mais si vous voulez miser sur la sécurité, nous vous suggérons plutôt les comprimés de vitamine C à avaler ou effervescents. Plus vous prenez une dose élevée, plus nous vous déconseillons les comprimés à croquer.

Le degré d'acidité des boissons

Vous voulez réduire votre consommation de boissons acides? Nous avons sudivisé pour vous les boissons en trois catégories selon leur degré d'acidité. Bien que ces boissons soient les plus souvent citées parmi les causes diététiques de l'érosion dentaire, les agrumes, les aliments au vinaigre et les bonbons acidulés ou à la menthe sont aussi suspects.

Très acides	Moyennement acides	Peu acides
Jus de pomme	Nectar d'abricot	Cacao (instantané)
Boissons non alcoolisées		
au cola		Soda
Jus d'airelles	Café (filtre)	Lait écrémé
Boissons au cola light	Nectar de pêche	Thé (instantané)
Boissons gazeuses		
au gingembre	Nectar de poire	Lait entier
Jus de pamplemousse	Jus de pruneau	
Jus de raisin	Café décaféiné (instantané)	
Boissons à l'orange	Jus de tomate	
Jus d'orange		
Soda à l'orange		
Jus d'ananas		
7-Up		

PRUNEAUX

Supérieurs au son, disent certains

20 calories par pruneau

Beaucoup de gens ne songent même pas à manger des pruneaux. Nous devrions peut-être dire tant mieux, gardons-les pour nous. Mais ils ont tant à offrir que nous préférons les partager.

Des données récentes sont aptes à redonner une image de marque aux pruneaux. Une part de pruneaux au petit déjeuner fournit presque autant de fibres qu'une part de céréales pur son. De plus, les pruneaux contiennent surtout des fibres insolubles, les meilleures pour l'intestin. Toutefois, contrairement au son, les pruneaux renferment aussi des quantités appréciables de fibres solubles, celles qui abaissent le taux de cholestérol. Nous aimons les mêler à d'autres fruits riches en fibres solubles, comme des pommes sèches, pour obtenir des mélanges agréables et sains. Les pruneaux apportent surtout des vitamines et éléments minéraux, notamment de la vitamine A, du fer et du potassium.

Au marché : Choisissez les pruneaux selon l'usage que vous comptez en faire. Les pruneaux dénoyautés sont bons pour les compotes, et ceux avec noyau pour les en-cas. Certains pruneaux, notamment ceux emballés sous vide, sont moelleux et peuvent se manger tels quels, mais d'autres, plus secs, doivent être bouillis pour être ramollis. Si vous voulez voir ce que vous achetez, prenez des pruneaux en vrac ou dans des emballages transparents.

Trucs culinaires : Les pruneaux se gardent pendant des mois s'ils sont bien emballés et conservés dans un endroit frais. Si votre garde-manger n'est pas très frais, le réfrigérateur est préférable.

Si les pruneaux sont très secs, faites-les mijoter pendant 5 minutes dans un peu de jus de pomme ou d'orange. Utilisez environ 120 ml de jus pour 105 g de pruneaux. Vous pouvez aussi les passer au four à micro-ondes jusqu'à ce qu'ils soient tendres. Dans ce cas, mettez 15 ml de jus pour 55 g de pruneaux et faites-les chauffer pendant deux minutes à intensité maximum. Pour les parfumer, ajoutez une ou deux gouttes d'extrait de vanille ou une écorce de citron.

Le plaisir : Si vous trouvez que les pruneaux manquent de classe, ces idées vous feront peut-être changer d'avis.

- Fourrez les pruneaux de fromage blanc et servez-les comme goûter.
- Ajoutez des pruneaux coupés en morceaux aux salades de fruit, notamment celles aux oranges fraîches.
- Faites sauter des pruneaux avec du poulet et des noix. Servez avec des pâtes et une salade verte.

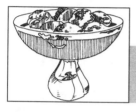

Poulet sauté aux pruneaux et à l'échalote

450 g d'escalope
    de poulet
2 cs de farine
2 cc d'huile d'arachide
35 g de pruneaux
    dénoyautés hachés
1 échalote émincée
2 cc de moutarde de
    Dijon
60 ml de jus de pomme
60 ml de bouillon de
    poulet
1/2 cc de basilic sec

Farinez légèrement le poulet.

Faites chauffer l'huile à feu moyen dans une grande poêle anti-adhésive. Ajoutez le poulet et faites sauter à feu moyen pendant environ 4 minutes de chaque côté. Ensuite, déposez le poulet sur un plat chaud.

Mélangez les pruneaux, l'échalote, la moutarde, le jus, le bouillon et le basilic dans la poêle et remuez bien. Augmentez le feu pour réduire la sauce de moitié et la déglacer (pendant environ 3 minutes). Versez cette sauce sur le poulet et servez chaud.

Donne 4 portions

RHUMATISMES

Le lien entre les rhumatismes et la nutrition est enfin établi

Mentionnez les mots nutrition et rhumatismes dans la même phrase et votre médecin vous regardera d'un air pour le moins sceptique. Pendant des siècles, semble-t-il, la plupart des médecins ont estimé qu'associer la nutrition et les rhumatismes était une erreur ou, pis encore, du charlatanisme.

Nous reconnaissons que nous n'étions pas insensibles à cette attitude. Pendant de nombreuses années, nous avons été influencés par les préjugés conventionnels réfutant tout lien entre la nutrition et les rhumatismes. Mais plusieurs rapports d'étude sérieux, établissant une relation entre la polyarthrite rhumatoïde et l'alimentation, ont été publiés récemment et nous ont conduits à réviser notre position.

Les observations exposées ci-après ont été faites chez des patients souffrant de polyarthrite rhumatoïde et non d'arthrose. L'arthrose, le type de rhumatisme le plus courant, est une usure articulaire consécutive à une surcharge prolongée. Elle diffère de la polyarthrite rhumatoïde dans la mesure où la périphérie de l'articulation n'est pas enflammée ou très peu.

Symptômes de la polyarthrite rhumatoïde

La polyarthrite rhumatoïde est une maladie auto-immune et est donc apparentée à des affections telles que la maladie de Basedow (une maladie de la thyroïde accompagnée d'un goitre) et le lupus érythémateux aigu disséminé (une maladie affectant la peau et certains organes vitaux). La caractéristique commune de ces troubles est une anomalie du système immunitaire, qui l'amène à ne plus reconnaître les propres tissus de l'organisme et à les attaquer comme s'il s'agissait de substances étrangères.

Il n'est pas facile de poser un diagnostic de maladie auto-immune et mieux vaut s'en remettre aux professionnels.

Les symptômes de la polyarthrite rhumatoïde varient selon le stade évolutif de la maladie. Au début, les personnes atteintes se plaignent d'être fatiguées et d'avoir les articulations sensibles ou douloureuses et raides. Comme cette maladie entraîne un enraidissement des articulations, il arrive un stade où les patients ont du mal à mobiliser leurs membres. Certains présentent un amaigrissement, une anémie, une inflammation de la région oculaire ou des boules sous la peau, notamment au niveau des coudes.

L'évolution de la maladie varie d'une personne à l'autre. Au début, les symptômes peuvent aller et venir, mais au bout d'un certain temps, ils risquent de devenir permanents.

La composante allergique

Souffrir de polyarthrite rhumatoïde rend bien sûr très attentif aux facteurs susceptibles d'aggraver les symptômes. Le Dr Richard Panush, de l'Université de Floride, souligne que 30 pour cent de ses patients atteints de polyarthrite rhumatoïde disent avoir constaté l'influence de certains aliments sur leurs symptômes. Au lieu de négliger ces constatations, le Dr Panush a décidé de les vérifier de façon scientifique, c'est-à-dire avec rigueur et objectivité. Pour cela, il a donné à ses patients les aliments incriminés, mais sous une forme masquée (dans des gélules) pour que ni lui ni ses patients ne sachent quels aliments ils prenaient.

Lors de cette expérience, les aliments n'ont pas provoqué de symptômes chez 10 des 15 sujets étudiés, et ils ont induit une réaction limite chez deux autres sujets. Par contre, plusieurs des patients ont présenté une aggravation de leurs symptômes suite à l'absorption de divers aliments.

Quels sont ces aliments aggravants? Malheureusement, même les quelques médecins convaincus de la nocivité éventuelle des aliments ne peuvent répondre à cette question, car les aliments déclenchants allégués varient selon les individus.

Voyons par exemple une autre étude faisant ressortir un lien entre la polyarthrite rhumatoïde et les aliments. Le Dr Deepa Beri, attaché à l'Institut des Sciences Médicales All-India de New Delhi, a prescrit à des patients souffrant de polyarthrite rhumatoïde un régime, au départ très limité, composé de fruits, de légumes, d'huile et de sucre. Ensuite, il a introduit les aliments suspectés - comme le riz, le blé, les légumineuses, le lait et la viande - un par un. Parmi les quatorze participants à cette étude, dix ont éprouvé une aggravation de leurs symptômes après l'introduction d'un ou plusieurs des aliments testés.

Comme vous pouvez le supposer, ces dix sujets n'ont pas tous réagi aux mêmes aliments. Quatre d'entre eux ont paru mal réagir au blé et au riz, et deux au riz uniquement. Parmi les quatre restants, chacun avait sa propre série d'aliments déclenchants. Le premier réagissait aux légumineuses, le deuxième aux légumineuses et à la viande, le troisième aux produits laitiers et à la viande et le quatrième aux légumineuses, au blé et au lait. Voici un exemple parfait d'un vieux dicton : ce qui est bon pour l'un est un poison pour l'autre !

La théorie sur le poisson est plausible

Les diététiciens font depuis longtemps l'éloge du poisson. Son excellente valeur nutritive et sa faible teneur en calories en font l'aliment salutaire idéal. Et comme si cela ne suffisait pas, des recherches préliminaires ont montré que la graisse de poisson pouvait amender les symptômes de la polyarthrite rhumatoïde.

Les constituants bénéfiques des huiles de poisson sont les acides gras oméga-3. Ces acides gras ont suscité beaucoup d'intérêt ces dernières années car ils ont donné des résultats prometteurs pour la prévention des maladies cardiaques. Et maintenant, un médecin britannique, le Dr J.M. Kremer, a ouvert une nouvelle perspective en testant l'effet thérapeutique de l'huile de poisson sur la polyarthrite rhumatoïde. Le Dr Kremer a donné à des patients souffrant de cette maladie des gélules contenant, soit un placebo, soit un acide gras oméga-3 appelé l'acide eicosapentanoïque. Ni les chercheurs ni les patients ne savaient qui prenait des gélules de placebo et qui prenait des gélules d'huile de poisson (apportant 1,8 gramme par jour d'acide eicosapentanoïque).

Les résultats obtenus sont très prometteurs. Les patients recevant de l'huile de poisson ont ressenti une atténuation importante de leurs douleurs articulaires. Dès qu'ils ont arrêté d'en prendre, ils ont tous observé une recrudescence de leurs symptômes, une autre preuve de la réalité des effets de l'huile de poisson.

Les chercheurs veulent bien sûr confirmer ces découvertes dans un premier temps. Mais ils supposent déjà que l'huile de poisson contribue à réduire l'inflammation en incitant l'organisme à produire des prostaglandines, des substances ayant un effet bénéfique sur les tissus enflammés.

Vous trouverez des renseignements sur la teneur en acides gras oméga-3 des différents poissons sous la rubrique "Informations sur les huiles de poisson", page 118.

Un appel à l'ouverture d'esprit

Les auteurs de ces découvertes seront certainement controversés, et ils sont déjà prêts à ce grand débat scientifique. Mais ils incitent leurs détracteurs à se fonder sur un examen objectif des faits, et non sur le vieux préjugé niant l'influence des aliments sur la polyarthrite rhumatoïde.

A notre avis, le Dr Gardner Moment, professeur émérite de biologie au Collège Goucher de Towson, dans le Maryland, a le mieux formulé cet appel à l'objectivité. le Dr Moment a récemment publié, dans une revue médicale, un éditorial sur les rhumatismes liés à l'alimentation, dans lequel il nous incite à nous attendre à des découvertes bouleversant le savoir traditionnel au lieu d'y résister. "Il ne faut pas oublier" écrit-il "que la science nous a réservé de nombreuses surprises par le passé, et il n'y a aucune raison de croire que sa réserve de surprises soit épuisée."

Des surprises à propos des rhumatismes et de la nutrition, nous en aurons probablement d'autres. En ce qui nous concerne, ces surprises sont bienvenues; elles bénéficient peut-être à une minorité de patients, mais cela importe plus que la défense des préjugés conventionnels.

RHUMES

Guérissez-les par la nutrition

Selon un dicton, il faut "nourrir le rhume et affamer la fièvre".

En l'état actuel de la diététique protectrice, la question n'est plus de savoir s'il faut nourrir le rhume, mais avec quoi l'alimenter? Aucun aliment ou nutriment ne surpasse les autres, mais trois méritent d'être mentionnés : le premier fait régulièrement les gros titres des revues, le deuxième est une découverte récente et le troisième est un "remède de bonne femme".

Éloge de la vitamine C

L'utilité de la vitamine C pour combattre le rhume a été controversée jusqu'en 1987. Cette année-là, le Dr Elliot Dick, professeur de médecine préventive à l'Université du Wisconsin à Madison, a impressionné les participants du Symposium International de Virologie Médicale en communicant les résulats de ses recherches sur la vitamine C et le rhume. Le rhume est une affection virale.

le Dr Dick a évalué les effets de la vitamine C sur le virus du rhume, avec la participation de 16 étudiants bien portants volontaires. La moitié des étudiants ont reçu 2.000 mg de vitamine C par jour, fractionnés en quatre prises de 500 mg, et l'autre moitié un placebo. Personne ne savait qui prenait quoi.

Au bout d'un mois environ, les 16 étudiants ont passé une semaine en compagnie de personnes enrhumées. En un rien de temps, 13 d'entre eux ont attrapé un rhume. Cependant, les étudiants ayant pris de la vitamine C ont présenté des symptômes beaucoup plus légers et leur rhume n'a duré que 7 jours en moyenne, contre 12 jours dans le groupe ayant reçu le placebo.

Les résultats du Dr Dick confirment ceux d'une série d'études réalisées chez plus de 1.000 étudiants à Toronto, pendant les années 70. A l'occasion de ces études, le Dr Terrence W. Anderson a constaté que les symptômes du rhume étaient en général moins sévères chez les sujets recevant un complément en vitamine C. Lors d'une étude, par exemple, la prise de vitamine C a permis de réduire de 30 pour cent la durée de l'arrêt de travail imposé par le rhume.

Le Dr Alan B. Carr, de l'Université de Sydney en Australie, a mené une étude particulièrement intéressante sur des vrais jumeaux. Il a eu l'idée ingénieuse de donner 1.000 mg de vitamine C à un jumeau de chaque paire et un placebo à l'autre. Après trois mois de ce traitement, le Dr Carr a noté que la vitamine C n'empêchait pas d'attraper un rhume, mais abrégeait la durée du rhume d'environ 20 pour cent en moyenne. Ce n'est pas négligeable!

Le zinc

Pas besoin d'être professeur pour faire date dans l'histoire de la science. Demandez à George Eby, un urbaniste texan.

Un jour qu'il donnait à sa fille de trois ans son complément de zinc quotidien, la petite refusa de l'avaler car elle était enrhumée et avait mal à la gorge. Elle préféra sucer le comprimé. Quelques heures plus tard, son père remarqua que ses symptômes avaient apparemment disparu. Intrigué, G. Eby contacta les docteurs William Halcomb et Donald R. Davis, qui l'aidèrent à concevoir une étude scientifique en bonne et due forme sur les effets du zinc.

L'équipe de recherche a préparé deux séries de pastilles d'aspect identique, la première contenant 23 mg de zinc (sous forme de gluconate de zinc) et la deuxième un placebo. Ces pastilles ont été administrées à des volontaires enrhumés, à raison de 2 pastilles toutes les 2 heures pendant la journée. En moyenne, les patients traités avec du zinc se sont rétablis 7 jours plus tôt que ceux qui avaient reçu le placebo. Quelques sujets se sont plaints du goût des pastilles et environ 25% ont éprouvé des troubles digestifs. Heureusement, on peut éviter ces troubles en prenant les pastilles avec des aliments.

Bien que cette équipe de recherche souligne la nécessité de confirmer ses résultats, des pastilles de gluconate de zinc ont déjà fait leur apparition dans les pharmacies de certains pays. Reste à savoir si elles résisteront à l'épreuve du temps! (Des préparations de gluconate de zinc sont commercialisées en France depuis plusieurs années, notamment pour le traitement des carences en zinc et de certaines affections cutanées, mais elles ne sont pas actuellement recommandées pour le traitement du rhume.)

Les remèdes de bonne femme

Encore un bon point pour la sagesse populaire. Il s'agit cette fois du bouillon de poulet. Ce remède du bon vieux temps contre le rhume a maintenant un fondement scientifique, dit le Dr Mike Oppenheim, médecin praticien à Los Angeles.

Le Dr Oppenheim cite une étude effectuée au Centre Médical du Mont Sinaï de New York, d'après laquelle le bouillon de poulet chaud - mais pas l'eau chaude - stimule la sécrétion du mucus et soulage ainsi la congestion. Le principe actif du bouillon n'est pas identifié, mais son goût ou son odeur pourraient avoir des propriétés que l'eau pure n'a pas.

Inutile de le dire, de nombreux médecins attendent des résultats plus probants avant de recommander le bouillon de poulet comme décongestionnant. Toutefois, les mêmes médecins conseillent déjà à leurs patients enrhumés de boire beaucoup pour compenser les pertes liquidiennes dues à la fièvre et la transpiration. Comme le bouillon convient bien à cet effet, on peut le recommander même si l'on ne croit pas à ses vertus décongestionnantes.

A notre avis, le bouillon n'est pas le seul liquide à pouvoir atténuer la congestion. Cependant, faute de confirmations scientifiques, nous devons nous contenter des on-dit sur les bienfaits des autres liquides chauds et des jus de fruits.

RIZ BRUN

Le grain entier et rien d'autre

116 calories par 100 g (cuit)

L'homme mange du riz depuis des siècles, mais il a fallu attendre la mise au point du régime Kempner (à base de riz) pendant les années 40 pour que sa valeur nutritionnelle soit reconnue.

En fait, le Dr William Kempner a fait parler du riz comme jamais auparavant. Il a eu l'idée de traiter des patients atteints d'hypertension artérielle par un régime à base de riz et de fruits. Ce régime a induit une diminution spectaculaire de la pression artérielle (et aussi du poids) dans de nombreux cas. Selon le Dr Kempner, la faible teneur en sodium du riz et des fruits explique leur effet bénéfique sur la pression artérielle. Ses collègues ont mis du temps à accepter son idée, mais d'autres études l'ont confirmée. Aujourd'hui, ses travaux sont devenus des classiques et son régime à base de riz est toujours employé.

Les personnes hypertendues ne doivent pas pour autant faire du riz la base de leur régime. Mais, manger davantage de riz est certainement un pas dans la bonne direction. Le riz brun (ou complet) est particulièrement bénéfique, car il procure toutes les fibres et tous les nutriments que la nature y a mis. Avec tous les constituants des céréales entières, plus 5 grammes de protéines par 200 g, le riz est bien plus que de l'amidon.

Au marché : Choisissez le riz brun en fonction de son usage. Le plus populaire, le riz à grains "longs", est cinq fois plus long que large. Une fois cuit, les grains sont légers et ne collent pas. Le riz long convient donc aux pilafs, paellas, farces, salades de riz, riz frits et plats en cocotte.

Le riz à grains "moyens" est plus gros et collant que le riz long, mais on peut les interchanger dans la plupart des recettes. Comme certains riz à grains moyens cuisent plus vite que le riz long, vérifiez toujours le temps de cuisson sur l'emballage.

Presque rond une fois cuit, le riz à grains "ronds" est lourd et collant. Les Chinois l'aiment en soupe ou cuit à l'eau et les Japonais l'utilisent pour le suchi. Dans plusieurs pays d'Asie du sud-est, le riz rond sert à faire des pâtes à beignets et des nouilles. Il existe une variété intéressante de riz brun appelée "wehani"; il est fait d'énormes grains ambrés et sent un peu le popcorn pendant la cuisson.

400

Quel que soit le type, vérifiez si le riz est frais en le sentant. S'il a une odeur rance ou de moisi, ne l'achetez pas. Même si le riz est conditionné, on peut parfois le sentir à travers l'emballage. Si, en ouvrant l'emballage, vous constatez que le riz n'est pas frais, rapportez-le.

Trucs culinaires : Conservez le riz brun dans des bocaux de verre hermétiques, au réfrigérateur. Ainsi, il se garde environ 6 mois.

Variables : le type de source de chaleur et de casserole, l'humidité, la température, la taille des grains et l'âge du riz affectent le temps de cuisson. En général, la meilleure façon de cuire le riz brun (sauf pour le risotto et le suchi) est de faire bouillir, sans couvrir, pendant 5 minutes, en mettant un volume de riz pour deux volumes d'eau. Ensuite, baissez le feu et couvrez en laissant un petit espace libre. Le riz est cuit lorsque toute l'eau est absorbée, ce qui prend environ 20 minutes.

Pour réchauffer du riz froid, placez-le dans une passoire au-dessus d'une casserole d'eau bouillante jusqu'à ce qu'il soit bien chaud (à l'étuvée).

Le plaisir : Le riz brun est non seulement bon pour la santé, mais aussi délicieux et agréable à manger. Voici trois idées faciles à essayer.

• Faites sauter des crevettes décortiquées dans de l'huile d'olive avec de l'ail, de l'échalote, de la menthe fraîche et du basilic. Ajoutez du jus de citron vert. Mélangez à du riz cuit et servez tiède sur un lit de laitue.

• Déposez des boules de riz cuit dans des bols avant d'y verser de la soupe chaude. Les soupes de tomates sont particulièrement délicieuses servies de cette façon.

• Mélangez du riz cuit, des cubes de poulet cuit, des cacahuètes, des lamelles de poivron, du gingembre, de l'ail et de la sauce au piment à votre goût. Servez à température ambiante ou froid, comme plat principal.

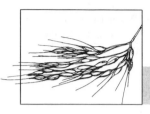

Riz thaï frit aux légumes

1 carotte coupée en julienne

1 poireau coupé en julienne

50 g de pois mange-tout coupés en julienne

2 cc d'huile d'arachide

2 gousses d'ail émincées

400 g de riz cuit

jus et pulpe d'un citron vert

1 cc de miel

1/2 cc de sauce au piment fort (ou à votre goût)

1 cs de purée de cacahuète

2 cs de basilic frais ou de menthe fraîche (facultatif)

Placez une passoire dans l'évier et mettez-y les carottes, le poireau et les pois. Versez de l'eau bouillante sur les légumes pendant environ 12 secondes. Réservez.

Faites chauffer l'huile à feu moyen dans une grande poêle anti-adhésive. Ajoutez les légumes, l'ail, et le riz et faites sauter jusqu'à ce qu'ils soient chauds et odorants (environ 4 minutes). (N'en mettez pas trop dans la poêle ; cuisez en deux fois si besoin.)

Dans un petit bol, fouettez le jus et la pulpe de citron vert avec le miel, la sauce au piment, le beurre de cacahuète et le basilic ou la menthe. Ajoutez au riz et mélangez bien. Servez chaud comme accompagnement, ou comme plat principal avec une potage léger et des rouleaux impériaux.

Donne 4 portions

SARRASIN

Le kasha, vous connaissez?

92 calories par 100 grammes (cuit)

Ce grain à saveur de noisette peut être utilisé de multiples façons, allant du simple mets d'accompagnement aux pains et desserts élaborés. En Inde, par exemple, on l'emploie surtout pour faire du pain sans levain (chapati), des crêpes ou des potages.

Avant d'en venir aux "trucs culinaires", parlons du sarrasin et de la santé. Dans le cadre d'une étude récente, le Dr R.J. Bijlani et ses collègues, de l'Institut des Sciences Médicales All-India à New Delhi, ont démontré l'effet bénéfique du sarrasin sur le métabolisme du sucre. Ils ont évalué la tolérance au glucose de plusieurs étudiants bien portants avant et après leur avoir fait suivre un régime comportant des chapatis à la farine de sarrasin fourrés aux pommes de terre. Au bout de quelques mois de ce régime, la tolérance au glucose de ces étudiants s'est améliorée.

En plus de cet effet impressionnant sur le métabolisme du glucose, cette étude a révélé une baisse du taux sanguin de cholestérol chez les trois quarts des étudiants (mais l'huile utilisée pour frire les chapatis a pu jouer un rôle à cet égard). D'autre part, le sarrasin est pauvre en graisses et en sodium.

Au marché : Le sarrasin non grillé a une teinte claire. Grillé, il est brun et s'appele kasha.

Trucs culinaires : Le sarrasin doit être conservé dans un récipient hermétique, au réfrigérateur. Dans de bonnes conditions de conservation, le sarrasin peut se garder jusqu'à un an. Si on le garde trop longtemps ou dans de mauvaises conditions, le sarrasin rancit.

Les grains de sarrasin crus doivent être grillés dans une poêle, sans matières grasses, jusqu'à ce qu'ils brunissent. Classiquement, on ajoute ensuite un œuf battu, puis un volume et demi à trois volumes d'eau pour un volume de kasha cru (un volume d'eau convient pour les pilafs et les plats d'accompagnement; en ajoutant plus d'eau, on obtient une céréale plus crémeuse, pour le petit-déjeuner par exemple). Portez l'eau à ébullition, puis réduisez le feu. Couvrez et laissez mijoter le kasha pendant environ 20 minutes ou jusqu'à ce que l'eau soit complètement absorbée.

Le plaisir : Pour des résultats délicieux, essayez ces suggestions :

• Agrémentez le sarrasin cuit de feuilles d'épinards émincées et de parmesan fraîchement râpé.

• Servez-le avec son accompagnement russe traditionnel, des pâtes en forme de papillon.

• Achetez de la farine de sarrasin pour faire des galettes ou des crêpes délicieuses.

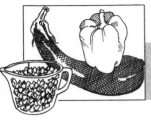

Aubergine rôtie au sarrasin et aux poivrons

1 petite aubergine
(environ 340 g)
1 poivron rouge doux,
épépiné et coupé en
deux dans le sens de
la hauteur
2 cc d'huile d'olive
180 g de sarrasin cru
2 gousses d'ail, émincées
475 ml de bouillon de
poulet
1 feuille de laurier
Jus et pulpe d'un citron
2 cc de beurre doux
1 cc de sauge sèche
1 cc de thym sec
4 cs de basilic frais ciselé

Coupez l'aubergine en deux dans le sens de la longueur, puis blanchissez-la dans de l'eau bouillante jusqu'à ce qu'elle soit tendre (environ 10 minutes).

Préchauffez le gril.

Lorsque l'aubergine est prête, coupez-la en rondelles et disposez celles-ci sur une plaque de cuisson, avec les lamelles de poivron. Laissez cuire au gril jusqu'à ce qu'ils soient carbonisés en surface (environ 6 ou 7 minutes), puis mettez-les dans un sac en papier, refermez-le et mettez-le de côté.

Faites chauffer l'huile sur feu moyen, dans une grande poêle anti-adhésive. Ajoutez le sarrasin et faites-le sauter jusqu'à ce qu'il soit doré et devienne odorant (environ 5 minutes). Ajoutez l'ail, le bouillon et la feuille de laurier. Couvrez et laissez mijoter jusqu'à ce que le liquide soit complètement absorbé (environ 7 ou 8 minutes).

Ajoutez au sarrasin le jus et la pulpe de citron, le beurre, la sauge, le thym et le basilic. Mélangez bien.

Retirez le poivron et l'aubergine du sac de papier et enlevez la peau carbonisée avec vos doigts. Coupez les légumes en morceaux, ajoutez-les au sarrasin et mélangez bien. Enlevez la feuille de laurier et disposez le mélange sur un plat de service. Servez chaud ou à température ambiante, comme entrée ou plat d'accompagnement.

Donne 4 portions

SOJA

Un aliment incomparable

130 calories par 100 g (cuites)

Autrefois vendues uniquement dans les boutiques diététiques, les graines de soja se trouvent maintenant dans tous les supermarchés. Nous nous attendons d'ailleurs à la commercialisation d'un nombre croissant de produits à base de soja. Et cela, pour plusieurs raisons : le soja est peu coûteux, populaire et très nutritif. Considérez les faits suivants :

• Le soja renferment énormément de protéines, mais aussi des éléments minéraux essentiels: du calcium et de grandes quantités de potassium et de fer.

•.Le soja contient surtout des graisses insaturées et sont donc idéales pour les régimes destinés à réduire le cholestérol. Avec leur faible teneur en sodium, leur contenu en calcium et potassium mentionné ci-dessus, et leur contenu graisseux équilibré, le soja convient parfaitement aux personnes ayant une tendance à l'hypertension.

• A doses élevées, les fibres de soja ont un effet anti-cholestérol. Des recherches effectuées par le Dr Grace Lo et ses collègues de l'Université de Washington ont montré que, chez des patients ayant un excès de cholestérol, la consommation de biscuits contenant 25 grammes de fibres de soja réduisait leur taux de cholestérol de 13 milligrammes en moyenne.

• Contrairement à ce que l'on croyait, la vitamine B12 ne se trouve pas uniquement dans les produits animaux. D'après des études préliminaires, les aliments à base de soja fermenté, comme le miso et le tempeh, semblent en contenir aussi. Le Dr Dolores D. Truesdell et ses collègues de l'Université de Floride ont décelé de la vitamine B12 dans certains échantillons de miso et de tempeh. Ils vont examiner d'autres échantillons pour vérifier si cette découverte n'est pas le fruit du hasard.

Il n'est donc pas étonnant que tant de nouveaux aliments à base de soja apparaissent sur le marché tous les ans. Certaines personnes préfèrent acheter les graines de soja crues et les préparer à la maison. C'est la meilleure façon de s'assurer de la non adjonction de sel et de graisses.

Au marché : Choisissez de petites graines rondes, lisses et entières. Leur couleur peut varier de jaune clair à noir. Vous verrez si elles sont de

406

couleur uniforme en les achetant en vrac ou dans des emballages transparents.

Trucs culinaires : Gardez les graines de soja au réfrigérateur dans
des bocaux de verre à couvercle hermétique. Elles se conservent environ
six mois.

Les graines de soja doivent toujours être cuites. Faites tremper 235 ml
de graines de soja dans de l'eau chaude pendant la nuit. Égouttez et versez dans une grande casserole contenant environ 1,5 litre d'eau. Portez à
ébullition, couvrez partiellement, baissez le feu et faites mijoter pendant
trois heures. Deux cent grammes de graines de soja sèches donne environ
500 grammes de soja cuit.

Le plaisir : Le soja rend plus nourrissant les plats en cocotte, les
salades vertes et les pâtés. Voici d'autres suggestions.

• Faites sauter des oignons, de l'ail et des poivrons dans de l'huile
d'olive. Ajoutez du soja et du riz cuits. Assaisonnez de sauce au piment
forte, de cumin et de coriandre. Servez chaud comme plat principal.

• Ajoutez du soja à des ragoûts ou des soupes aux légumes.

• Remplacez les haricots blancs par des graines de soja dans votre
recette préférée de haricots blancs aux tomates.

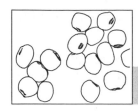

Poulet au soja et aux légumes

1 cs d'huile végétale
15 g de beurre
1 poulet (à rôtir, environ
   1 kg 300) coupé en
   morceaux
2 poireaux ou oignons
   moulinés
4 cs de persil frais
   mouliné
1 grosse gousse d'ail,
   émincée
2 carottes en rondelles
360 ml d'eau ou de
   bouillon de poulet
1 1/2 cs de sauce de soja
540 g de soja cuit,
   égoutté

Faites chauffer l'huile et le beurre à feu moyen dans une grande poêle ou une cocotte à couvercle. Ajoutez les morceaux de poulet et faites dorer sur tous les côtés. Ajoutez les poireaux ou les oignons, le persil, l'ail, les carottes, l'eau ou le bouillon et la sauce de soja. Couvrez et laissez cuire pendant une heure ou jusqu'à ce que le poulet soit tendre. Ajoutez les graines de soja et continuez à faire cuire jusqu'à ce qu'elles soient chaudes.

Pour servir, placez les légumes et les graines de soja sur une assiette de service et déposez le poulet sur ce lit de légumes.

Donne 4 à 6 portions

SON DE BLÉ

Le champion des fibres

200 calories par 100 grammes

Si vous recherchez un aliment nutritif capable de soulager vos problèmes digestifs, le son de blé est probablement ce qu'il vous faut.

Voyons d'abord les faits de base. Dans 30 g de son de blé, on trouve beaucoup de fibres, de fer et de potassium, peu de sodium, de bonnes doses de vitamines B et une quantité appréciable de protéines.

Vous pouvez certes trouver tous ces nutriments dans des aliments au goût plus agréable. Mais le son se singularise des autres aliments par certaines propriétés. Nous faisons bien sûr allusion à ses vertus thérapeutiques étonnantes sur certains troubles digestifs.

Le son de blé a donné les résultats les plus spectaculaires pour le traitement de la diverticulose colique, une affection intestinale souvent liée au vieillissement. Dans le cadre d'une étude novatrice, un chercheur britannique, le Dr N.S. Painter, et ses collègues ont fait prendre 2 cuillères à café de son trois fois par jour à des patients souffrant de diverticulose colique. Il est difficile d'imaginer un traitement plus élémentaire! Pourtant, 90 pour cent des patients ont signalé un net soulagement de leurs symptômes! Il est rare d'obtenir un tel taux de succès thérapeutiques pour une maladie chronique! Le son est aussi très efficace pour atténuer la constipation et il fait parfois des miracles sur le syndrome du côlon irritable.

Il est sûr que les fibres présentes dans d'autres aliments, par exemple dans certains fruits et légumes, peuvent aussi contribuer à l'amélioration de ces troubles digestifs. Mais selon certaines données, le son non traité donne les meilleurs résultats. Une étude menée par le Dr S. N. Heller et ses collègues de l'Université Cornell a démontré que le son brut absorbe mieux l'eau dans le tube digestif, ce qui semble expliquer ses effets bénéfiques.

Au marché : Le son de blé ressemble, il est vrai, à de la sciure de bois, mais si vous y regardez de plus près, vous constaterez qu'il existe des flocons de trois calibres : gros, moyen ou fin. Le calibre n'a aucune importance dans les recettes et vous pouvez prendre celui de votre choix. Le son de blé se vend habituellement en sacs de plastique ou en vrac. Sentez-le avant de l'acheter. Le son frais sent la noisette et jamais le moisi.

Trucs culinaires : Mettez le son de blé dans un récipient hermétique, au réfrigérateur, et il se conservera pendant un an. Remarquez que pour le même volume, les flocons fins sont plus lourds que les gros flocons. Cela peut poser un problème en cuisine et vous devrez procéder à de petits ajustements pour bien réussir vos recettes. D'autre part, si vous remplacez une partie de la farine par du son, ajoutez un peu plus de liquide. Le son est plus absorbant que la farine.

Le plaisir : Le son de blé ne se mange pas seul, mais vous pouvez l'utiliser pour donner un goût de noisette à divers mets. Par exemple :

• Ajoutez une poignée de son de blé à vos pâtes à pain, à crêpes, à gaufres ou à muffins.
• Remplacez une partie de la viande par du son de blé pour confectionner les boulettes, les pains de viande ou les farces pour légumes.
• Ajoutez du son de blé à l'avoine et au son d'avoine avant la cuisson.

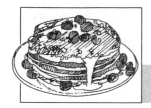

Crêpes aux myrtilles et au son

60 g de son de blé
100 g de farine de blé
   entier pour pâtisserie
1 cc de levure chimique
1/2 cc de bicarbonate de
   soude
75 g de myrtilles fraîches
   ou décongelées
2 cs de concentré de jus
   d'orange
175 ml babeurre
1 œuf battu
2 cc d'huile de colza ou
   de tournesol

Mélangez le son, la farine, la levure et le bicarbonate de soude dans un bol moyen. Ajoutez les fruits et mélangez bien le tout.

Prenez un autre bol de taille moyenne pour battre le concentré de jus d'orange avec le babeurre et l'œuf. Ajoutez les ingrédients humides aux ingrédients secs. Utilisez une spatule pour bien les mélanger. (Ne pas trop mélanger; une dizaine de tours de spatule devraient suffire.)

Faites chauffer une poêle en fonte sur feu doux. (La poêle en fonte peut être remplacée par une poêle anti-adhésive.) Lorsque la poêle est bien chaude, graissez-la avec une petite quantité d'huile. Versez un peu de pâte (environ deux cuillères à soupe) dans la poêle .

Laissez cuire la crêpe jusqu'à ce qu'il commence à se former des bulles, puis rctournez-la. (Le temps de cuisson est d'environ 3 minutes de chaque côté, mais il peut varier selon le type de poêle utilisé.) Disposez les crêpes sur un plat de service et mettez-les au four pour les garder chaudes. Huilez un peu la poêle entre chaque crêpe.

Ces crêpes sont délicieuses avec du yaourt aux myrtilles!

Donne 4 portions

SURCHARGE PONDÉRALE

Pleins feux sur des stratégies efficaces

Combien de fois avez-vous essayé de perdre du poids? Et combien de fois avez-vous abandonné? Si vos réponses aux deux questions sont identiques, vous êtes comme la plupart des gens qui ont tenté de maigrir.

Mais vous connaissez le vieil adage, vingt fois sur le métier remettez votre ouvrage. Personne ne le suit plus fidèlement que les spécialistes - lorsqu'une méthode échoue, ils retournent à leur table de travail et en formulent une nouvelle. Et il y en a qui fonctionnent! Dans ce chapitre, nous allons vous présenter trois méthodes qui ont donné des résultats impressionnants.

Mais d'abord, quelques faits relatifs au "surpoids". Bien qu'on entende sans cesse ce mot, il est difficile à définir strictement. Nous nous contentons donc de l'une des définitions les plus courantes : un poids corporel excédant d'au moins 20 pour cent le poids normal pour la taille. Nous l'utilisons cependant avec nuance, car les personnes correspondant à cette définition n'ont pas toutes à perdre du poids.

Le surpoids est plus facile à définir qu'à expliquer. À notre avis, les causes sont multiples et le surpoids n'est pas toujours le résultat d'une consommation excessive de calories. Certaines personnes peuvent consommer davantage de calories et conserver le même degré d'activité physique, sans prendre de poids.

D'autre part, dans les sociétés occidentales, tant de gens prennent du poids avec l'âge qu'on se demande si ce phénomène n'est pas normal voire salutaire.

A qui la faute, de toute façon?

Lorsqu'on échoue, on cherche toujours quelqu'un ou quelque chose à blâmer. Pendant trop longtemps, les personnes désireuses de maigrir ont été culpabilisées, comme si l'amaigrissement ne dépendait que de leur volonté. Certains, il est vrai, doivent être plus persévérants - ou plus patients-, mais il est clair que nous ne sommes pas totalement maîtres de notre poids.

Par exemple, certaines affections favorisent une prise de poids, notamment les maladies des glandes endocrines, comme l'insuffisance thyroïdienne ou le diabète. Les lésions du cerveau affectant le centre de l'appétit peuvent aussi provoquer une prise de poids, extrêmement rapide.

Bien que la perte de poids soit un signe classique de dépression, certains patients déprimés grossissent. Des chercheurs du Département de Psychobiologie des National Institutes of Health (Instituts Nationaux de Santé Mentale des Etats-Unis), ont récemment montré que certaines personnes mangent et dorment davantage et se sentent fatiguées pendant les saisons où la durée d'ensoleillement est moindre. Ces chercheurs, sous la direction du Dr Thomas Wehr, ont donné à ce phénomène le nom de trouble thymique (de l'humeur) saisonnier. Si les personnes atteintes de ce trouble prennent du poids, ce n'est pas à cause d'une augmentation globale de l'appétit, mais de fringales impérieuses de sucre.

Il y a aussi le problème des médicaments. Si certaines personnes consultent leur médecin pour des affections entraînant une prise de poids, d'autres attribuent leur surpoids à une prescription médicamenteuse. Les médicaments suivants, essentiels pour traiter diverses affections, sont connus pour favoriser une prise de poids :

• Les antidépresseurs tricycliques comme par exemple Elavil®, Laroxyl®, Tofranil® ou Sinéquan®.
• Les neuroleptiques comme Largactil® ou Melléril®.
• Les régulateurs de l'humeur comme le lithium.
• Certains antalgiques ou antihistaminiques utilisés pour les céphalées allergiques sévères.
• La cortisone en comprimés.
• Les pilules contraceptives.

Comme vous le voyez, le surpoids n'est pas toujours uniquement une question de volonté.

Des programmes éprouvés à tester

Quand le surpoids provient d'une maladie, le seul remède est sans doute le traitement du problème sous-jacent. Si la prise de poids est un effet indésirable d'un traitement médicamenteux, il faut résoudre un dilemme : les bienfaits du médicament sont-ils plus importants que ce désagrément secondaire ?

En fait, dans la plupart des cas, on ne trouve pas de cause sous-jacente au surpoids. Ce n'est pas pour autant une impasse. Un régime associé à une activité physique peuvent être d'une grande aide.

Nous laissons l'activité physique aux spécialistes. Mais voici notre opinion sur des stratégies nutritionnelles qui ont fait leurs preuves.

La satiété : relevez le défi des fibres

Si vous êtes convaincu que rien ne pourra calmer votre appétit, nous vous lançons un défi!

Les diététiciens ont maintes fois constaté que les patients suivant un régime riche en fibres du fait de troubles digestifs ou d'un diabète ont moins d'appétit. Certains patients trouvent les menus trop copieux, même si leur contenu calorique est identique à celui des régimes pauvres en fibres qui les laissent sur leur faim.

Ne vous le tenez pas pour dit et essayez vous-même. Vous trouverez ci-dessous deux menus préparés par le Dr James W. Anderson, attaché à l'Université du Kentucky et directeur de la Haute Fondation de Recherche sur les Glucides et les Fibres. Ils contiennent à peu près le même nombre de calories, mais leur teneur en fibres varie. Faites l'essai des deux. Si, comme nous le croyons, vous avez moins faim en suivant le régime riche en fibres, vous devrez convenir que votre appétit est réductible.

Régime riche en fibres, 800 calories

Petit déjeuner
  120 ml de lait écrémé
  30 g de céréales All-Bran®
  1 tranche de pain complet grillé
  1/2 banane

Déjeuner
  90 g de haricots blancs avec 30 g de jambon maigre
  85 g de betteraves
  65 g de chou frisé
  1 tranche de pain complet
  5 g de margarine

Dîner
  115 g de carrelet grillé au citron
  1/2 pomme de terre moyenne au four
  80 g de brocoli, cuit
  1 tranche de pain complet
  5 g de margarine

Goûter
  3 pains croustillants suédois de seigle (Wasa)®

Régime pauvre en fibres, 800 calories

Petit déjeuner
    120 ml de lait écrémé
    30 g de riz soufflé ou Rice Krispies®
    1 tranche de pain blanc grillé
    120 ml de jus de pamplemousse

Déjeuner
    Sandwich à la dinde (2 tranches de pain blanc, 45 g de dinde,
      1 cc de mayonnaise)
    180 ml de jus de légumes

Dîner
    60 g de rosbif
    90 g de courgettes
    65 g de riz blanc
    1 tranche de pain blanc ou 1 morceau de baguette
    5 g de margarine

Goûter
    5 petits biscuits salés

Un scoop de taille !

Si vous aimez que les anciens remèdes naturels s'avèrent plus efficaces que les dernières découvertes technologiques, cette stratégie d'amaigrissement va vous plaire.

Une soupe chaude a toujours été considérée comme un moyen simple pour se réchauffer par temps froid. Mais selon de récentes études, elle faciliterait aussi les régimes amaigrissants. Au départ, le Dr John P. Foreyt, professeur au Collège de Médecine Baylor, s'est demandé si manger de la soupe pouvait avoir affecter l'appétit et la consommation alimentaire. Avec ses collègues, il a recruté des sujets ayant un surpoids pour comparer deux régimes dont l'un apportait régulièrement de la soupe et l'autre pas.

Voici ce que le Dr Foreyt a constaté :

• Les membres du groupe prenant de la soupe ont perdu un peu plus de poids pendant l'étude que ceux de l'autre groupe.
• Plus les sujets ont mangé de soupe, plus ils ont maigri.
• Un an après l'étude, les sujets ont été réexaminés. En moyenne, ceux qui avaient suivi le régime standard avaient pris plus d'un kilo, mais ceux ayant suivi le régime soupe n'avaient pris que 450 grammes.

Inutile de le dire, les soupes ne sont pas toutes recommandées pour un régime amaigrissant. En règle générale, on conseille plutôt des soupes non grasses aux légumes. En ajoutant de la crème fraîche ou d'autre graisses animales à la soupe, on gomme tous ses bienfaits pour le poids.

N'hésitez pas à manger du pain

Les personnes au régime ne se nourrissent pas uniquement de soupe. Certaines mettent du pain à table.

Aussi étonnant que cela paraisse, le pain a sa place dans les régimes amaigrissants. Selon des études récentes, ce n'est pas le pain qui menace la ligne, mais les aliments gras avec lesquels on le mange. Les observations du Dr Bjarne K. Jacobsen, un scientifique norvégien, le montrent bien. En analysant les résultats d'une étude sur la santé cardiaque, le Dr Jacobsen a constaté que les personnes qui mangeaient moins de deux tranches de pain par jour pesaient 5 kilos de plus que celles qui en mangeaient de grandes quantités.

Bien sûr, les amateurs de pain pouvaient avoir d'autres caractéristiques favorables à la minceur, par exemple une vie plus active. Néanmoins, des chercheurs de l'Université du Michigan pensent que certains pains aident à calmer l'appétit. En collaboration avec des étudiants de l'université, le Dr Olaf Mickelson et ses collègues ont comparé les effets de deux pains :

l'un blanc, l'autre riche en fibres. Les étudiants consommant du pain riche en fibres (12 tranches par jour!) ont dit avoir moins faim et, pendant les deux mois d'étude, ils ont perdu environ 2 kilos de plus que ceux qui mangeaient la même quantité de pain blanc.

Bien que le pain riche en fibres ait eu davantage d'effet, les étudiants qui dînaient de pain blanc ont perdu en moyenne 7 kilos en deux mois. Considérer le pain comme un ennemi du poids était donc une fausse croyance.

Consommez moins de graisses, fabriquez moins de graisse

Une autre croyance a été battue en brèche. On a longtemps cru que les calories apportées par tous les types d'aliments (protéines, glucides, alcool, graisses) avaient le même effet sur le poids. Autrement dit, 3.500 calories excédentaires sous forme de beurre, de pain ou autre étaient censées faire prendre 500 g de graisse.

Mais l'étude de Laurence Lisner et de ses collègues de l'Université Cornell à Ithaca, dans l'état de New York, a infirmé cette croyance. Ils ont comparé les effets de trois régimes plus ou moins riches en graisses sur la consommation alimentaire et le poids de plusieurs femmes. Voici leurs résultats :

• En suivant un régime apportant la moitié des calories sous forme de graisses, les femmes ont eu tendance à prendre en moyenne 2.700 calories par jour et ont grossi de 300 g en deux semaines.

• Avec un régime apportant le tiers des calories sous forme de graisses, leur consommation moyenne a baissé à 2.300 calories par jour et leur poids est resté stationnaire.

• Avec un régime apportant le cinquième des calories sous forme de graisses, les femmes ont consommé en moyenne 2.100 calories par jour et elles ont perdu plus de 400 g en deux semaines.

Conclusion? Ce sont surtout les graisses alimentaires qui provoquent des surcharges graisseuses dans l'organisme. Raison de plus pour manger du pain, en évitant juste de le tartiner généreusement.

Les compléments sont légitimes

Doit-on prendre des compléments diététiques pendant un régime amaigrissant? A notre avis, c'est une bonne idée. Il est vraiment compliqué de suivre un régime amaigrissant et de veiller en même temps à satisfaire tous ses besoins nutritionnels. La prise de compléments peut simplifier la tâche.

En règle générale, nous recommandons un complément de vitamines et éléments minéraux multiples pendant la durée du régime amaigrissant (si vous n'en prenez pas déjà). Si votre régime comporte peu de produits laitiers ou d'aliments riches en calcium, vous pouvez aussi prendre un complément de calcium.

Des bienfaits en prime

Un sentiment de mieux-être et une silhouette plus agréable sont les récompenses immédiates d'un régime amaigrissant réussi. Mais il y a aussi des récompenses à long terme. Surveiller son poids a des avantages invisibles mais énormes, puisqu'un surpoids est un facteur de risque d'hypertension artérielle, d'excès de cholestérol, de diabète, de rhumatismes et de cancer de l'endomètre chez la femme.

Si vous avez déjà un diabète, une hypertension artérielle ou un excès de cholestérol, un amaigrissement peut vous aider à les corriger. De plus, il améliore la tolérance à l'effort et l'activité physique préconisée pour garder la ligne vous semblera plus facile.

Ces avantages valent-ils la peine? Demandez à ceux qui ont réussi!

Régime à calories comptées

Êtes-vous disposé à suivre un régime amaigrissant basé sur une restriction des graisses et des calories et un apport accru en fibres et glucides complexes? Ces menus pour sept jours vous mettront sur la voie. Pour bien débuter, commencez votre déjeuner et/ou votre dîner par une soupe peu calorique. Bonne chance!

Jour 1

Petit déjeuner
    1 tranche de pain grillé
    1 œuf brouillé
    1 orange
    235 ml de lait écrémé
    café

Déjeuner
    Pita fourrée à la dinde (1 pita, 1 cs de mayonnaise allégée,
        2 cs de yaourt maigre nature, 85 g de blanc de dinde,
        quelques feuilles de laitue, 1 tomate fraîche, 2 branches
        de céleri)
    235 ml de jus de légume

Goûter
    1 pomme

Dîner
    155 g de crabe cuit
    1 cs de mayonnaise allégée
    115 g de brocoli
    5 g de margarine
    1/2 pomme de terre au four avec 2 cs de yaourt allégé
    1 cs de ciboulette
    1 carotte crue
    235 ml de lait écrémé

(suite)

Régime à calories comptées (suite)

Jour 2

Petit déjeuner
 240 g de flocons d'avoine cuits
 1 papaye
 235 ml de lait écrémé
 café

Déjeuner
 Salade (quelques feuilles de laitue, 55 g d'épinards frais,
  1/2 tomate fraîche, 8 tranches de concombre, 1 branche de
  céleri, 85 g de saumon)
 1 tranche de pain ou 1 morceau de baguette
 235 ml de thé glacé

Goûter
 1 banane en tranches avec 75 g de fraises fraîches

Dîner
 85 g de blanc de poulet (sans la peau)
 100 g de riz brun
 3 tranches de tomate
 85 g de haricots beurre
 7 g de margarine allégée

Jour 3
 Petit déjeuner
 1/2 pamplemousse rose
 125 g de yaourt allégé nature
 2 tranches de pain complet grillées
 10 g de margarine allégée
 235 ml de lait écrémé
 café

Déjeuner
 85 g de thon en conserve au naturel
 1/2 cs de mayonnaise allégée
 quelques feuilles de laitue
 1 tranche de pain d'épice
 160 g de melon cantaloup

Goûter

    250 g de pêches au jus en boîte

    235 ml de thé glacé

Dîner

    85 g de bifteck d'aloyau (dégraissé)

    85 g de haricots verts

    120 g de compote de pommes non sucrée

    90 g de courgettes cuites

    5 g de margarine allégée

    235 ml de lait écrémé

Jour 4

Petit déjeuner

    30 g de flocons de blé

    80 g de raisins

    235 ml de lait écrémé

    café

Déjeuner

    Sandwich au poulet et au concombre (60 g de blanc de poulet
        sans la peau, 2 tranches de pain complet, 1 cc de
        mayonnaise allégée, 10 tranches minces de concombre)

    235 ml de lait écrémé

Goûter

    250 g de yaourt ou de yaourt à boire allégé

Dîner

    85 g de bœuf haché très maigre

    1 pomme de terre au four

    60 g de yaourt maigre

    1 tomate fraîche

    Salade d'épinards (épinards frais, 20 g de champignons, 1 cs de
        vinaigrette allégée)

(suite)

Régime à calories comptées (suite)

Jour 5

Petit déjeuner

    30 g de céréales prêtes à l'emploi (par exemple, Special K®)
    1 banane
    235 ml de lait écrémé
    café

Déjeuner

    Salade (350 ml de laitue, 1 tomate fraîche, 2 branches de céleri,
        10 tranches de concombre, 5 radis, 1 cs de vinaigrette
        allégée)
    235 ml de lait écrémé

Goûter

    100 g de brocoli, carottes et chou-fleur mélangés
    125 g de yaourt allégé nature aromatisé d'ail et d'oignon
        semoule

Dîner

    6 huîtres
    1 morceau de baguette
    5 g de margarine allégée
    9 asperges
    1 pomme au four

Jour 6

Petit déjeuner

    2 galettes de riz
    250 g de yaourt allégé nature
    125 g de pêches au jus en boîte
    235 ml de lait écrémé
    café

Déjeuner

    Sandwich à la dinde (2 tranches de pain complet, 60 g de blanc
        de dinde sans la peau, _ cs de mayonnaise allégée, quelques
        feuilles de laitue, 30 g de tome à 20% de matière grasse)
    1 carotte et 1 céleri crus en bâtonnet
    235 ml de jus de légumes

Goûter
> 235 ml de fraises fraîches

Dîner
> 85 g de bifteck d'aloyau maigre (dégraissé)
> 100 g de riz brun
> 115 g de brocoli
> 1/2 tomate fraîche
> 5 g de margarine allégée

Jour 7

Petit déjeuner
> 1 œuf poché
> 1 tranche de pain grillé avec de la confiture hypocalorique
> 1 poire fraîche
> 235 ml de lait écrémé
> café

Déjeuner
> Sandwich au fromage grillé (2 tranches de pain complet, 30 g
> de tome à 20% de matière grasse, 5 g de margarine allégée)

Goûter
> 1 banane

Dîner
> 85 g de carrelet grillé
> 1 pomme de terre au four
> 60 g de yaourt maigre nature
> 80 g de brocoli, cuit
> 60 g de chou-fleur, cuit
> 5 g de margarine allégée

SYNDROME DU CÔLON IRRITABLE

Des aliments à la rescousse

Les gastro-entérologues, les médecins spécialistes de l'appareil digestif, sont très demandés de nos jours. La liste des affections digestives est déjà longue, et elle ne cesse de s'allonger. Cependant, un trouble motive près de la moitié des consultations en gastro-entérologie : c'est le syndrome du côlon irritable, également appelé colopathie fonctionnelle ou plus rarement colite spasmodique.

Comme toute personne atteinte du syndrome du côlon irritable le vous dira, cette affection rend la vie difficile. Les symptômes varient d'une personne à l'autre. Ils sont au minimum ennuyeux et au pire invalidants. Voici les plus typiques :

- Douleurs abdominales, ballonnements ou gaz.
- Selles irrégulières ou diarrhée.
- Nausée ou perte de poids.
- Maux de tête, fatigue et/ou manque de concentration.
- Anxiété et/ou dépression.

En général, les crises d'irritabilité colique suivent un schéma stéréotypé chez chaque patient. Certaines crises semblent survenir sans raison apparente, mais le plus souvent, elles sont provoquées par des facteurs comme le stress, l'abus de laxatifs, l'alcool, le tabac, le café, le thé, d'autres aliments problématiques ou le manque de sommeil.

Données de base sur le syndrome du côlon irritable

Etant donné sa fréquence, les médecins ont accumulé beaucoup d'informations sur le syndrome du côlon irritable. Ils ont aussi intensifié leurs recherches ces derniers temps sur le syndrome. Nous en savons donc beaucoup plus long sur cette affection qu'il y a dix ans.

Voici certaines données fondamentales utiles à toute personne présentant (ou suspecte de présenter) un syndrome du côlon irritable.

424

• Cette irritabilité du côlon est due à une activité musculaire anormale du tube digestif.

• Le syndrome du côlon irritable est un trouble "fonctionnel". Autrement dit, il n'y a pas de lésion visible de l'intestin; c'est son fonctionnement qui est perturbé.

• Les femmes sont trois fois plus touchées que les hommes. Les femmes atteintes de ce syndrome se plaignent aussi souvent de troubles liés aux règles, notamment les jours précédents (syndrome prémenstruel).

• Certaines personnes ont une prédisposition congénitale au syndrome du côlon irritable. Elles ont une tendance innée à avoir des affections des muscles "lisses", dont le syndrome du côlon irritable est un exemple.

Il est donc clair que le traitement du syndrome du côlon irritable ne relève pas de l'amateurisme. L'intervention d'un médecin est importante, non seulement pour identifier sa ou ses causes et prescrire un traitement, mais aussi pour surveiller l'apparition des complications potentielles. Ce syndrome peut par exemple se compliquer d'un trouble de l'absorption intestinale ou d'une diverticulose colique. C'est pourquoi il nécessite un suivi régulier par un médecin compétent.

Comme le syndrome du côlon irritable est influencé par divers facteurs, les médecins ont tendance à privilégier une approche thérapeutique globale de la personne. Cette prise en charge globale vise à améliorer la résistance au stress et la qualité du sommeil, à encourager l'activité physique, à modérer la consommation d'alcool et de tabac et, bien sûr, à favoriser une alimentation saine. Une méthode seule peut certes suffire dans certains cas, mais prendre un médicament ou un seul aliment de plus (ou éviter un aliment donné) peut faire une énorme différence.

Les fibres, toujours les fibres

Précisons d'abord que l'alimentation ne résoud pas tous les cas de syndrome du côlon irritable. Néanmoins, un traitement nutritionnel nous paraît remarquable. C'est le son. Le son a soulagé de nombreuses atteintes de ce syndrome, surtout quand le problème s'accompagnait d'une constipation.

Les conclusions d'une étude réalisée par le Dr A.P. Manning à l'Hôpital Royal de Bristol , en Angleterre, résume bien les avantages du son. Le Dr Manning a divisé des patients ayant un côlon irritable en deux groupes, et a prescrit un régime riche en fibres de blé insolubles à un groupe et un régime pauvre en fibres à l'autre. Voici les résultats des deux régimes chez ces patients :

• Les douleurs ont diminué dans le groupe prenant beaucoup de fibres, mais pas dans l'autre.

• Le transit intestinal s'est amélioré dans un cas sur deux avec le régime riche en fibres, mais dans seulement un cas sur sept avec le régime pauvre en fibres.

• Au départ, beaucoup de patients éliminaient du mucus (une sorte de glaire) dans les selles. Le régime pauvre en fibres n'a eu aucun effet sur ce symptôme, mais le régime riche en fibres l'a atténué dans plus des trois quarts des cas.

Le Dr Manning et son confrère le Dr K. W. Heaton ont envoyé un questionnaire à des gastro-entérologues et ont constaté que 93 pour cent de ces spécialistes prescrivaient du son de blé, des régimes riches en fibres insolubles, ou les deux, aux patients présentant un syndrome du côlon irritable avec une constipation. Environ 84 pour cent de ces mêmes médecins prescrivaient un traitement semblable si le syndrome du côlon irritable s'accompagnait de diarrhée. Vu le taux de succès obtenu par le Dr Manning, on comprend que tant de médecins aient adopté cette méthode.

Comment faire pour consommer beaucoup de fibres? Vous trouverez un modèle de régime riches en fibres dans "Se gaver de fibres", page 25. Pour certaines personnes, rien ne vaut le son brut. Il est donc logique d'essayer d'abord d'ajouter du son non raffiné à son alimentation. C'est une mesure simple, assez agréable et extrêmement efficace dans de nombreux cas.

La question de l'allergie

Les approches diététiques du syndrome du côlon irritable commencent par les fibres, mais elles ne s'arrêtent pas là. En fait, en supprimant les "aliments déclenchants", des personnes ressentent une énorme amélioration. Nous sommes convaincus que l'allergie alimentaire est responsable de certains cas de syndrome du côlon irritable. Dans d'autres cas, la cause est une simple intolérance alimentaire. (Pour de plus amples détails sur la différence entre l'allergie et l'intolérance alimentaire, consultez la rubrique sur l'allergie, page 25.)

Le Dr M. Petitpierre, un chercheur suisse, a décidé de vérifier si une sensibilité anormale à certains aliments pouvait expliquer certains cas de syndrome du côlon irritable. Pour cela, il a demandé à 24 patients de suivre un régime excluant les aliments responsables de la plupart des allergies. Le régime de base comprenait du poisson d'eau douce, des abricots, du riz, plus du pain de farines de maïs et de soja. Le Dr Petitpierre a ensuite introduit les aliments testés, un par un, pour voir s'ils déclenchaient des symptômes. Environ la moitié des patients ont réagi à un ou plusieurs aliments. Les aliments problématiques les plus courants ont été le lait, le blé, les œufs, les noix, les pommes de terre et les tomates. Dans cette liste, les quatre premiers sont des causes fréquentes d'allergie alimentaire.

Naturellement, les patients hypersensibles à certains aliments ont reçu la consigne de les éviter. Le résultat? Au bout de six mois, environ les deux tiers n'avaient plus de symptômes.

Ces résultats nous impressionnent. Mais comme l'a souligné le Dr Petitpierre, seuls certains de ses patients se sont révélés véritablement allergiques aux aliments responsables de leur irritabilité colique. D'autres étaient juste intolérants à ces aliments. De toute manière, qu'il s'agisse d'une allergie ou d'une intolérance, le plus important est la réussite du régime.

Dans le cadre d'une autre étude, le Dr J.F. Fielding et la diététicienne Kathleen Melvin ont questionné des patients atteints du syndrome du côlon irritable sur les aliments déclenchants. Comme vous l'imaginez, la liste était longue et variée. Au lieu de vous énumérer tous les aliments accusés, nous citerons les plus courants :

- Fruits : pommes, bananes, oranges, fruits secs.
- Légumes : légumes verts (feuilles), oignons, pois et pommes de terre.
- Aliments fumés ou frits : bacon, frites, saucisses.

Les spécialistes du syndrome du côlon irritable vont sans doute controverser pendant longtemps de la valeur de ces études. Peu importe, car s'il vous suffit d'éviter certains aliments pour soulager vos symptômes, pourquoi ne pas essayer?

TOFU

La rencontre de l'Orient et de l'Occident

Environ 86 calories par morceau de 6 centimètres de côté

Lorsqu'on veut vanter les vertus du tofu, aussi appelé le lait caillé de soja, on ne sait pas par où commencer, car tout dépend des intérêts nutritionnels de chacun.

Les protéines? Le tofu en regorge : 9 grammes par morceau. La teneur en calories? Le tofu en fournit moins de 100 par portion. Les éléments minéraux? Le tofu est riche en calcium et en fer, mais il ne contient presque pas de sodium. Comme vous pouvez le constater, c'est un aliment bien équilibré.

Plus impressionnant encore est le rôle que peut jouer le tofu dans le contrôle du taux de cholestérol. Des recherches menées par le Dr Michael Liebman et par Carolyn Dunn de l'Université de Caroline du Nord à Greensboro en est un bon exemple. Le Dr Liebman et C. Dunn ont donné à deux groupes de volontaires des régimes en tous points identiques à l'exception d'un ingrédient : environ 60 grammes de fromage au premier groupe et du tofu en quantité suffisante pour fournir le même nombre de calories au deuxième groupe.

Le résultat? Le taux de cholestérol des sujets ayant mangé du tofu au lieu du fromage a diminué de 16 points. L'explication est évidente. Le tofu ne contient presque pas de graisses saturées, tandis que le fromage en regorge.

Au marché : Dans les magasins de produits naturels, le tofu est habituellement vendu dans des emballages de 200 à 300 grammes au rayon des produits laitiers. Pour la friture, le type ferme est préférable; le tofu mou convient pour préparer des purées. Les marchés orientaux vendent souvent du tofu en vrac dans de grands barils ouverts. En général, il est frais, car il s'en vend beaucoup. On peut aussi se procurer du tofu dans des emballages stériles dans les marchés orientaux ou dans les magasins d'aliments naturels. Il s'agit surtout de tofu de type mou qui se conserve à température ambiante.

Récemment, des produits de tofu assaisonnés d'épices et de fines herbes que l'on peut couper en morceaux et ajouter aux salades sont apparu sur le marché. Ces tofus assaisonnés, se vendent, comme le tofu nature, sous forme de blocs.

Trucs culinaires : Le tofu emballé doit être conservé au réfrigérateur jusqu'à la date de péremption. Une fois l'emballage ouvert, gardez le tofu dans de l'eau que vous changerez tous les jours. Procédez de même pour le tofu en vrac, qui se conserve environ une semaine.

Pour préparer le tofu, il faut d'abord l'égoutter. Si vous l'utilisez cru, dans des vinaigrettes ou des mousses, faites-le blanchir. Déposez le bloc de tofu dans une passoire et versez de l'eau bouillante pendant environ 20 secondes. Lorsque vous le faites frire ou sauter, agitez la poêle pour empêcher que le tofu ne se défasse pendant la cuisson.

Le plaisir : Le tofu a une délicate saveur de noisette qui se marie bien à toutes sortes d'aliments. Voici quelques trucs pour vous mettre sur la bonne voie.

• Coupez les blocs de tofu en deux horizontalement. Faites-les mariner dans du bouillon assaisonné de sauce de soja, gingembre, d'ail et d'oignons nouveaux émincés. Faites mijoter le tofu dans sa marinade dans une poêle anti-adhésive jusqu'à ce qu'il soit bien chaud. Servez chaud.

• Coupez le tofu en lamelles et ajoutez-le à du bouillon ou de la soupe aux légumes environ 5 minutes avant de servir.

• Pour obtenir une consistance onctueuse sans ajouter de crème, ajoutez un peu de tofu blanchi à la vinaigrette. Mélangez avec un robot ménager ou un mixeur jusqu'à l'obtention d'une consistance onctueuse.

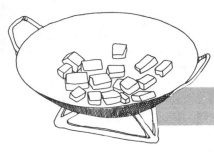

Tofu braisé aux giroles

340 grammes de tofu
1 gousse d'ail émincée
1/2 cc de gingembre râpé
1 cs de sauce de soja
1 cs de vinaigre de riz
70 g de giroles ou de
   champignons blancs
   coupés en lamelles
350 ml de bouillon de
   bœuf
1 cc d'huile de sésame
   grillé
2 oignons nouveaux
   hachés

Coupez le tofu en morceaux et mettez-le dans un plat creux. Dans un bol, mélangez l'ail, le gingembre, la sauce de soja et le vinaigre. Versez la marinade sur le tofu et mélangez bien pour enrober les morceaux. Laissez mariner pendant une heure.

Versez le tofu et la marinade dans une grande poêle. Ajoutez les champignons et le bouillon. (Déposez délicatement le tofu pour ne pas qu'il se défasse.) Portez à ébullition, puis baissez le feu. Laissez mijoter à feu doux jusqu'à ce que le tofu soit cuit et le bouillon réduit de moitié (environ 10 minutes).

Ajoutez l'huile de sésame et garnissez d'oignons. Servez chaud en plat principal avec du riz et un bol de bouillon ou une salade de légumes marinés.

Donne 4 portions

TOMATES

Bien mûres, elles sont savoureuses

23 calories par tomate de 7 cm

Voici une histoire étonnante à votre intention.

Le Dr Graham A. Colditz et ses collègues de la Faculté de Médecine de Harvard ont questionné plus de mille personnes sur leurs habitudes alimentaires et ont suivi leur état de santé pendant cinq ans. Voici ce qu'ils ont découvert. Les gens qui mangent des tomates ou des fraises au moins une fois par semaine sont moins susceptibles que les autres de mourir d'un cancer.

Est-ce une autre corrélation aléatoire, un hasard scientifique ? C'est possible. Pourtant, le profil nutritionnel de la tomate, riche en vitamines A et C et en fibres, correspond exactement aux recommandations pour prévenir le cancer que l'Institut National du Cancer des Etats-Unis et d'autres organismes ont émises à partir des connaissances actuelles sur le lien entre l'alimentation et cette maladie.

C'est pourquoi les résultats de cette étude ne nous surprennent pas. Mais nous avons toujours aimé les tomates et nous sommes convaincus de leurs bienfaits pour le cœur depuis déjà longtemps. Comme un grand nombre de nos légumes préférés, les tomates contiennent peu de sodium et de graisses et elles sont riches en potassium.

Au marché : Une bonne tomate est lisse, bien formée et odorante. Les grosses tomates rondes sont excellentes en salade, les tomates italiennes étant meilleures pour les sauces. Les minuscules tomates cerises conviennent dans les salades et avec l'apéritif. Ces trois types de tomates existent en variétés rouges, roses ou même jaunes.

Les tomates fraîches sont beaucoup moins savoureuses en hiver. Pâles, dures et fades, elles peuvent complètement gâcher une recette. À cette saison, prenez plutôt des tomates en conserves, mais vérifiez l'étiquette pour vous assurer qu'elles ne contiennent pas de produits chimiques.

Trucs culinaires : Pour plus de saveur, gardez les tomates fraîches à température ambiante. Elles mûrissent à des températures variant entre 10° et 30 °C, mais il est préférable de ne pas les exposer au soleil, car elles perdent leur saveur. On peut aussi faire mûrir les tomates dans une enceinte de maturation des fruits ou dans un sac en papier kraft avec un morceau de fruit mûr.

Pour congeler les tomates fraîches, faites-les blanchir dans de l'eau bouillante pendant 2 minutes, plongez-les rapidement dans l'eau glacée, puis égouttez-les. Pelez-les ou mixez-les si vous préférez et faites-les congeler en portions de la taille voulue pour vos recettes préférées. Elles se gardent environ un an.

Pour peler les tomates, faites-les blanchir dans de l'eau bouillante pendant environ 30 secondes. Plongez-les rapidement dans de l'eau glacée, puis égouttez-les. Lorsqu'elles sont suffisamment refroidies, pelez-les avec un économe. Pour éviter qu'elles ne prennent un goût amer, il faut enlever la peau des tomates que l'on veut faire cuire longtemps.

Le plaisir : Rien ne vaut les tomates pour ajouter de la couleur et de la saveur aux soupes, aux salades et aux sautés. Voici quelques suggestions :

• Préparez une salade de tomates rouges et jaunes. Ajoutez-y des oignons nouveaux émincés, de l'aneth frais et une vinaigrette au citron.

• Mettez un rang de tranches de tomates épaisses dans un plat allant au four. Assaisonnez de basilic, d'origan et d'huile d'olive. Faites cuire les tomates au four jusqu'à ce qu'elles soient tendres et odorantes (environ 20 minutes). Servez comme plat d'accompagnement chaud.

• Mélangez des tomates émincées et des oignons doux émincés avec des morceaux de poivron. Ajoutez de l'huile d'olive et un vinaigre robuste. Laissez reposer pendant 30 minutes et servez comme sauce avec des tortillas, des omelettes ou des pâtes.

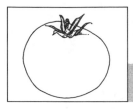

Tomates sautées à l'ail

2 cc d'huile d'olive
2 gousses d'ail
1/2 cc de basilic sec
450 g de tomates fraîches,
    épépinées et coupées
    en morceaux
ciboulette fraîche
    émincée.
fromage Romano ou
    Asiago fraîchement
    râpé

Faites chauffer l'huile à feu moyen dans une grande poêle anti-adhésive. Ajoutez l'ail, le basilic et les tomates. Faites sauter à feu moyen jusqu'à ce que les tomates commencent à ramollir, environ deux ou trois minutes. Ajoutez le fromage Romano ou Asiago râpé et servez chaud comme plat d'accompagnement avec du poulet grillé, par exemple.

Donne 4 portions

TRIGLYCÉRIDES

Les cousins germains du cholestérol

Les triglycérides ne sont pas aussi bien connus que leur célèbre cousin, le cholestérol, mais ils commencent à retenir davantage l'attention.

Comme le cholestérol, les triglycérides sont des corps gras qu'on trouve dans le sang, et s'ils sont présents en excès, ils semblent augmenter le risque de maladie cardiaque ou vasculaire.

Tous les médecins ne sont pas convaincus qu'un taux élevé de triglycérides contribue directement à la maladie cardiaque. Mais sachant cette possibilité, la plupart pensent que "mieux vaut prévenir que guérir" et prennent des mesures pour remédier à l'excès de triglycérides. Cela s'explique peut-être par le fait qu'un taux élevé de triglycérides s'accompagne souvent d'un très faible taux de cholestérol HDL, le cholestérol bon pour le cœur. Cette raison justifie à elle seule un dosage des triglycérides.

Les dosages sont-ils exacts?

Avant de faire doser vos triglycérides, permettez-nous de vous donner juste un conseil : pour que le résultat du dosage soit fiable, vous devez être vraiment à jeun au moment de la prise de sang. En général, un jeûne de huit heures est recommandé.

Malheureusement, tout le monde ne suit pas ce conseil. Donc, nous aimerions vous donner quelques explications supplémentaires. Comme il s'agit d'une variété de lipides, la teneur du sang en triglycérides dépend de la quantité de graisses consommées dans les heures précèdentes. Au Centre des Sciences du Sport de la Faculté de Médecine de l'Université de Capetown, Jonathan C. Cohen et ses collègues ont démontré qu'après l'ingestion d'un repas contenant des graisses, le taux de triglycérides sanguins augmente et demeure plus élevé pendant plusieurs heures.

De plus, le taux de triglycérides augmente proportionnellement à la quantité de graisses ingérée. Donc, si vous mangez un petit déjeuner copieux et riche en graisses immédiatement avant l'examen, le dosage donnera une fausse idée de votre taux de triglycérides courant. Des recherches menées par le Dr Bjarne K. Jacobsen et ses collègues de l'Université de Tromso en Norvège montrent que le taux de triglycérides de personnes qui viennent de manger est de 20 pour cent plus élevé que celui de personnes qui ont jeûné pendant 8 heures avant la prise de sang.

Ces 20 pour cent supplémentaires peuvent suffire à hausser un taux de triglycérides normal à un niveau anormal. Allons, un jeûne de huit heures les rares fois où vous devez subir un dosage des triglycérides n'est pas trop demander pour vous assurer que les résultats vous représentent vraiment.

Le poisson d'abord!

L'étude Jacobsen sur la santé cardiaque n'établit pas uniquement un lien entre le taux de triglycérides et la consommation récente de graisses, mais elle indique aussi que ce taux diminue proportionnellement à la quantité de poisson dans l'alimentation. En fait, le poisson est un aliment qui retient l'attention des chercheurs partout dans le monde.

Par exemple, l'équipe de recherche du Dʳ David Robinson et du Dʳ Jose Day du Centre de Recherche Médicale BUPA de Londres a comparé deux ethnies d'Afrique de l'Est en les soumettant à des examens de santé variés. La différence la plus marquée résidait dans leurs taux de triglycérides. Le taux moyen des hommes qui consommaient régulièrement du poisson était de 31 pour cent moins élevé que celui des autres, une différence impressionnante!

L'influence du poisson sur le taux de triglycérides est chaudement débattu dans les cercles scientifiques. Ainsi, dans un récent numéro du journal Nutrition Reviews, un article faisait un survol de la recherche actuelle sur ce sujet et concluait que les acides gras oméga-3 qu'on trouve dans le poisson abaissent le taux de triglycérides des animaux de laboratoire. Ajoutez à cela les résultats d'études portant sur des êtres humains et vous conviendrez que le poisson a vraiment sa place dans un régime visant à réduire le taux de triglycérides.

D'autres facteurs alimentaires

Comme le taux de cholestérol sanguin, les triglycérides sont sensibles à de nombreux facteurs alimentaires. Malheureusement, ceux-ci peuvent varier d'une personne à l'autre. Certaines personnes dont le taux de triglycérides est élevé sont sensibles à l'alcool, d'autres au sucre et d'autres encore doivent perdre quelques kilos en trop. Bref, il n'y a pas un régime universel pour réduire le taux de triglycérides. Il est donc préférable de personnaliser le régime destiné à réduire le taux de triglycérides.

On ne sait pas si le poisson marche aussi bien chez toutes les personnes ayant un excès de triglycérides, mais nous le recommandons sans hésiter et pour de bonnes raisons. Les nutritionnistes recommandent aux personnes qui suivent un régime pour abaisser leur taux de triglycérides de réduire aussi leur consommation de graisses saturées et de cholestérol dans l'espoir de maintenir leur taux de cholestérol dans des limites acceptables. Comme vous le savez, le poisson est l'aliment de choix pour ce faire.

Adieu les triglycérides

Comme nous l'avons déjà mentionné, le meilleur régime pour abaisser le taux de triglycérides est un régime personnalisé. Néanmoins, nous vous proposons des menus pour une semaine qui illustrent les principes de base d'un tel régime, c'est-à-dire une teneur peu élevée en graisses et en calories, et de généreuses rations de poisson.

Jour 1

Petit déjeuner
   120 g de crème de blé cuite
   1 tranche de pain
   5 g de margarine
   1/2 pamplemousse blanc
   120 ml de jus d'orange
   café

Déjeuner
   85 g de blanc de poulet (sans la peau)
   2 tranches de pain complet
   quelques feuilles de laitue
   6 tranches de concombre
   100 g de riz brun
   65 g de framboises fraîches
   235 ml de lait écrémé

Goûter
   30 g de fromage cheddar ou de conté

Dîner
   85 g de filet de saumon
   80 g de brocoli cuit
   1 petite pomme de terre au four
   1 tranche de pain
   15 g de margarine
   120 g de compote de pommes non sucrée
   235 ml de lait écrémé
   80 g de morceaux de melon à chair verte
   80 g de morceaux de melon cantaloup

Jour 2

Petit déjeuner
   90 g de gruau de maïs cuit
   1 tranche de pain aux raisins
   235 ml de lait écrémé
   120 ml de jus d'orange
   café

Déjeuner
   85 de thon au naturel
   _ cs de mayonnaise allégée
   2 tranches de pain ou 2 morceaux de baguette
   1 petite pomme

Goûter
   250 g de yaourt maigre
   4 biscuits secs

Dîner
   70 g de bifteck d'aloyau (sans graisse)
   100 g de riz brun
   80 g de choux de Bruxelles
   2 carottes
   15 g de margarine
   235 ml de lait écrémé
   1 pêche fraîche en tranches

Jour 3

Petit déjeuner
   30 g de céréales Special K®
   80 ml de lait écrémé
   75 g de myrtilles fraîches
   1 tranche de pain complet
   5 g de margarine

Déjeuner
   Salade d'épinards (135 g d'épinards frais, 1 branche de céleri, 4 radis,
      1 petit oignon , 6 tranches de concombre, 1 cs de vinaigrette)
   2 tranches de pain aux raisins
   1 poire fraîche
   235 ml de lait écrémé

(suite)

Adieu les triglycérides (suite)

Goûter
>   70 g de raisins

Dîner
>   85 g de blanc de dinde
>   120 g de gombo cuit (au rayon exotique)
>   1/2 pomme de terre au four
>   2 tranches de pain complet
>   7 g de margarine
>   120 ml de jus d'ananas en conserve
>   235 ml de lait écrémé

Jour 4

Petit déjeuner
>   30 g de céréales non sucrées
>   2 tranches de pain
>   1 cs de confiture
>   235 ml de jus de pamplemousse
>   café

Déjeuner
>   85 g de thon au naturel
>   1/2 cs de mayonnaise allégée
>   2 tranches de pain complet
>   235 ml de lait écrémé
>   85 g de haricots de Lima
>   125 g de framboises fraîches

Goûter
>   20 g de popcorn

Dîner
>   85 g d'huîtres
>   100 g d'aubergine
>   100 g de riz brun
>   6 asperges
>   120 g de compote de pomme non sucrée
>   1 tranche de pain
>   15 g de margarine
>   1 abricot frais en morceaux
>   235 ml de lait écrémé

Jour 5

Petit déjeuner
   30 g de blé moulu (Weetabix®)
   1 papaye
   2 tranches de pain aux raisins
   7 g de margarine
   café

Déjeuner
   85 g de blanc de poulet (sans la peau)
   1/2 cs de mayonnaise allégée
   75 g de nouilles
   2 tranches de pain
   quelques feuilles de laitue
   150 g de fraises fraîches

Dîner
   85 g de darnes d'espadon ou de saumon
   1 petite pomme de terre au four
   90 g d'épinards cuits
   55 g de haricots verts
   1 tranche de pain complet
   15 g de margarine
   235 ml de lait écrémé
   80 g de morceaux de pastèque

Jour 6

Petit déjeuner
   240 g de flocons d'avoine cuits
   80 ml de lait écrémé
   1 tranche de pain
   1 cs de confiture ou marmelade
   235 ml de jus de pamplemousse
   café

(suite)

Adieu les triglycérides (suite)

Déjeuner
Salade d'épinards (40 g d'épinards frais, 35 g de châtaignes
    d'eau, 6 tranches de concombre, 4 radis, 1 petit oignon, 1 cs
    de vinaigrette)
2 morceaux de baguette
235 ml de lait écrémé
125 g de pêches en conserve dans leur jus

Goûter
1 pomme
30 g d'emmenthal

Dîner
85 g de carrelet au four
salade: quelques feuilles de laitue et 1 petite tomate
1/2 patate douce au four
80 g de choux de Bruxelles
95 g de haricots cocos ou lingots
7 g de margarine
160 g de salade de melons
180 ml de lait écrémé

Jour 7

Petit déjeuner
240 g de crème de blé cuite
1 banane
120 ml de jus de pomme

Déjeuner
85 g de blanc de dinde (sans la peau)
1/2 cs de mayonnaise allégée
quelques feuilles de laitue
2 tranches de pain complet
95 g de haricots pie
1 petite pomme
235 ml de lait écrémé

Goûter
2 biscuits secs

Dîner
 85 g de côtelette de veau
 115 g de brocoli cuit
 100 g de purée de pomme de terre
 100 g de courge d'hiver au four
 10 g de margarine
 1 tranche de pain de seigle
 75 g de fraises fraîches et 50 g de sorbet aux fruits

TROUBLES DE L'AUDITION

Ecoutez les bonnes nouvelles!

A défaut de pouvoir inverser le cours du temps, on peut éviter certains troubles liés au vieillissement. C'est vrai notamment pour les problèmes d'audition. La baisse progressive de l'acuité auditive au fil du vieillissement vous paraît-elle inéluctable? Si oui, poursuivez cette lecture.

Parmi les affections de l'oreille, nous tenons à mentionner en particulier le syndrome (ou vertige) de Ménière. Cette maladie de l'oreille interne affecte non seulement la perception des sons, mais aussi l'équilibre. Elle se traduit par des vertiges, une baisse progressive de l'audition et des bourdonnements d'oreille, des symptômes assez éprouvants.

Les indices

Dans certains cas, la cause du syndrome de Ménière ne peut pas être identifiée. Heureusement, le Dr James T. Spencer Jr. a refusé de considérer ces cas comme une manifestation inévitable du vieillissement. Professeur de médecine à l'Université de West Virginia, le Dr Spencer a étudié de près les caractéristiques de plus de 400 patients atteints du syndrome de Ménière. Parmi ces patients, une grande majorité étaient obèses et avait une tolérance anormale au glucose, et un sur deux avait un excès de graisses dans le sang.

Convaincus que ces facteurs, des ennemis notoires du cœur, pouvaient intervenir dans leur problème d'oreille interne, le Dr Spencer a demandé à ces patients de perdre du poids et de suivre un régime abaissant le taux de cholestérol.

Grâce à ces deux mesures, certains patients ont obtenu une amélioration "phénoménale" de leur acuité auditive, puisqu'ils ont récupéré 30 décibels, un progrès énorme! De plus, certains symptômes, comme les maux de tête et la sensation de pression dans la tête et les oreilles, se sont atténués assez rapidement. Certains patients ont ressenti ces bienfaits au bout d'un mois ou deux.

Le Dr Spencer a aussi noté que les patients améliorés par son traitement avaient l'air plus sveltes du fait de l'amaigrissement, se trouvaient (ou paraissaient) plus énergiques et se sentaient rajeunis. Ces patients sont pleins de gratitude pour leur médecin, et il est facile de comprendre pourquoi!

L'alimention intervient une fois encore

Si votre médecin n'est pas convaincu par ces résultats, vous pouvez lui citer ceux d'autres chercheurs, comme le D[r] Jœl F. Lehrer, de la Faculté de Médecine et de Dentisterie du New Jersey. Il s'est surtout intéressé aux patients sujets à des vertiges dus au syndrome de Ménière ou à un autre dysfonctionnement des labyrinthes (les organes de l'équilibre situés dans l'oreille interne).

Parmi ces patients, le Dr Lehrer a souvent décelé un excès de graisses dans le sang ou une intolérance au glucose. Il a recommandé à chaque patient de suivre un régime adapté à son état. Là encore, les résultats ont été impressionnants : les accès de vertiges sont devenus beaucoup plus rares ou ont disparu chez la plupart des patients.

L'audition et le cœur

Selon le Dr Spencer, le syndrome de Ménière pourrait être l'un des premiers signes du processus de durcissement des artères (ou artériosclérose), qui peut aboutir à la crise cardiaque et à l'attaque cérébrale. Les conclusions d'une étude du Dr Samuel Rosen, spécialiste de l'audition, confirment d'ailleurs l'hypothèse du Dr Spencer. Le Dr Rosen a examiné les participants à une étude finlandaise destinée à vérifier si un régime réduisant le taux de cholestérol aidait à prévenir les maladies cardiaques. Il a constaté qu'en plus de diminuer le risque de crise cardiaque, ce régime améliorait l'audition.

Selon le Dr Spencer, les troubles de l'audition ne sont pas simplement désagréables en eux-mêmes, mais ils constituent aussi des signes annonciateurs de problèmes cardiaques plus graves. Ce raisonnement nous paraît sensé et nous pensons aussi que les personnes atteintes du syndrome de Ménière ont tout intérêt à essayer cette approche diététique.

ULCÈRES

Panser la blessure

Pour toutes sortes de raisons, certaines affections sont associées à la personnalité.

Par exemple, les personnes qui souffrent de migraines sont réputées être nerveuses et perfectionnistes. De même, les personnes prédisposées aux ulcères ont une image de boules de nerfs.

Ces facteurs de personnalité interviennent sans doute, mais d'autres facteurs plus concrets comme le tabac et la prise d'aspirine (surtout chronique) agressent incontestablement l'estomac

Les symptômes révélateurs

Vous pensez avoir un ulcère? Si vous avez des douleurs à l'estomac, vous avez peut-être raison. Mais il y a beaucoup d'autres facteurs qui peuvent causer ce genre de douleur. Pour savoir s'il y a lieu de suspecter un ulcère ou une autre affection, posez-vous les questions suivantes:

• La douleur est-elle plutôt une crampe ou une brûlure?
• La douleur se manifeste-t-elle quelques heures après les repas ou pendant la nuit?
• La douleur disparaît-elle lorsque vous mangez ou lorsque vous prenez un anti-acide?
• Souffrez-vous de nausées, de vomissements ou avez-vous perdu du poids?
• Y a-t-il des cas d'ulcère dans votre famille?
• Fumez-vous?
• Avez-vous pris beaucoup d'aspirine ou de cortisone?

Plus vos réponses affirmatives sont nombreuses, plus la probabilité d'ulcère est grande. Mais le diagnostic et le traitement d'un ulcère sont le travail de votre médecin. Consultez-le sans tarder si vous ne lui avez pas encore parlé de ces douleurs.

Les faits et les erreurs sur l'alimentation

Si votre médecin confirme que vous souffrez d'un ulcère, vous devrez vous renseigner sur les plus récentes découvertes en nutrition. Les recommandations diététiques pour les patients ayant un ulcère ont beaucoup changé depuis l'époque des régimes fades et riches en produits laitiers. Ces bons vieux conseils risquent même d'être nocifs pour vous.

Contrairement à ce que l'on préconisait autrefois en cas d'ulcère, les nutritionnistes recommandent maintenant de manger normalement, tout en évitant les aliments qui déclenchent les symptômes. La liste des aliments à proscrire doit inclure tous ceux que vous digérez mal. Si votre médecin vous recommande aussi de prendre de petits repas plus fréquemment pendant la journée, suivez son conseil. Voici des données récentes sur l'effet de certains aliments sur les ulcères

Le lait. Les régimes riches en produits laitiers sont de l'histoire ancienne. Nous avons appris que, contrairement à ce que l'on croyait, le lait n'a aucun effet bénéfique sur les ulcères et pourrait même être nocif. Selon le Dr Nirmal Kumar, gastro-entérologue à l'hôpital G.B. Plant de New Delhi en Inde, un régime riche en produits laitiers a aggravé les ulcères d'un groupe de patients et en a retardé la guérison.

On sait que le café ordinaire et le café décaféiné stimulent la sécrétion d'acide gastrique. Mais on ne sait pas si, en l'absence de café, la sécrétion d'acide diminue suffisamment pour accélérer le processus de guérison.

Les épices. Le poivre noir et le piment fort semblent stimuler la sécrétion d'acide gastrique. Certains patients préfèrent les éviter. Néanmoins, il est rarement nécessaire d'éviter tous les condiments. Chaque patient doit déterminer lesquels causent des symptômes.

L'alcool. La bière et le vin stimulent fortement la sécrétion d'acide. La plupart des médecins recommandent d'éviter la consommation d'alcool.

L'huile végétale. Des études préliminaires suggèrent que l'acide linoléique contenu dans l'huile végétale polyinsaturée pourrait protéger l'estomac des ulcères. Des recherches menées par le Dr Daniel Hollander, professeur de médecine à l'Université de Californie, montrent que l'acide linoléique protège l'estomac des effets nocifs de certaines substances, comme l'aspirine. Mais comme une toute petite quantité d'huile suffit pour produire cet effet, il n'y a aucune raison d'en arroser vos salades abondamment.

Beaucoup de gens pensent que le café et les aliments épicés peuvent causer des ulcères, mais c'est faux. Il peut être recommandé de les éviter une fois l'ulcère formé, mais des décennies de soupçons au sujet de leur rôle dans la formation des ulcères a laissé place au plus grand scepticisme.

Le lien avec le sel

Une autre substance a été associée aux ulcères : le sel. Cela nous a paru intrigant.

Le Dr Amnon Sonnenberg de la Faculté de Médecine de Harvard rapporte que, partout dans le monde, la mortalité attribuable aux ulcères d'estomac est étroitement lié à la mortalité causée par les attaques cérébrales. Or les chercheurs conviennent que le sel joue un rôle important dans ces attaques, en raison de ses effets nocifs sur la pression artérielle.

Le Dr Sonnenberg écrit : « Avant le 19e siècle, les ulcères d'estomac étaient une affection rare en Europe. Puis leur fréquence a augmenté régulièrement au cours du 19e siècle et a atteint des sommets dans la génération née à l'aube du 20e siècle. Au cours des dernières décennies, leur incidence a recommencé à diminuer. Les hauts et les bas de l'incidence des ulcères gastriques coïncident avec les variations de la consommation de sel dans l'alimentation. » A notre avis, cette théorie mérite d'être examinée sérieusement.

Devriez-vous prendre des compléments?

Bien qu'ils se soient penchés sur le traitement diététique des ulcères pendant de nombreuses années, les nutritionnistes ont souvent négligé la question des compléments à ce propos. En conséquence, il y a peu de données sur lesquelles fonder des recommandations. Nous avons toutefois trouvé un article à ce sujet publié par le Dr E. Harju de l'Université de Oulu en Finlande.

Le Dr Harju a étudié 14 patients ayant un ulcère d'estomac assez grave pour nécessiter une opération. À son grand étonnement, il a découvert qu'une forte proportion d'entre eux présentaient une carence en fer. Le Dr Harju a attribué ce problème au manque d'appétit des patients qui ont souvent tendance à manger peu pour éviter de réveiller leurs douleurs.

Voici un extrait de ce rapport : "Les résultats actuels montrent que les patients souffrant d'ulcère gastrique risquent une malnutrition en raison de leur faible consommation d'aliments, d'énergie et de nutriments. On peut améliorer la situation en leur fournissant une alimentation plus nutritive, mais ce peut être difficile compte tenu des problèmes qu'ils éprouvent pour s'alimenter. On recommande donc des compléments en vitamines et en éléments minéraux aux patients souffrant d'ulcère gastrique pour compenser leurs carences alimentaires."

Les compléments nous paraissent aussi bénéfiques pour les patients qui souffrent d'ulcère gastrique et ne prennent pas de compléments en multivitamines et éléments minéraux. Nous recommandons toutefois à ces personnes de les prendre en mangeant, car les médicaments et les compléments causent souvent des troubles gastriques si on les prend à jeun. Néanmoins, ces problèmes n'apparaissent qu'avec des doses beaucoup plus élevées que celles contenues dans des comprimés de multivitamines.

Nous avons par exemple entendu dire que la consommation de très fortes doses de zinc a réactivé l'ulcère d'un patient. C'est la raison pour laquelle nous vous décommandons de prendre de fortes doses de vitamines et d'éléments minéraux sans l'accord de votre médecin. Les multivitamines et les éléments minéraux sont sans danger si l'on s'en tient aux quantités suffisantes pour satisfaire les besoins de l'organisme.

À notre avis, il faut suivre la même règle pour les compléments que pour les aliments. S'ils provoquent vos symptômes, évitez d'en prendre.

VEAU, MAIGRE

La santé gastronomique

215 calories par 100 g (cuit)

On peut penser que les bovins, comme d'autres êtres vivants, prennent du poids en vieillissant. Voilà pourquoi le veau est la forme de bœuf la plus maigre qu'on puisse acheter, mais aussi l'une des plus chères. Toutefois, du point de vue nutritif, vous en avez pour votre argent.

Le veau maigre regorge de protéines, de niacinamide (vitamine PP) et de fer, des nutriments que l'on trouve dans d'autres aliments, mais souvent au prix de calories et de graisses excessives. Bien que la poitrine de veau soit un peu grasse, les autres morceaux sont habituellement maigres. Elles procurent donc tous les nutriments souhaitables sans fournir beaucoup de graisses. Il faut évidemment enlever la graisse visible avant de manger.

Au marché : Le veau le plus tendre est le veau de lait dont la chair est d'un blanc ivoire à peine rosé. Le broutard, plus vieux et un peu moins tendre, a une chair plus rosée. La viande doit être élastique et humide.

Trucs culinaires : Enveloppez le veau dans du papier paraffiné et gardez-le dans la partie la plus froide du réfrigérateur. Il se conserve pendant 5 jours. Vous pouvez aussi l'emballer dans du papier de congélation et le conserver surgelé pendant environ trois mois.

Comme le veau est naturellement maigre, les meilleures méthodes de cuisson pour conserver son moelleux sont les méthodes rapides ou mijotées. Par exemple, on fait sauter les escalopes de veau, une méthode rapide, et la plupart des plus gros morceaux sont préparés en cocotte. On peut faire rôtir le gigot de veau pour environ une heure par kilo. Comme il s'agit d'une viande très maigre, il faut toujours la trancher perpendiculairement aux fibres.

Le plaisir : Le veau est une viande délicate qui se marie bien à des assaisonnements simples. Citron, moutarde, tomates ou poivrons sont des classiques. Voici quelques suggestions moins connues, mais tout aussi délicieuses.

• Farinez légèrement les escalopes de veau et faites-les sauter dans de l'huile d'olive. Quelques minutes avant la fin de la cuisson, ajoutez des

448

cœurs d'artichaut en morceaux, de l'échalote émincée et des câpres. Servez chaud.

• Badigeonnez des côtelettes de veau d'un peu d'huile d'olive et faites-les cuire au gril. Avant de servir, décorez les côtelettes bien chaudes d'une noix de pesto.

• Demandez à votre boucher de vous préparer une pochette de poitrine de veau. Farcissez-la de riz cuit, de noix de coco non sucrée râpée et de raisins secs. Faites rôtir la viande jusqu'à ce qu'elle soit bien cuite. Servez chaud ou froid avec du chutney.

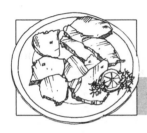

Veau Piccata

450 grammes d'escalope de veau
2 cs de farine
1/2 cs d'huile d'olive
5 g de beurre doux ou de margarine
le jus et la pulpe d'un citron
1 cs de parmesan fraîchement râpé
1 cs de fromage italien fraîchement râpé
1 cs de persil frais ciselé

Farinez le veau.

Dans une poêle en fonte, faites fondre le beurre et l'huile à feu moyen. (Si vous n'avez pas de poêle en fonte, servez-vous d'une poêle anti-adhésive.)

Ajoutez l'escalope de veau et faites sauter à feu moyen jusqu'à ce qu'elle soit cuite (environ une minute de chaque côté). (Évitez de trop faire cuire. Au besoin, faites cuire les escalopes en deux fois.)

Ajoutez le jus et la pulpe de citron. Déposez sur des assiettes chaudes, saupoudrez de parmesan, de romano et de persil. Servez immédiatement.

Donne 4 portions

YAOURT, ALLÉGÉ OU MAIGRE

Une culture bactérienne en pots!

44 calories par 100 g (nature, maigre)
50 calories par 100 g (nature, 1% de matière grasse)

Le yaourt est non seulement pratique pour les goûters ou les petits déjeuners, mais c'est un ingrédient des plus polyvalents en cuisine.

Du point de vue nutritif, le yaourt allégé est sans pareil. Il contient beaucoup de protéines et peu de graisses, ainsi que un peu de zinc et de riboflavine. Mais c'est sa teneur en calcium qui lui vaut le plus d'éloges.

Un grand nombre d'adultes perdent le goût du lait ou y deviennent intolérants avec l'âge. Toutefois, la plupart de ces gens aiment le yaourt et peuvent le tolérer, ce qui en fait une excellente source de calcium pour les personnes de plus de 21 ans. (Évidemment, il est aussi excellent pour les enfants et les adolescents.)

Les nutritionnistes savent depuis longtemps que le yaourt contient autant de calcium que le lait. Toutefois, ce n'est que récemment qu'on a étudié la résorption du calcium chez les personnes intolérantes au lactose. En effet, le Dr Teresa M. Smith du Centre Médical des Anciens Combattants de Minneapolis a découvert que le calcium contenu dans le yaourt était aussi bien absorbé que celui du lait.

On nous demande souvent si le yaourt est vraiment associé à la longévité. Que répondre? Aucune étude scientifique sérieuse (ou considérée comme telle) n'a été faite à ce sujet. Toutefois, le Dr Marteen Nube et ses collaborateurs de l'Université Erasmus aux Pays-Bas ont suggéré l'existence d'une corrélation possible entre la longévité et la consommation de yaourt, ainsi que de pain complet, de gruau, de légumes, de poisson et de fruits. Ils ont découvert que les hommes dont l'alimentation se compose principalement de ces aliments ont une espérance de vie plus longue.

Au marché : Il existe une variété indescriptible de produits à base de yaourt. Les plus nutritifs sont fabriqués à partir de lait écrémé ou demi-écrémé. Nous ne recommandons pas les yaourts à base de lait complet en raison de leur teneur élevée en graisses. Si vous surveillez votre consommation de calories et de sucre, achetez du yaourt nature et ajoutez-y vous-même des fruits.

Trucs culinaires : Le yaourt doit être conservé au réfrigérateur. La date limite d'utilisation imprimée sur l'emballage vous renseignera.

Dans les vinaigrettes et les garnitures pour les pommes de terre, le yaourt remplace avantageusement la crème fraîche, beaucoup plus grasse. Toutefois, le yaourt tourne si on le chauffe ou si on le mélange à un liquide chaud. Il est donc préférable de l'ajouter aux soupes une fois celles-ci refroidies et d'éviter de vous en servir pour enrichir vos sauces.

Le plaisir : Il devrait y avoir du yaourt nature dans toutes les cuisines. C'est l'ingrédient idéal pour donner de la saveur au poulet ou aux jus de fruit, sans leur ajouter beaucoup de graisses. Voici quelques suggestions :

• Faites mariner de l'agneau dans du yaourt assaisonné d'ail et de jus de citron. Faites cuire la viande au gril et servez chaud ou froid.

• Mélangez du yaourt avec un peu de concentré de jus d'orange et servez comme sauce sur des fruits pochés, des compotes ou des gâteaux.

• Mélangez du yaourt avec un peu de moutarde de Dijon et servez ce mélange comme sauce pour le brocoli ou les haricots verts.

• Mélangez du yaourt, de l'aneth, des échalotes émincées et servez comme sauce sur du poisson poché froid.

• Mélangez du yaourt, du concombre haché et de la menthe fraîche et servez avec des currys épicés.

• Remplacez le babeurre par du yaourt dans vos recettes préférées.

De bonnes idées pour aromatiser le fromage de yaourt

Le fromage de yaourt peut s'utiliser comme du fromage en crème, mais il contient beaucoup moins de graisses, de calories et de cholestérol. Voici quelques suggestions d'assaisonnement pour en rehausser la saveur :

• Ajoutez-y de l'ail écrasé, du persil frais ciselé et du jus de citron. Servez avec des légumes crus ou des croustilles.

• Ajoutez-y des épinards frais hachés, de l'aneth frais, du persil frais haché et des pignons grillés. Tartinez du pain de ce mélange et servez au déjeuner ou comme goûter.

• Ajoutez-y du jus d'orange, des échalotes émincées, de l'estragon et une pincée de zeste d'orange. Servez comme sauce sur du poisson poché.

• Ajoutez-y des abricots secs hachés, des raisins secs et des noix de pécan. Servez avec des muffins chauds ou sur du pain grillé au petit déjeuner.

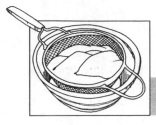

Fromage de yaourt

Un litre de yaourt allégé nature

Tapissez le fond d'une passoire de serviettes en papier de bonne qualité. Mettez la passoire dans l'évier. Ajoutez le yaourt et laissez-le égoutter pendant la nuit. On peut aussi placer la passoire dans un bol et laisser égoutter le yaourt au réfrigérateur. Ce qui reste dans la passoire est le fromage de yaourt.

ANNEXE

Les meilleures sources alimentaires
de vitamines et d'éléments minéraux

Plus de 70 aliments ont retenu notre attention pour leurs vertus curatives. Ils sont un peu le nec plus ultra d'une nutrition destinée à préserver la santé.

Ils ont mérité cette distinction pour plusieurs raisons. Avant tout, ils sont particulièrement riches en un ou plusieurs nutriments bénéfiques (par exemple fortifiants dans le cas du calcium, ou protégeant du cancer dans le cas du carotène). Mais ils remplissent aussi d'autres critères. Ils sont pauvres en graisses, en cholestérol et en sodium, et beaucoup sont particulièrement pauvres en calories et riches en fibres. Nous avons sélectionné ces aliments parce que vous pouvez les manger à tout moment et, dans la plupart des cas, sans risque de compromettre votre santé si vous les consommez en quantité raisonnable.

Par manque d'espace, nous n'avons pas pu citer toutes les meilleures sources des nutriments bénéfiques pour la santé à chaque fois que nous les avons mentionnés dans ce livre. Il nous a paru plus commode de vous proposer des listes des principaux aliments apportant les vitamines et éléments minéraux essentiels. Sauf indication contraire, les aliments classés comme "bons" fournissent 20 à 45 pour cent de l'apport journalier recommandé, ceux classés comme "meilleurs" en fournissent 50 à 75 pour cent et ceux classés comme "les meilleurs" en fournissent au moins 80 pour cent.

L'AJR n'était pas notre seul critère. Nous avons uniquement retenu les aliments que nous considérons comme "les meilleurs" pour votre santé, autrement dits ceux que l'on peut qualifier de curatifs pour les raisons indiquées plus haut. Certains aliments très nutritifs, comme le foie et les noix, ne figurent pas dans nos listes car ils ont des côtés négatifs. Ils renferment par exemple trop de graisses, de cholestérol, de sodium ou de calories. Après tout, pourquoi manger des aliments qui ont du bon et du mauvais quand on dispose de tant d'alternatives sans inconvénients?

De plus, nous avons résumé les vertus des principaux nutriments pour votre santé actuelle et future.

Voilà de quoi bien se porter et se régaler!

La vitamine A d'abord et avant tout

Si vous privilégiez votre vue, votre santé cutanée et votre résistance aux infections, vous pouvez remercier toutes les formes de vitamine A d'y contribuer.

Ces aliments sont notés A

Bons	Meilleurs	Les meilleurs
155 g de choux de Bruxelles	235 ml de nectar d'abricot	245 g d'abricots en conserve
160 g de maïs jaune	3 abricots frais	145 g de feuilles de betterave
30 g de céréales Fruit 'n Fibres®	160 g de chair de crabe	145 g de pak choi (moutarde chinoise)
160 g de petits pois	235 ml de minestrone ou de soupe aux légumes	155 g de brocoli
1 laitue romaine		1/2 melon cantaloup
30 g de céréales Spécial K®	1 nectarine	1 grosse carotte
1 tomate	140 g de papaye	130 g de chou frisé
125 g de sauce tomate	1/16 de pastèque	100 g de pêches sèches
200 ml de jus de légumes		180 g d'épinards
		1 patate douce
		100 g de potiron en conserve
		140 g de feuilles de navet
		100 g de courge
		180 g de légumes mélangés

Note : L'AJR-USA de vitamine A est de 5.000 unités internationales par jour.

Si vous demandiez "toutes les formes?", vous auriez raison. La vitamine A a la particularité de contenir deux nutriments en un. Les produits animaux contiennent du rétinol ou vitamine A préformée. Les aliments végétaux contiennent des précurseurs de la vitamine A qui se convertissent en vitamine A dans l'organisme. Ces précurseurs sont les caroténoïdes, dont le plus connu est le bêta-carotène ou carotène.

Le carotène a gagné le maximum d'adeptes parmi les cancérologues. Bien que certaines études associent toutes les formes de vitamine A et la prévention de certains cancers courants, les aliments riches en carotène recueillent le plus d'éloges. Pourquoi? Parce qu'à la différence du rétinol, le carotène a des propriétés anti-oxydantes. Or les anti-oxydants se sont avérés capables d'inhiber le développement du cancer.

Nous sommes fans du carotène pour une autre raison. A fortes doses, le carotène n'a pas les inconvénients de la vitamine A préformée (prise sous forme de compléments diététiques ou d'aliments). A doses très élevées, la vitamine A préformée risque d'entraîner un syndrome toxique, qui débute par une desquamation de la peau, des maux de tête et des troubles digestifs.

Bien que le carotène excédentaire se dépose dans les organes et la peau, et leur donne une couleur orangée, il ne provoque jamais d'intoxication par la vitamine A. Si vous arrêtez de prendre du carotène, la coloration orange de votre peau disparaîtra en quelques semaines ou mois.

Les polyvitamines et les aliments enrichis en vitamine A contiennent presque toujours de la vitamine A préformée et non du carotène. Bien qu'ils puissent être toxiques à haute dose, ils ne causent aucun problème s'ils sont utilisés à bon escient. Prenez garde toutefois : selon des études récentes, une consommation modérée (25.000 unités internationales ou plus) de vitamine A préformée pourrait entraîner des malformations congénitales. Nous recommandons donc aux femmes enceintes (ou susceptibles de l'être) de ne pas prendre de telles doses de vitamine A, sauf si elles sont prescrites par un médecin dans un but précis.

Les vitamines du groupe B : la base d'une bonne alimentation

Parmi ces vitamines, certaines sont archiconnues et d'autres beaucoup moins. Nous les avons baptisées les vitamines B "majeures" et "mineures". Comprenez-nous bien, ces qualificatifs n'ont rien à voir avec leur importance réelle; ils indiquent juste si elles sont bien ou mal connues. Les vitamines B "mineures" et "majeures" sont tout aussi importantes pour la santé.

Les vitamines B "majeures"

Les vitamines B "majeures" incluent les vitamines B_1 (thiamine), B2 (riboflavine) et PP (niacinamide ou vitamine B_3, pellagro-préventive). Ce trio contribue au métabolisme des protéines, des glucides et des graisses. Le béribéri, une carence grave en thiamine, existe toujours dans certaines parties du monde. La pellagre, une carence en niacinamide, a autrefois sévi en France et ailleurs. Aujourd'hui, ces deux avitaminoses sont extrêmement rares dans les pays développés et les médecins prescrivent rarement des examens pour les diagnostiquer.

Les vitamines B "mineures"

La liste des vitamines B "mineures" est plutôt longue. Nous mentionnerons juste celles qui commencent à attirer l'attention des nutritionnistes. La première est le folate, ou acide folique, un nutriment d'une importance vitale. Il est indispendable à la formation du sang, à la croissance, au déroulement de la grossesse et au métabolisme des protéines

Autrefois, les nutritionnistes étaient convaincus que l'Américain moyen consommait assez de folate, mais ils pensent maintenant que les personnes âgées en particulier sont au bord de la carence. De plus, le problème s'est aggravé avec la consommation d'aliments transformés ou trop cuits. En effet, le folate est sensible au chaud et au froid et se dégrade facilement pendant la cuisson ou la conservation.

La vitamine B6.est un autre membre important du groupe des vitamines B "mineures" Elle fait régulièrement parler d'elle, en bien ou en mal. Les femmes estiment qu'elle soulage les symptômes prémenstruels. Mais d'un autre côté, des doses très élevées (plusieurs centaines ou milliers de milligrammes par jour) de vitamine B6 semblent induire des lésions du système nerveux. Les compléments de vitamine B6.doivent donc être utilisés prudemment. Consultez votre médecin si vous ressentez des bourdonnements d'oreille ou des fourmillements, deux effets secondaires observés.

A notre avis, l'étude la plus marquante sur la vitamine B6 est celle qui établit un lien entre de faibles taux de vitamine B6 et la dépression ou les troubles obsessionnels-compulsifs. Cette question est peut-être un peu hors sujet, mais elle mérite un mot. L'organisme a besoin de vitamine B6 pour synthétiser de la sérotonine, une substance importante pour le cerveau. La sérotonine est actuellement au centre de recherches sur les mécanismes biologiques et le traitement médicamenteux de la dépression et des troubles obsessionnels-compulsifs.

Et la vitamine B_{12}? Elle aussi est très importante. Elle intervient dans le métabolisme des graisses et des glucides, ainsi que dans la production des cellules, du sang et de l'enveloppe des fibres nerveuses.

Les carences en vitamine B12 sont rares dans les pays occidentaux où les gens mangent beaucoup de produits animaux, riches en cette vitamine. La consommation excessive d'alcool et certaines maladies peuvent toutefois empêcher la résorption digestive de la vitamine B_{12} contenue dans les aliments. Dans ce cas, des injections de vitamine B_{12} peuvent être indiquées.

Les meilleures sources de vitamines B sont énumérées dans les tableaux suivants. Pour votre commodité, chaque vitamine est envisagée séparément.

(suite page 462)

Thiamine (B₁)

Bons

2 tranches de pain

1 tranche de pain de maïs

165 g de doliques

160 g de chair de crabe

1 sachet de crème de blé instantanée

160 g de nouilles aux œufs

1 muffin anglais

30 g de céréales à 40% de son

30 g de céréales Fruit 'n Fibres®

1 petit pain blanc

170 g de haricots de Lima ou Great Northern (blancs)

180 g de soja

30 g de céréales Spécial K®

200 g de pois cassés

4 cs de graines de tournesol

115 g de veau

Meilleurs

115 g de côtelette ou de rôti de porc

Note : L'AJR-USA de thiamine est de 1,5 milligrammes.

Riboflavine (B₂)

Bons

12 asperges

155 g de brocoli

130 g de chou rosette

250 g de fromage
blanc

1 sachet de crème de
blé instantanée

1 muffin anglais

30 g de céréales
Fruit 'n Fibres®

1 petit pain blanc

115 g d'agneau

115 g de maquereau

115 g de porc (filet
ou rôti)

115 g de volaille

115 g de pudding

115 g d'alose au four

30 g de céréales
Spécial K®

180 g d'épinards

140 g de feuilles de
navet

100 g de courge

115 g de veau

250 g de yaourt allégé

Note : L'AJR-USA de riboflavine est de 1,7 milligrammes.

Niacinamide (PP ou B$_3$)

Bons	Meilleurs	Les meilleurs
115 g de bœuf ou de rond haché	115 g de blanc de poulet	115 g de thon au naturel
30 g de la plupart des céréales prêtes à l'emploi	115 g de poulet grillé	115 g de rôti de veau
115 g de morue	115 g de maquereau	
160 g de chair de crabe	115 g de saumon rose	
1 côtelette d'agneau	115 g de blanc de dinde	
115 g de gigot d'agneau	115 g d'escalope de veau	
115 g de rôti de porc		
1 petit pain		
115 g de saumon rouge		
1 boîte de sardines		
115 g de dinde		

Note : L'AJR-USA de riboflavine est de 20 milligrammes.

Folate

Bon

30 g de céréales All-Bran® (pur son)

12 asperges

1 banane

160 g d'orge perlé

155 g de brocoli

155 g de choux de Bruxelles

2 carottes

1 blanc d'œuf

1 pamplemousse

110 g de haricots verts

130 g de chou frisé

170 g de haricots de Lima

1 orange

160 g de petits pois

1 pomme de terre

1 tomate

Meilleurs

170 g de betteraves

155 g de brocoli

170 g de chou

100 g de chou-fleur

165 g de doliques

190 g de haricots pie

55 g de romaine

Les meilleurs

1 cs de levure de bière

165 g de pois chiches

235 ml de jus d'orange

90 g de soja

180 g d'épinards

Note : L'AJR-USA de folate est de 400 microgrammes. Les aliments classés comme "bons" fournissent 10 à 20 pour cent de l'AJR, ceux classés comme "meilleurs", 25 à 35 pour cent de l'AJR et ceux classés comme "les meilleurs", au moins 40 pour cent de l'AJR.

Vitamine B$_6$

Meilleurs

Les meilleurs

50 g de céréales All-Bran® (pur son)

160 g d'orge perlé

115 g de bœuf

1 cs de levure de bière

155 g de brocoli

155 g de choux de Bruxelles

2 carottes

120 g de chou-fleur

160 g de maïs

160 g de chair de crabe

190 g de haricots blancs

1 hamburger de 85 g

115 g d'agneau

200 g de lentilles

170 g de haricots de Lima

160 g de petits pois

1 pomme de terre au four

115 g de viande brune de volaille

200 g de riz brun

115 g de saumon

180 g de soja

180 g d'épinards

2 tomates moyennes

115 g de thon

115 g de blanc de volaille

25 g de graines de tournesol

235 ml de haricots rouges

Note : L'AJR-USA de vitamine B6 est de 2 milligrammes. Les aliments classés comme "bons" fournissent 10 à 20 pour cent de l'AJR; les aliments classés comme "meilleurs", 25 à 35 pour cent de l'AJR et les aliments classés comme "les meilleurs", au moins 40 pour cent de l'AJR.

Vitamine B_{12}

Bons	Meilleurs	Les meilleurs
115 g de poulet	115 g de filet d'aiglefin	115 g de bœuf
250 g de fromage blanc	235 ml de lait	115 g de flétan
115 g de homard		1 hamburger de 85 g
115 g de thon		115 g d'agneau
30 g de mozzarella demi-écrémée		115 g de saumon
115 g de rôti de porc		115 g de veau
115 g de dinde		

Note : L'AJR-USA de vitamine B12 est de 6 microgrammes. Les aliments classés comme "bons" fournissent 10 à 20 pour cent de l'AJR; les aliments classés comme "meilleurs", 25 à 35 pour cent de l'AJR et les aliments classés comme "les meilleurs", au moins 40 pour cent de l'AJR.

La vitamine C : la controverse continue

Si vous prenez des vitamines, vous prenez certainement de la vitamine C. Tous les individus soucieux de leur santé voudraient en savoir plus long sur les propriétés de cette vitamine aujourd'hui bien connue.

Certains des bienfaits de la vitamine C son incontestables, notamment son rôle dans la résorption du fer, le métabolisme du folate et des protéines ou la cicatrisation des plaies. Sa participation à la synthèse du collagène, le ciment des cellules, ou de la norépinéphrine et la sérotonine, deux substances cérébrales, n'est pas controversée non plus.

Mais prononcez vitamine C et rhume dans la même phrase, et le débat reprendra de plus belle. Une majorité de nutritionnistes nient le rôle de la vitamine C dans la prévention du rhume. Toutefois, selon certaines études, prendre de la vitamine C aux premiers signes d'un rhume pourrait accélérer la guérison. Quoi qu'il en soit, cette controverse nous paraît bien insignifiante depuis qu'on a montré que la vitamine C pouvait protéger du cancer.

Pour certains, cet effet préventif de la vitamine C vis-à-vis du cancer demande à être confirmé, mais à notre avis, les preuves sont nombreuses. En laboratoire, la vitamine C réduit la formation d'agents cancérigènes comme les fameuses nitrosamines. De plus, des chercheurs ont constaté que les populations à haut risque de cancer du tube digestif ont de faibles taux de vitamine C. D'autres études, trop nombreuses pour être toutes mentionnées ici, ont incité des comités de spécialistes à recommander une consommation importante de vitamine C. Le tableau suivant montre combien il est facile de le faire.

La vitamine D : héros de la santé des os

On a lontemps cru pouvoir prévenir l'ostéoporose par l'administration de calcium, un élément minéral dont il sera question dans les pages suivantes. Étonnamment, on n'a pas accordé autant d'attention à son indispensable collaborateur, la vitamine D.

Sans la vitamine D, le calcium ne peut pas remplir sa fonction efficacement, car l'organisme est incapable de métaboliser le calcium en l'absence de vitamine D. Et augmenter la consommation de calcium n'y change rien.

En plus d'être une vitamine essentielle, la vitamine D est une hormone puissante. C'est pourquoi une dose excessive serait toxique. De toutes les vitamines, c'est celle qui fait courir le plus de risque de surdosage. Cependant, cet incident est rare et survient à des doses que l'on ne peut pas atteindre en prenant des aliments riches en vitamine D et/ou des compléments en quantité raisonnable.

La vitamine D avec le calcium contribue aussi à réduire le risque de cancer. D'après des recherches récentes, la prise conjointe de calcium et de vitamine D semble réduire le risque de cancer du côlon. Le calcium agit probablement en captant les substances cancérigènes dans le tube digestif. Mais, comme la vitamine D est essentielle à l'absorption du calcium, elle paraît aussi jouer un rôle vital.

Vous remarquercz que la liste des aliments riches en vitamine D est plutôt courte. En effet, notre principale source de vitamine D n'est pas l'alimentation, mais le soleil. S'exposer un peu au soleil tous les jours nous permet de synthétiser une grande partie de la vitamine D dont nous avons besoin.

(suite page 466)

À la recherche de la vitamine D

Bons	Meilleurs
115 g de maquereau	115 g de saumon
115 g de sardines	
115 g de thon	

Note : L'AJR-USA de vitamine D est de 400 unités internationales (U.I.). Les aliments classés comme "bons" en fournissent 101 à 500 U.I. et les aliments classés comme "meilleurs", 501 à 994 U.I

Aliments riches en vitamine C

Bons

3 abricots frais ou en conserve

1 artichaut

1 banane

145 g feuilles de betterave

170 g de betteraves

140 g de mûres

145 g de myrtilles

145 g de pak choi ou moutarde chinoise

1 carotte

115 g de cerises acides

160 g ou un épi de maïs

150 g de fruits mélangés

110 g de haricots verts

1 nectarine

155 g de panais

100 g de pêches sèches

160 g de petits pois

155 g d'ananas

1 pomme de terre

155 g de pommes de terre sautées

55 g de romaine

30 g de céréales Spécial K®

Meilleurs

235 ml de nectar d'abricot

12 asperges

100 g de chou vert cru

1/2 pamplemousse

1/10 de melon à chair verte

1 banane des Antilles

255 g de purée de patates douces

240 g de tomates en conserve

235 ml de jus de tomate

145 g de navet

Les meilleurs

155 g de brocoli

155 g de choux de Bruxelles

145 g de chou cuit

1/2 melon cantaloup

120 g de chou-fleur

130 g de chou rosette

1/2 pamplemousse

235 ml de jus de pamplemousse

165 g de mangue en morceaux

140 g de feuilles de moutarde

1 orange

235 ml de jus d'orange

140 g de papaye en morceaux

235 ml de jus d'ananas

180 g d'épinards cuits

140 g de fraises

140 g de feuilles de navet

Bons

140 g de framboises

140 g de rhubarbe

55 g d'épinards crus

100 g de courge

1 patate douce

1 mandarine

1 tomate

240 g de tomates cuisinées

180 ml de jus de légumes

150 g de légumes mélangés

110 g de haricots beurre

Note : L'AJR-USA de vitamine C est de 60 milligrammes.

La vitamine E revalorisée

Autrefois, les nutritionnistes disaient en plaisantant que la vitamine E était "à la recherche d'une maladie". Plus maintenant. Les kystes du sein et la prévention du cancer ne sont pas matière à rire. Or la vitamine E joue un rôle important dans les deux cas.

La vitamine E était connue depuis longtemps pour sa contribution essentielle au métabolisme des graisses polyinsaturées. Rien de très extraordinaire pour les nutritionnistes. Comme il n'existe pas de maladie par carence en vitamine E, comme le scorbut ou le béribéri pour d'autres vitamines, la vitamine E était au second plan.

Jusqu'à ce que la recherche sur le cancer se penche sur les anti-oxydants, comme le carotène et la vitamine C. Si ces deux anti-oxydants peuvent prévenir le cancer, la vitamine E doit avoir le même pouvoir car elle possède aussi des propriétés anti-oxydantes. Des recherches sérieuses sur la vitamine E et le cancer, ainsi que des études sur l'effet de la vitamine E sur les tumeurs bénignes (mais douloureuses) du sein viennent enfin d'être entreprises.

Nous regrettons de ne pouvoir vous fournir une liste d'aliments riches en vitamine E. Les aliments qui contiennent des graisses polyinsaturées en renferment un peu. Pour en obtenir des doses plus importantes, il faut prendre des compléments.

Le potassium : un élément minéral important en-soi

Le potassium est le faire-valoir du sodium; mais pour être efficace, l'un ne peut pas se passer de l'autre.

On a longtemps pensé que le sodium était le seul élément minéral à influencer la pression artérielle. Ce n'est plus le cas. Les chercheurs pensent maintenant que c'est l'équilibre entre le sodium et le potassium qui maintient la pression artérielle au niveau souhaitable.

Toutefois, les fonctions du potassium ne dépendent pas toutes du sodium. En effet, le potassium contribue au bon fonctionnement des muscles et des nerfs, il participe à la synthèse des protéines et intervient dans la constitution des réserves de glucides.

Il est facile d'enrichir son alimentation en potassium en se régalant. Voyez la liste suivante. L'alimentation est la façon la plus savoureuse mais aussi la plus sûre de se procurer du potassium.

Le fer : un problème troublant

S'il y a une leçon à tirer de la controverse entourant le fer, c'est qu'il ne suffit pas de parler d'un problème nutritionnel pour le résoudre. La prévention et le traitement des carences en fer a été une préoccupation majeure des nutritionnistes pendant des dizaines d'années. Pourtant, aux États-Unis, ces carences demeurent un problème grave, surtout parmi les jeunes enfants et les femmes en âge de procréer. *(suite page 470)*

Faites le plein de fer

Bons

50 g d'abricots secs

115 g de bœuf dans le rond

115 g de bœuf haché

225 g de palourdes décoquillées

165 g de doliques

30 g de céréales Fruit 'n Fibres®

190 g de haricots blancs

190 g de haricots rouges

200 g de lentilles

170 g de haricots de Lima

150 g de pêches sèches

115 g de rôti de porc

70 g de graines de potiron

1 sachet d'avoine instantanée Quaker®

115 g de pétoncles

115 g de bifteck d'aloyau

90 g de soja

30 g de céréales Spécial K®

40 g de graines de tournesol

1 côtelette de veau

115 g d'escalope de veau

Note : L'AJR-USA de fer est de 18 milligrammes.

Principales sources de potassium

Bons

255 g de pommes sèches

235 ml de nectar d'abricots

3 abricots

1 banane moyenne

115 g de bœuf

170 g de betteraves en tranches

145 g de pak choi ou moutarde chinoise

155 g de brocoli

155 g de choux de Bruxelles

130 g de chou-fleur

115 g de poulet grillé

160 g de maïs jaune

250 g de cocktail de fruits

115 g d'oie

235 ml de jus de pamplemousse

115 g d'agneau

235 ml de lait

1 nectarine

170 g de pêches en tranches

235 ml de jus d'ananas

Meilleurs

50 g d'abricots secs

145 g de feuilles de betterave

1/2 melon cantaloup

115 g de morue

165 g de doliques

10 dattes

115 g de carrelet

190 g de haricots rouges

200 g de lentilles

235 ml de jus d'orange

155 g de panais

195 g de pois cassés

1 pomme de terre

210 g de purée de pommes de terre

235 ml de jus de pruneau

70 g de graines de potiron

140 g de rhubarbe

115 g de saumon frais

115 g de pétoncles

90 g de soja

180 g d'épinards

Les meilleurs

190 g de haricots blancs

170 g de haricots de Lima

200 g de pêches sèches

1 banane des Antilles

100 g de courge

Bons

1 grenade

115 g de porc

155 g de pommes de terre sautées

5 pruneaux

115 g de saumon en conserve

1 patate douce

1 tomate

115 g de thon au naturel

145 g de navet

150 g de légumes mélangés

1/16 de pastèque

250 g de yaourt maigre aux fruits

Meilleurs

40 g de graines de tournesol

240 g de tomates en conserve

235 ml de jus de tomate

125 g de purée de tomate

250 g de yaourt allégé nature

Note : Il n'y a pas d'AJR pour le potassium, mais selon le Comité de Recommandations des Apports Diététiques des Etats-Unis, la gamme des doses dite adéquates et sans danger se situe entre 1.875 et 5.625 milligrammes par jour pour les adultes. Les aliments classés comme "bons" fournissent 350 à 500 milligrammes, les aliments classés comme "meilleurs", 500 à 750 milligrammes et les aliments classés comme "les meilleurs", 750 à 1 350 milli-grammes de potassium.

Comme nous tous, les enfants et les femmes ont besoin de fer pour fabriquer des globules rouges. De plus, le fer entre dans la composition de certaines enzymes. L'organisme accumule le fer, mais dans bien des cas, surtout chez les femmes menstruées, les réserves ne suffisent pas. Il va sans dire qu'il vaut mieux intervenir rapidement et augmenter sa consommation de fer sans attendre la survenue d'une anémie grave.

Zoom sur le zinc

Bons	Meilleurs	Les meilleurs
190 g de haricots cuits	115 g d'agneau	115 g de bœuf maigre
2 tranches de pain de seigle	115 g de porc maigre	155 g de chair de crabe
2 tranches de pain de blé entier	115 g de viande brune de dinde	165 de doliques
1 blanc de poulet		115 g d'huîtres
115 g de viande de poulet		
4 ou 5 praires		
250 g de fromage blanc		
200 g de lentilles		
170 g de haricots de Lima		
145 g de chair de homard		
235 ml de lait		
240 g de flocons d'avoine cuits		
30 g de d'avoine soufflée		
160 g de petits pois		
1 pomme de terre moyenne au four		

Pour les personnes à risque, un complément de fer fournissant l'AJR est une excellente mesure préventive. (Ne laissez pas ces compléments à la portée des enfants, car les intoxications au fer sont fréquentes chez les petits curieux qui trouvent un joli flacon de pilules à avaler.)

Consultez la liste des aliments riches en fer et régalez-vous!

Bons

200 g de riz brun

115 g de saumon

200 g de spaghetti avec des boulettes de viande

180 g d'épinards

115 g de blanc de dinde

1 cs de germe de blé grillé

115 g de filet de corégone

250 g de yaourt maigre nature

Note : L'AJR-USA de zinc est de 18 milligrammes. Les aliments classés comme "bons" fournissent 10 à 20 pour cent de l'AJR; les aliments classés comme "meilleurs", 25 à 35 pour cent de l'AJR et les aliments classés comme "les meilleurs", au moins 40 pour cent de l'AJR.

Le zinc : l'élément minéral curatif

Le zinc participe à des fonctions essentielles chez tout être humain. Il entre dans la composition de certaines enzymes qui digèrent les protéines, les glucides et l'alcool. De plus, il participe à la production des protéines et à l'édification des os, il affecte les sens de l'odorat et du goût et accélère la cicatrisation des plaies.

Bien que les carences sévères en zinc soient rares en France, les nutritionnistes suspectent les carences légères d'être plus répandues qu'on ne le pense, surtout parmi les enfants. Chez l'enfant, une légère carence se traduit par un manque d'appétit, un discret retard de croissance et une déficience de l'odorat et du goût. A tout âge, une carence en zinc peut aussi induire différents symptômes: desquamation de la peau, retard de cicatrisation des plaies, fatigue, chute de cheveux, diarrhée et diminution de la résistance aux infections.

Certains d'entre nous ont des besoins particuliers en zinc. Les compléments de zinc sont utilisés pour traiter l'acrodermatite entéropathique, une maladie gastro-intestinale et cutanée de l'enfant. Plusieurs problèmes chroniques pourraient être perturber par la résorption du zinc, notamment l'alcoolisme, les infections ou inflammations chroniques, le diabète, les affections rénales et pancréatiques, le psoriasis et certains types d'anémie. De grandes quantités de zinc peuvent être perdues lors d'opérations, de brûlures ou de grands traumatismes. Dans de tels cas, un complément à doses thérapeutiques peut être indiqué.

Pour ceux d'entre vous dont les besoins en zinc sont normaux, les aliments figurant dans le tableau de la page 470 sont les meilleurs choix possibles.

La calcium : le roi des éléments minéraux conquiert de nouveaux territoires

Le calcium joue un rôle de premier plan en diététique. Il contribue à la santé cardiaque, à la prévention du cancer et, bien sûr, à la santé des os.

Nous présentons une liste des aliments riches en calcium à l'intention des personnes qui veulent augmenter leur consommation de calcium ou au contraire la diminuer, du fait par exemple de calculs rénaux. N'oubliez pas, les aliments riches en calcium réduisent l'absorption de la tétracycline. Le cas échéant, tâchez de respecter un intervalle d'une heure ou deux entre la prise de ces aliments et de l'antibiotique.

Le magnésium : un élément minéral dont l'importance grandit

Nous soupçonnons le magnésium de posséder plus de propriétés bénéfiques pour la santé que ne le pensent les nutritionnistes, qui l'ont longtemps considéré comme essentiel pour le système nerveux. Le magnésium est également nécessaire à certaines enzymes clés.

Le magnésium pourrait aussi jouer un rôle important dans la prévention des maladies cardiaques. Un faible taux de magnésium semble majorer le risque de crise cardiaque. De plus, comme les os renferment du magnésium, cet élément minéral est susceptible de jouer un rôle dans la lutte contre l'ostéoporose.

Ce ne sont que des hypothèses, mais nous n'attendrons pas qu'elles soient confirmées pour nous régaler des aliments riches en magnésium figurant dans la liste suivante.

Le sélénium : une réputation ternie

Le sélénium est le vilain petit canard de la nutrition. Pendant des dizaines d'années, les nutritionnistes ne l'ont guère encensé, concédant du bout des lèvres que l'organisme a besoin de petites quantités de cet élément minéral, tout en insistant sur sa toxicité à fortes doses. Le sélénium a acquis sa mauvaise réputation lorsque des agronomes ont déterminé que les pâturages riches en sélénium (provenant d'un sol riche en ce même élément) causaient la mort de milliers de bovins dans le Midwest américain.

Depuis, certains scientifiques ont une telle méfiance envers le sélénium qu'ils n'arrivent pas à en voir les bons côtés. Pourtant, il est essentiel à la santé du muscle cardiaque; sans lui, un type de défaillance cardiaque appelé la maladie de Keshan peut se produire. Ce nom vient de la province de Keshan en Chine, où une épidémie de cette maladie a sévi parmi les enfants et les femmes en âge de procréer.

Le sélénium contribue aussi à la santé des cheveux, des ongles, des muscles et des globules rouges. De plus, il entre dans la composition d'une enzyme, la glutathion-peroxydase. Or on pense maintenant que cette enzyme participe à la détoxification des produits chimiques nocifs et réduit le risque de cancer.

Il y a quelques dizaines d'années, les spécialistes de la santé publique ont montré que les habitants des régions où le sol est riche en sélénium présentaient certains symptômes caractéristiques d'un apport excessif de sélénium. Parmi les plus courants, mentionnons de mauvaises dents, des ongles cassants, une coloration anormale de la peau, des étourdissements, une fatigue, une mauvaise haleine, des troubles gastro-intestinaux, des cheveux cassants voire une chute de cheveux, une jaunisse et des inflammations cutanées. Ce phénomène semble avoir disparu, car la plupart des Américains ne dépendent plus de la production agricole locale.

Obtenir le maximum de magnésium

Bons	Meilleurs	Les meilleurs
1 banane moyenne	165 g de doliques	120 ml de graines de soja sèches
110 g de haricots verts surgelés	190 g de haricots rouges	
140 g de mûres	170 g de haricots de Lima	
30 g de son	255 g de porc aux haricots	
1 tranche de pain de seigle noir		
155 g de brocoli		
155 g de choux de Bruxelles		
110 g de carottes		
120 g de chou-fleur		
120 g de céleri haché		
245 g de cerises en conserve		
115 g de poulet		
160 g de maïs		
90 g dattes		
115 g de carrelet		
1/2 pamplemousse		

Le contenu en sélénium des aliments varie tellement selon leur provenance qu'il est impossible de dresser une liste d'aliments riches en cet élément minéral. Néanmoins, les nutritionnistes estiment que le bœuf, l'ail, les asperges, les champignons et souvent les fruits de mer sont les meilleures sources de sélénium.

Bons

235 ml de jus de pamplemousse

95 g de lentilles sèches

235 ml de lait

160 g de flocons d'avoine cuits

235 ml de jus d'orange

240 g d'huîtres

160 g de petits pois

1 pomme de terre au four

115 g de saumon

180 g d'épinards

240 g de tomates

115 g de dinde

Note : L'AJR-USA de magnésium est de 400 milligrammes. Les aliments classés comme "bons" fournissent 10 à 20 pour cent de l'AJR; les aliments classés comme "meilleurs", 25 à 35 pour cent de l'AJR et les aliments classés comme "les meilleurs", au moins 40 pour cent de l'AJR.

S'enrichir en calcium

Bons

225 g de haricots au lard

145 g de feuilles de betterave

155 g de brocoli

250 g de fromage blanc

130 g de glace au lait

130 g de chou frisé

140 g de feuilles de moutarde

160 g de gombos (rayon exotique)

120 g d'huîtres

115 g de pétoncles

180 g de soja

115 g de tofu

140 g de feuilles de navet

180 g de légumes en sauce au fromage

130 g de yaourt glacé

Meilleurs

145 g de pak choi ou moutarde chinoise

130 g de feuilles de chou à rosettes

225 g de maquereau

235 ml de lait

235 ml de lait frappé

225 g de saumon rose en conserve (avec les arêtes)

250 g de yaourt nature

Les meilleurs

1 boîte de sardines (avec arêtes)

250 g de yaourt maigre enrichi en protéines

NOTE : L'AJR-USA de calcium est de 1.000 milligrammes. Les aliments classés comme "bons" fournissent 10 à 20 pour cent de l'AJR; les aliments classés comme "meilleurs", 25 à 35 pour cent de l'AJR et les aliments classés comme "les meilleurs", au moins 40 pour cent de l'AJR.

INDEX

Conversion des poids et mesures

Mesures de poids

1 cc (cuillère à café)	5 g
1 cs (cuillère à soupe)	15 g
1 once	30 g
1 tasse	230 g
1 livre	454 g

50 g	1,8 onces
100 g	3,5 onces
150 g	5,3 onces
200 g	7,1 onces
250 g	8,8 onces
300 g	10,6 onces
1 kg (1000 g)	35,3 onces ou 2,2 livres

Mesures de capacité

1 c. à café	5 ml
1 c. à soupe	15 ml
1 once	30 ml
1 tasse (8 onces)	230 ml

50 ml	1,8 onces
100 ml	3,5 onces
150 ml	5,3 onces
200 ml	7,1 onces
250 ml	8,8 onces
300 ml	10,6 onces
1 litre (1000 ml)	35,3 onces